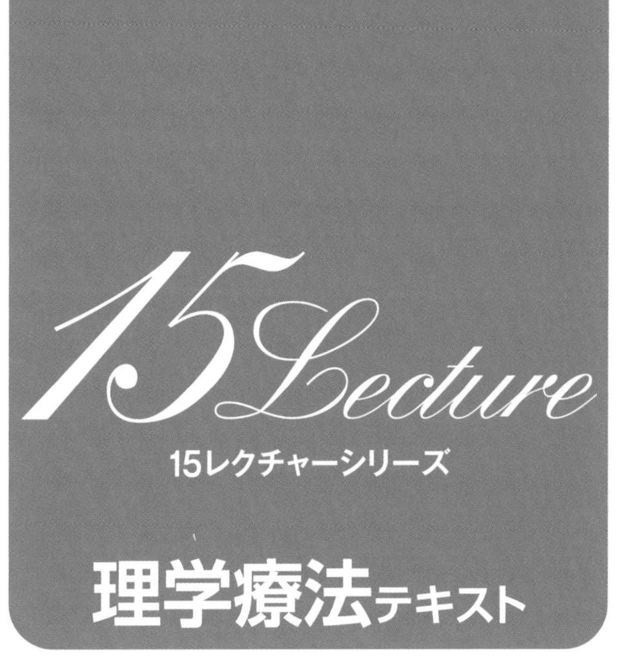

地域理学療法学

総編集
石川 朗

責任編集
鈴木英樹

中山書店

総編集 ———————— 石川　朗　神戸大学生命・医学系保健学域

編集委員（五十音順）——— 木村雅彦　杏林大学保健学部理学療法学科
小林麻衣　晴陵リハビリテーション学院理学療法学科
玉木　彰　兵庫医療大学大学院医療科学研究科

責任編集 ———————— 鈴木英樹　北海道医療大学リハビリテーション科学部理学療法学科

執筆（五十音順）————— 赤羽根誠　介護老人保健施設愛里苑
浅川康吉　東京都立大学健康福祉学部理学療法学科
石川　朗　神戸大学生命・医学系保健学域
井上和久　埼玉県立大学保健医療福祉学部理学療法学科
久野研二　国際協力機構
齋藤正美　国際医療福祉大学成田保健医療学部理学療法学科
信太奈美　東京都立大学健康福祉学部理学療法学科
鈴木英樹　北海道医療大学リハビリテーション科学部理学療法学科
田中康之　千葉県千葉リハビリテーションセンター地域リハ推進部
内藤麻生　訪問看護ステーションつぼみ
長尾　俊　ろく舎在宅支援相談センター
野尻晋一　介護老人保健施設清雅苑
長谷川純子　北海道医療大学リハビリテーション科学部理学療法学科
樋口由美　大阪府立大学地域保健学域総合リハビリテーション学類理学療法学専攻
牧迫飛雄馬　鹿児島大学医学部保健学科理学療法学専攻基礎理学療法学講座

15レクチャーシリーズ
理学療法テキスト

刊行のことば

本15レクチャーシリーズは，医療専門職を目指す学生と，その学生に教授する教員に向けて企画された教科書である．

理学療法士，作業療法士，言語聴覚士，看護師などの医療専門職となるための教育システムには，養成期間として4年制と3年制課程，養成形態として大学，短期大学，専門学校が存在しており，混合型となっている．どのような教育システムにおいても，卒業時に一定水準の知識と技術を修得していることは不可欠であるが，それを実現するための環境や条件は必ずしも十分に整備されているとはいえない．

これらの現状をふまえて15レクチャーシリーズでは，医療専門職を目指す学生が授業で使用する本を，医学書ではなく教科書として明確に位置づけた．

学生諸君に対しては，各教科の基礎的な知識が，後に教授される応用的な知識へどのように関わっているのか理解しやすいよう，また臨床実習や医療専門職に就いた暁には，それらの知識と技術を活用し，さらに発展させていくことができるよう内容・構成を吟味した．一方，教員に対しては，オムニバスによる講義でも重複と漏れがないよう，さらに専門外の講義を担当する場合においても，一定水準以上の内容を教授できるように工夫を重ねた．

具体的に本書の特徴として，以下の点をあげる．

・各教科の冒頭に，「学習主題」「学習目標」「学習項目」を明記したシラバスを掲載する．
・1科目を90分15コマと想定し，90分の授業で効率的に質の高い学習ができるよう1コマの情報量を吟味する．
・各レクチャーの冒頭に，「到達目標」「講義を理解するためのチェック項目とポイント」「講義終了後の確認事項」を記載する．
・各教科の最後には定期試験にも応用できる，模擬試験問題を掲載する．試験問題は国家試験に対応でき，さらに応用力も確認できる内容としている．

15レクチャーシリーズが，医療専門職を目指す学生とその学生たちに教授する教員に活用され，わが国における理学療法の一層の発展にわずかながらでも寄与することができたら，このうえない喜びである．

2010年9月

総編集　石川　朗

15レクチャーシリーズ
理学療法テキスト
地域理学療法学

序　文

みなさんは卒業後，理学療法士国家資格を取得して，どこで働きたいと思っていますか．おそらくは，「まずは病院で働きたい」と考えている人が多いのではないかと想像します．そのため，本書のタイトルである「地域理学療法」から，「医療機関を退院した人に対して実施される理学療法」とか，「施設や訪問リハビリテーション」というイメージをもち，「医療機関で働きたいと思っている自分には少し遠い存在」と考えている人も多いのではないでしょうか．

しかし，本書で取り上げている内容は決して医療機関で提供される理学療法と遠い存在ではありません．医療機関を退院した人たちが自宅や施設といった場所で生活していくために，理学療法士としてどのような視点が必要なのか，さらには具体的な支援方法としてどのようなものがあるか考えることは，医療機関での理学療法介入を生活に即したものとするために大切なことです．また，高齢者や障がいを有する方々の増加に伴い，自宅で介護サービスなどを利用しながら生活していた人が体調を崩して医療機関に入院してくることも珍しくありません．その際に，その人の生活や利用していたサービスなどを意識しながら理学療法介入を行うことが，再び自宅で生活するうえでの大きなポイントになるのです．

本書では，地域理学療法の概念や対象について触れた後，地域理学療法を実践するうえで重要な関係制度について学びを進めます．次に，これら総論的な内容をもとに，日常生活において理学療法士に特に関係の深い動作や活動別に，具体的な介入方法が説明されています．さらに，介護予防や認知症予防といった，今後，国民の健康寿命を延ばすための重要課題に対する理学療法介入についても触れられています．これらの内容を通して，地域理学療法の目的，対象，具体的な介入方法とそれらを身につけるための視点を学んでほしいと思います．そして何より，地域理学療法について興味をもってもらいたいと願っています．

最後になりますが，地域理学療法という言葉が今のように知られていないころから，地域理学療法実践や教育に携わられ，自身の恩師でもある伊藤日出男先生，香川幸次郎先生，對馬均先生のご指導なしに，地域理学療法を教えている私は存在しません．心より感謝申し上げます．

本書を学生のみならず臨床の方々にも読んでいただき，一人でも多くの高齢者や障がいを有する方々がその人らしく暮らせるよう一緒に進んでいただけますと幸いです．

2021 年 1 月

責任編集　鈴木英樹

15レクチャーシリーズ
理学療法テキスト／地域理学療法学

目次

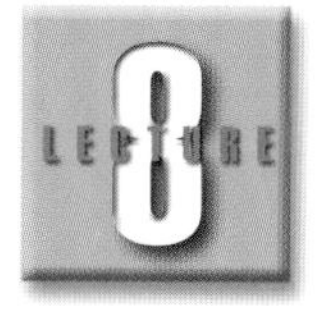

理学療法的支援（3）食事

理学療法的支援（4）排泄

15 レクチャーシリーズ　理学療法テキスト

地域理学療法学

シラバス

一般目標	地域理学療法学では，主として医療機関退院後，あるいは障害を有しながら地域で生活する人々の生活障害や生活障害に対する理学療法介入の実際について学習する．同時に健康づくりや予防的視点からの理学療法介入についても学習を行う．本講座では，人々の生活上のさまざまな障害や生活状況をICF概念に基づき多面的に把握し，生活機能を高めるための理学療法士の取り組みをイメージできるようにするとともに，将来，医療機関への従事を志す学生が，退院後の生活や，慣れ親しんだ環境での生活を支援するという視点をもてることを目標とする．

回数	学習主題	学習目標	学習項目
1	地域理学療法および地域リハビリテーションの概念	地域リハビリテーションおよび地域理学療法の歴史や定義について理解する．	ノーマライゼーション，ヘルスプロモーション，予防的介入
2	地域理学療法の視点	人々の生活を支える視点について理解する．退院後の患者の生活について理解する．人々の日常生活の成り立ちと営みの実際，加齢に伴って生ずる人々の生活の変化について理解する．さまざまな生活のしづらさ（生活障害）について理解する．	生活とライフステージ，退院後の生活，ICF，生活をみる視点，生活障害への働きかけ
3	地域理学療法と社会情勢	日本の社会情勢と課題について理解する．	要介護の原因，少子高齢化，健康寿命，病床再編，セラピストの増加，地域包括ケアシステム
4	地域理学療法と制度	地域理学療法に関連する法規を理解する．	制度を学ぶ意義，介護保険，手帳制度，総合支援法，介護予防事業
5	地域理学療法の対象と支援方法	地域理学療法の対象や具体的な活動の場，対象者とのかかわり方について理解する．	健康状態や生活障害・生活機能，訪問・通所サービス利用者・入所者・虚弱高齢者，療育支援，社会参加支援
6	理学療法的支援（1） —起居動作・良肢位	起居動作の制限に対する地域理学療法介入の目的や意義，具体的内容を理解する．	姿勢による廃用，姿勢保持，ポジショニング，シーティング
7	理学療法的支援（2） —移乗・移動動作	移乗・移動動作の制限に対する地域理学療法介入の目的や意義，具体的内容を理解する．	移乗・移動における関連因子と制限因子の評価および介入，移乗動作の基本事項
8	理学療法的支援（3） —食事	食事動作の制限に対する地域理学療法介入の目的や意義，具体的内容を理解する．	食事が生活に及ぼす影響，食べることへの支援
9	理学療法的支援（4） —排泄	排泄動作の制限に対する地域理学療法介入の目的や意義，具体的内容を理解する．	排泄が生活に及ぼす影響，排泄方法，排泄への支援
10	理学療法的支援（5） —社会参加	参加制約（生活範囲拡大および社会的役割の遂行）に対する地域理学療法介入の目的や意義，具体的内容を理解する．	参加制約，障害者スポーツ，自己効力感向上，運動習慣定着，社会的役割，役割の評価方法
11	理学療法的支援（6） —フレイル，ロコモティブシンドローム，サルコペニア	介護予防（主としてフレイル予防）を目的とした地域理学療法介入の目的や意義，具体的内容を理解する．	フレイル，ロコモティブシンドローム，サルコペニアの定義，スクリーニング，介入方法
12	理学療法的支援（7） —認知症，軽度認知障害	介護予防（主として認知症予防や軽度認知障害〈MCI〉への対応）を目的とした地域理学療法介入の目的や意義，具体的内容を理解する．	認知症・MCIの症状，危険因子・保護因子，評価，介入方法
13	理学療法的支援（8） —環境的側面	環境的側面に対する評価と働きかけについて，地域理学療法介入の目的や意義，具体的内容を理解する．	福祉用具を介した支援，生活居住環境の評価と支援，住宅改修，まちづくりに関連した働きかけ
14	地域の仕組み	地域が抱える課題に対する地域理学療法介入の目的や意義，具体的内容を理解する．	市町村支援，地域リハビリテーション支援事業，地域ケア会議，災害への対応
15	世界の地域リハビリテーション —地域社会に根ざしたリハビリテーション（CBR）	世界的に行われているCBRの概念や方法，理学療法士の役割を理解する．	CBRの方法，CBRの変遷，CBRの実践，日本での取り組み

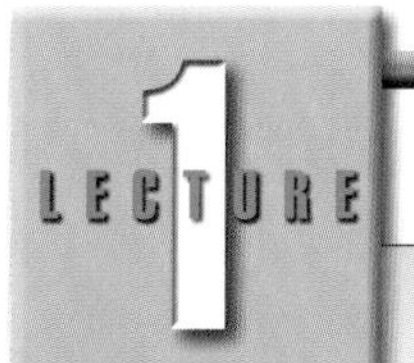

地域理学療法および地域リハビリテーションの概念

到達目標

- 地域理学療法と地域リハビリテーションの概念を理解する．
- 地域理学療法の領域を理解する．
- 地域リハビリテーションにかかわる職種を理解する．
- 地域理学療法の展開について理解する．

この講義を理解するために

この講義では，地域理学療法と地域リハビリテーションの概念について解説します．それぞれの概念について，これまでの理学療法の歴史を振り返り，理学療法士の働く場面を想像しながら学習を進めていくことが重要です．

現在の理学療法の領域は，われわれ理学療法士が社会に自ら参画し，国民に理解してもらえるような活動をしていかなければ発展することは難しいでしょう．そのため，この地域理学療法はこれからますます重要な役割を担う領域となります．何度でも予習・復習を積み重ねて，今後理学療法士になるための意識を高めるように取り組みましょう．

地域理学療法と地域リハビリテーションは，重要な役割を担う領域となるため，他の分野や領域も並行しながら学んでください．

この講義を学ぶにあたり，以下の項目を予習し授業内で理解できるよう準備をしてください．

- □ リハビリテーションとは何かを調べて理解しておく．
- □ 日本理学療法士学会ホームページの各学会・部門（分科学会・部門ページ）の概要（設立の趣旨・主な領域）を閲覧し理解しておく．
- □ 理学療法士の実際の仕事内容について理解しておく．

講義を終えて確認すること

- □ 地域理学療法の概念について理解し，地域リハビリテーションとの関係について説明できる．
- □ 地域理学療法がどのような領域で活動（活躍）しているのか説明できる．
- □ 地域リハビリテーションの概念について，これまでのカリキュラムの変遷や概要が説明できる．
- □ 地域リハビリテーションの意義について，理解し説明できる．
- □ 地域理学療法の展開について，具体的に提案できる．

講義

1．地域理学療法について

1）地域理学療法の概念

地域理学療法について，日本理学療法士協会のホームページで公開されている『理学療法診療ガイドライン第1版（2011）』では「ノーマライゼーションの理念に基づいた地域リハビリの範疇の中で，理学療法の視点に基づいた知識と技術を活用して，先見的で，継続的で，機を逃さず，効果的な理学療法を提供することが地域理学療法であろう．また，地域理学療法活動では，厳格に，画一的に整理することは理学療法の活用を制約する危険性がある．よって，対象者の生活を取り巻く幅広い背景を踏まえた，柔軟な活動の展開が非常に重要となる」[1]と述べられている．地域理学療法について，具体的に明示されていないが理学療法士がさまざまな場で活躍できるような表現となっている．

地域理学療法の概念として，理学療法が実践されている場であればすべてが地域理学療法といえる．実践している場が医療機関，介護老人保健施設および教育・行政施設などどのような場所でも地域の枠組みに入るため，理学療法としてかかわっていればすべてが地域理学療法である．

現在，日本理学療法士学会で活動している日本地域理学療法学会の設立趣旨として「高齢者や障がい者およびその家族が住み慣れた地域において継続して生活できるよう，保健・医療の分野から，主として生活支援の視点で学術的・実践的活動を行う．対象は高齢者・障がい者・障がい児を含むあらゆる地域住民とし，地域理学療法の普及と発展に寄与することを目的とする」[2]と述べており，主な領域として**表1**のように提示されている．この表からも地域理学療法はさまざまな場やライフスタイルでかかわることが想定されている．

2）地域理学療法の歴史

地域理学療法の歴史は，1966（昭和41）年に理学療法士が輩出され，理学療法士として働き出したころが始まりといえる．当時の理学療法カリキュラムには，地域という言葉は存在していなかった．1966年に指定規則（理学療法士・作業療法士教育カリキュラム）が施行され，そのカリキュラムのなかに日常生活動作の項目があり，これが現在のカリキュラムに組み込まれている地域理学療法学の前身である．

1989（平成元）年に指定規則が改定され，そのカリキュラムのなかに日常生活動作以外に生活環境論の科目が創設された．また，リハビリテーション概論のなかに社会的・地域的リハビリテーションが組み込まれた．その後，1999（平成11）年に改定，大綱化カリキュラムと国家試験出題基準（ガイドライン）が示された．このなかに教育内容の項目として初めて地域理学療法学が組み込まれ，このカリキュラムから地域理学療法学の歴史が始まった．さらにガイドラインの地域理学療法学の大項目には，地域リハビリテーションと生活環境整備が示された．

3）地域理学療法と入院理学療法との違い

地域理学療法＝在宅理学療法ととらえ説明されることがあるのに対して，病院などに入院した患者に実施される理学療法を入院理学療法とイメージされることもある．また，病院などの医療機関以外で実施する理学療法を地域理学療法とイメージしてとらえられることもある．

2020（令和2）年，日本地域理学療法学会で地域理学療法学の定義について検討し，「地域理学療法学とは，動作や活動への多面的な働きかけにより人々が地域でのくら

MEMO

介護老人保健施設

介護保険施設で，介護保険を利用して入所する施設．「老健」と略される．入所できる期間は3〜6か月程度で，この期間を過ぎると退所することが前提．退所後は，自宅もしくは他の老健や特別養護老人ホームなどに入所することもある．なお，介護保険が導入される前は「老人保健施設」という名称であった．

MEMO

日本理学療法士学会

日本理学療法士学会は，理学療法の活動領域の広がりに応じて，科学的根拠に基づいた理学療法の確立が強く求められているため，専門分化した学術的な発展に合わせて，平成25年度より，12の分科学会と5つの部門（2020年8月現在は10部門）が設立され，より専門領域に特化して活動している学会である．

MEMO

指定規則

さまざまな資格の取得において，国などが定めた規則．

MEMO

地域理学療法学

科目名：生活環境学，リハビリテーション関連機器，地域保健・福祉論．

教育目標：患者および障害者の地域における生活を支援していくために必要な知識や技術を習得し，問題解決能力を養う．

ここがポイント！

地域理学療法学を学ぶうえで認識しておきたいのは，地域という場で実践する理学療法とともに地域リハビリテーションが展開していくということである．

表 1　地域理学療法の主な領域

1. 老年学を基盤とする領域
   加齢，高齢者に対する機能評価と理学療法，介護予防，転倒予防などを含む
2. 保健活動を基盤とする領域
   健康増進，生活習慣病予防，高齢者および女性の健康管理，集団評価と健康づくりのためのシステム構築などを含む
3. 在宅支援領域（訪問リハ，介護者支援または負担軽減を含む）
   - 通所（通所型リハ）
   - 施設（施設を生活の場とする慢性期・維持期リハ）
   - 就労・就学・社会参加（就学・就労支援，スポーツ活動，権利擁護，アドボカシー）
   - 制度（医療・介護・福祉制度，地域ケアシステムでの活動）
   - 生活環境整備（住環境の評価・整備，福祉用具，まちづくり政策形成）

（日本理学療法士学会：日本地域理学療法学会—概要[2]）

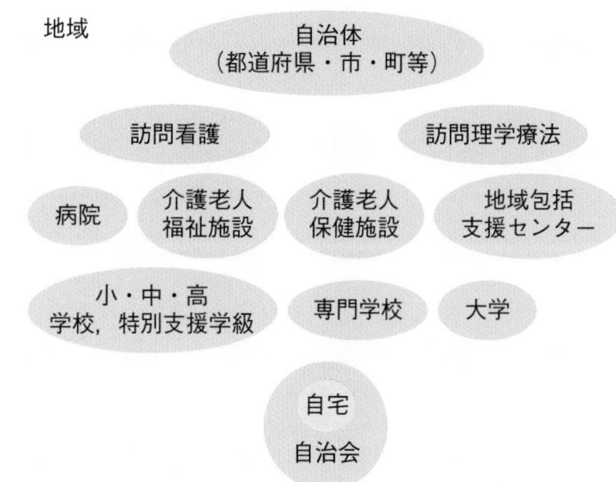

図 1　地域理学療法実践の場
図に示した以外にもさまざまな実践の場があり，今後活動（活躍）の場が拡大される可能性もある．

しを主体的につくりあげられるよう探求する学問」としている．

入院や在宅のどのような場でも理学療法を実践している場が地域理学療法といえるため，地域理学療法（在宅理学療法）と入院理学療法に区別があるわけではない．**図1**のように地域理学療法を実践できる場はさまざまであり，今後活動（活躍）の場が拡大される可能性もある．

2. 地域リハビリテーションについて

1）地域リハビリテーションの概念

地域リハビリテーションという言葉は，1979（昭和 54）年に全国地域リハビリテーション研究会が発足し，1987（昭和 62）年に厚生省（現在の厚生労働省）が老人保健施設制度のモデル施設 7 か所（千葉，長野，三重，大阪，兵庫，山口，福岡）を指定し，その後全国に老人保健施設（現在の介護老人保健施設）が続々と開設されてきたなかで広がった．また，1989（平成元）年の指定規則で地域的リハビリテーションという言葉が使用され，1995（平成 7）年には『地域リハビリテーションマニュアル』[3]が発刊され，さらに 1999（平成 11）年のカリキュラム改正における国家試験出題基準（大項目：リハビリテーション概論，中項目：リハビリテーションの諸相）の小項目として地域リハビリテーションという言葉が使用された．地域リハビリテーションとは，「地域・在宅で生活している障がい者を対象に，その生活の場を中心に展開されるリハビリテーション」と説明し，また，「地域」とは狭義には「病院や施設」に対置した用語であるとしている．具体的には医療機関における入院治療を終え退院した後のリハビリテーション活動が地域リハビリテーションの主な領域だと説明している[3]．

ここがポイント！
地域リハビリテーションの変遷を確認して，現在の介護老人保健施設がなぜ必要とされているのか，現在の日本の人口問題（『高齢社会白書』なども参照）も合わせて考える．

一方，日本リハビリテーション病院・施設協会は，「地域リハビリテーションとは，障害のある子供や成人・高齢者とその家族が，住み慣れたところで，一生安全に，その人らしくいきいきとした生活ができるよう，保健・医療・福祉・介護及び地域住民を含め生活にかかわるあらゆる人々や機関・組織がリハビリテーションの立場から協力し合って行なう活動のすべてを言う」[4]と定義している．この定義では，障害をもった人々に対してさまざまな医療従事者が可能な限り協力し合い活動すること，すべての医療従事者それぞれの専門性を生かしながら医療従事者同士が連携することの

表2　地域リハビリテーションの活動指針

地域リハビリテーションは，障害のあるすべての人々や高齢者にリハビリテーションが適切に提供され，インクルーシブ社会を創生することを目標とする．この目的を達成するため，当面，下記のことが活動指針となる．

1. 障害の発生は予防することが大切であり，リハビリテーション関係機関や専門職は，介護予防にかかわる諸活動（地域リハビリテーション活動支援事業等）に積極的にかかわっていくことが求められる．また，災害等による避難生活で生じる生活機能の低下にもリハビリテーションが活用されるべきである．
2. あらゆるライフステージに対応してリハビリテーションサービスが総合的かつ継続的に提供できる支援システムを地域に作っていくことが求められる．ことに医療においては，廃用症候群の予防および生活機能改善のため，疾病や障害が発生した当初よりリハビリテーションサービスが提供されることが重要であり，そのサービスは急性期から回復期，生活期へと遅滞なく効率的に継続される必要がある．
3. さらに，機能や活動能力の改善が困難な人々に対しても，できうる限り社会参加を促し，また生あるかぎり人間らしく過ごせるよう支援がなされなければならない．
4. 加えて，一般の人々や活動に加わる人が障害を負うことや年をとることを家族や自分自身の問題としてとらえるよう啓発されることが必要である．
5. 今後は，専門的サービスのみでなく，認知症カフェ活動・認知症サポーター・ボランティア活動等への支援や育成も行い，地域住民による支えあい活動も含めた生活圏域ごとの総合的な支援体制ができるよう働きかけていくべきである．

（日本リハビリテーション病院・施設協会：地域リハビリテーション―定義・推進課題・活動指針．2016 改定[4]）

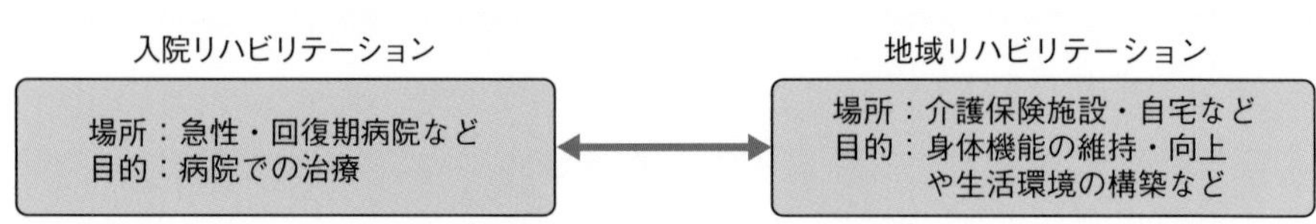

図2　地域リハビリテーションと入院リハビリテーションの違い
入院リハビリテーションは病院での治療が主目的となり，地域リハビリテーションは退院後の施設・自宅などでの機能維持・向上や生活環境の拡大を図る．

重要性を示している．

2）地域リハビリテーションの意義

日本リハビリテーション病院・施設協会は地域リハビリテーションの定義とともに推進課題と活動指針（**表2**）について提示している[4]．活動指針の内容からあらゆるライフステージに対して障害予防が大切であり，障害が発生した場合には急性期・回復期・生活期のどの期に対してもリハビリテーションサービスを遅滞なく効率的に提供・継続するということが理学療法士に求められている役割であり，意義である．

昨今2025年に向けて地域包括ケアシステムの構築が推進され，市町村に地域包括支援センターが設置され，地域ケア会議なども全国各地で展開されている．地域包括ケアで使用される「地域」とは日常生活圏域をさしており，おおむね30分以内に駆けつけられる場所を想定している．地域包括ケアシステムの構成要素として，①すまいとすまい方，②介護予防・生活支援，③医療・介護，④介護・リハビリテーション，⑤保健・福祉，の5つをあげている．この①～⑤について，切れ目なく継続的かつ一体的に実践し，リハビリテーション専門職としてそれぞれの専門性を生かしながら多職種連携していくことが，地域リハビリテーションの意義といえる．

MEMO
地域包括ケアシステム
日本の超高齢社会に向けて2025（令和7）年を目途に高齢者の尊厳の保持と自立生活の支援の目的のもと，可能な限り住み慣れた地域で，自分らしい暮らしを人生の最期まで続けることができるよう，地域の包括的な支援・サービス提供体制を構築するシステム．

3）地域リハビリテーションと入院リハビリテーションの違い

図2のように地域リハビリテーションと入院リハビリテーションとの違いは，対象者（患者など）の目的の違いによる．入院リハビリテーションは原則として治療が主目的となり，リハビリテーション専門職が連携し最善な治療やサービスを提供しながら，退院に向けて可能な限り医療サービスを提供する．地域リハビリテーションは，「医療機関における入院治療を終え退院した後のリハビリテーション活動が地域リハビリテーションの主な領域」となるため，退院後の介護保険施設や自宅などで身体機能の維持・向上および生活環境の構築などが目的となる．また，退院後病院からの訪

表3 地域リハビリテーションでかかわる職種

●医師	●介護支援専門員（ケアマネジャー）
●歯科医師	●教育職員（教員）
●看護師	●臨床心理士
●保健師	●民生委員，児童委員
●薬剤師	●就労移行支援事業所や就労継続支援A・B型事業所の職員
●理学療法士	●弁護士
●作業療法士	●一般行政職員
●言語聴覚士	●車椅子業者，座位保持装具製作業者，福祉機器業者，家屋改造業者
●義肢装具士	●患者移送サービス業者
●歯科衛生士	●障害者スポーツ指導員
●管理栄養士・栄養士	●当事者組織，自助グループメンバー
●社会福祉士	●ボランティア
●精神保健福祉士	
●介護福祉士	
●訪問介護員（ホームヘルパー）	

（下田信明．地域で出会う他職種．河野 眞編．ライフステージから学ぶ地域包括リハビリテーション実践マニュアル．羊土社；2018．p.38-46[5)]）

問による理学療法実施も地域リハビリテーションの範疇に入る．このような場合，主にその地域を担当するケアマネジャーや地域包括支援センターにより，入院リハビリテーション同様さまざまな専門職が連携し最善な支援・サービスを提供できるよう，施設生活や在宅生活に向けて可能な限り住み慣れた地域で，対象者が自分らしい日常生活を送れるような暮らしやすい提案をする．ただし現在，病院のなかでも地域包括ケア病棟などが設けられ，入院中でも入院リハビリテーションと地域リハビリテーションを並行しながら実施している施設もある．

地域リハビリテーション介入中，対象者が病気（再発）や怪我などで再度入院しなければならなくなった際は，入院リハビリテーション介入となる場合もある．

4）地域リハビリテーションにかかわる職種[5)]

地域リハビリテーションには，医療・福祉関係のすべての職種がかかわるわけではない．対象者の状態や生活環境に応じて，支援・援助などが必要となる専門的な職種がそれぞれの場面でかかわる（**表3**）．

どれかの職種が主としてかかわるということではなく，対象者にとって支援・援助が必要な内容によって，職種のかかわる度合いが変わる．そのため，対象者のケアプランの内容や医療・介護保険などの制度によって，かかわる職種が変わることがある．対象者の視点からみると，誰にどういった情報を伝えればよいのか混乱し対応が遅くなる場合もあり，これを防ぐため地域包括ケアシステムの構築が重要となる．

5）地域理学療法と地域リハビリテーションとの関係（図3）

地域理学療法と地域リハビリテーションは，どちらも理学療法士がかかわる重要な領域であるが，地域理学療法と地域リハビリテーションを区分けすることは難しい．一方，リハビリテーションという言葉は，何らかの障害を生じた人を回復させ社会的に復帰させるという意味であるため，地域リハビリテーションは障害を生じた人を再度対象者が住み慣れた地域で生活することを最大限支援・援助していくこととととらえられる．地域理学療法は人間のライフスタイルすべてにかかわり，その対象者を取り巻く生活環境に対して，理学療法の専門的知識・技術を地域社会で支援・提供・還元・展開することである．**図3**のように，対象者の状況に応じて，多職種が連携し協働していくことで地域理学療法と地域リハビリテーションのかかわり度合いが変化する．そのため，理学療法士は専門的な知識・技術だけではなく，状況に応じて多職種

MEMO
地域リハビリテーションにかかわるそれぞれの職種の内容については，引用文献5）を参照．

ここがポイント！
対象者の住み慣れた地域について，可能な限り事前に居住環境，利用する公共交通機関，周辺道路環境などを把握したうえで，どのような介入や支援が必要か考える．

MEMO
ケアプラン
ケアマネジャーなどによって，介護保険サービス（介護サービス）で介護がどのくらい必要か，どのようなサービスを利用するかが決められた介護計画書．

MEMO
協働
それぞれの専門性を生かして理解し尊重しながら，複数の専門職同士が協力して働くこと．

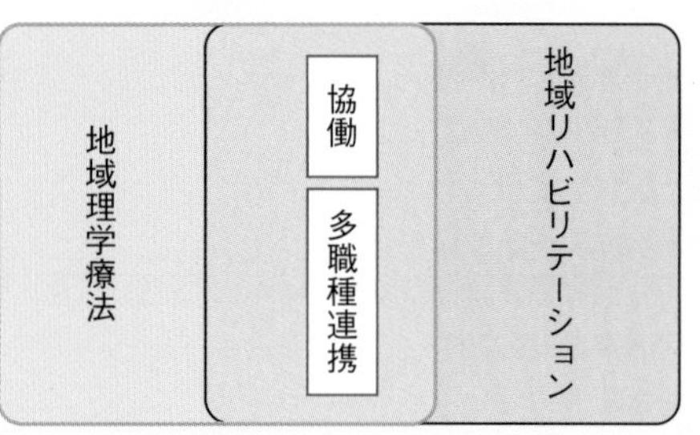

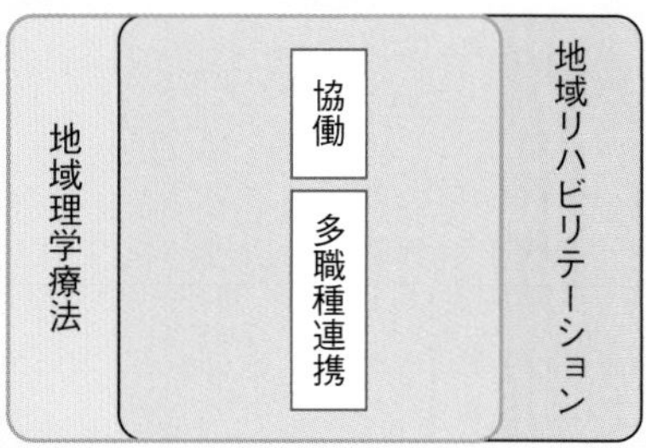

図 3　地域理学療法と地域リハビリテーションとの関係
地域理学療法と地域リハビリテーションの関係は，対象者の状況に応じて多職種が連携し，協働していくかかわり度合い（右図⇔左図）が変化する．

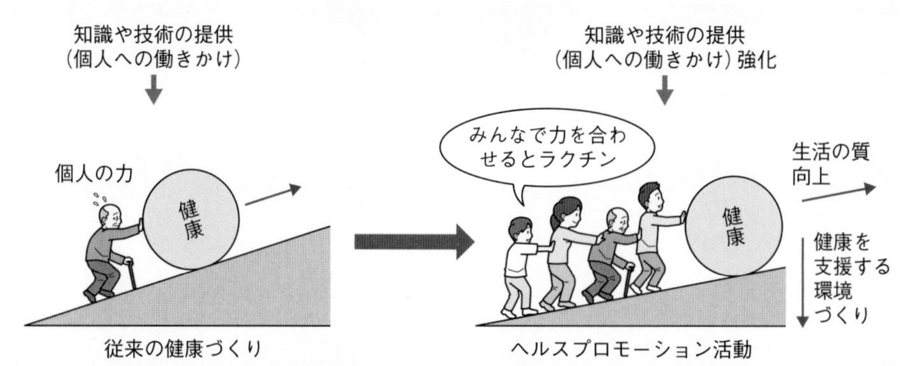

図 4　ヘルスプロモーションの考え方
（日本ヘルスプロモーション理学療法学会：理学療法士・作業療法士のためのヘルスプロモーション—理論と実践．南江堂：2014[7]）

とコミュニケーションをとり，連携していくことがより重要となる．

3．地域理学療法の展開

1）ヘルスプロモーションを目的とした展開

ヘルスプロモーションとは，WHO（世界保健機関）が 1986 年のオタワ憲章で提唱し，2005 年のバンコク憲章で再提唱した新しい健康観に基づく 21 世紀の健康戦略で，日本ヘルスプロモーション学会[6]では，「人々が自らの健康とその決定要因をコントロールし，改善することができるようにするプロセス」と定義している．また，健康づくり戦略として「すべての人びとがあらゆる生活舞台—労働・学習・余暇そして愛の場—で健康を享受することのできる公正な社会の創造」を目標としている．さらに目標実現のための活動方法として，①健康な公共政策づくり，②健康を支援する環境作り，③地域活動の強化，④個人技術の開発，⑤ヘルスサービスの方向転換，をあげている．この中で理学療法士が主に活動できるのは，②～④となる．

②の健康を支援する環境作りにおいて，理学療法士は家庭環境，学校環境，職場環境，地域環境など対象者が生活するあらゆる状況を想定し，その状況に応じて対象者一人ひとりの健康づくりを支援することができる．**図 4** のように対象者一人よりも複数で力を合わせて協力することで，健康を支援する環境作りをよりスムーズにできる[7]．地域理学療法の領域は，生活期からかかわるのではなく急性期から対象者の情報を収集したうえでさまざまな状況を想定し，理学療法の知識・技術（理学療法プログラム）を可能な限り提供していくことにより，対象者にとってよりよい生活（病気の回復や転院する場合の次の環境〈病院・施設など〉に応じた生活）を支援・援助す

ここがポイント！
多職種との連携について，地域によりさまざまな課題（専門用語や職種間の認識違いなど）がある．まずは，自身の専門職以外の職種についてどのような役割を担っているか理解する．

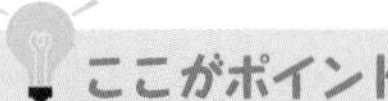
ここがポイント！
対象者の健康づくりを支援してもらうためには，家族らがどの程度協力可能かを把握しておく必要がある．

ここがポイント！
生活環境整備に対する介入について，対象者の居住環境（玄関，上がり框，段差，階段，トイレ，浴槽，各部屋のドア開閉方法，家具の配置など）によって多種多様のため，より多くの対象者の居住環境を自分の目で実際確認し，自身の知識・経験を積んでいくことが重要となる．

表 4　ライフステージからみた予防理学療法学の領域

ライフステージ	特徴	予防理学療法学における領域
周産期	母体の生活が胎児の発育に影響する	産前・産後の生活スタイル
乳幼児期（0〜6 歳頃）	生活リズムや身体活動の基礎が形成される	食生活や睡眠のリズムづくり，身体活動推進
小児・学童期（7〜12 歳頃）	自立した考え方に基づく生活習慣が形成される	スポーツや学校活動を活用した身体活動量向上や運動器検診
思春期（13〜19 歳頃）	進学や就職などにより，生活パターンに多様性が生まれ，心が不安定になりやすい	喫煙・飲酒・薬物対策，運動不足への対策
青年期（20〜39 歳頃）	大人として社会に出て行動することが求められる．心身ともに無理を重ね，生活習慣の乱れから生活習慣病になる人が出てくる	生活習慣病の一次予防
中年期（40〜64 歳頃）	社会的役割の重要性が増し，地域に根付いた生活を送ることが求められてくる．生活習慣病の人が増え，心身機能低下が少しずつ現れてくる	生活習慣病の二次・三次予防，老年症候群の一次予防，退職後の地域活動への参加支援
高齢期（65 歳以上）	老年症候群が顕在化し，心身機能の個人差が大きくなる時期である．一方，主たる生活の場が家庭や地域になり，地域における役割が必要となってくる	老年症候群の二次・三次予防，介護予防リーダーなど支え手としての地域活動への参加支援
終末期	終末期に向かっての適応	心身の衰えの受け入れ

（大渕修一ほか監，吉田剛ほか編：予防理学療法学要論．医歯薬出版；2017[9]）

ることが可能となる．

③の地域活動の強化において，介護予防・健康増進事業などで理学療法士がかかわる機会が多くある．そのような機会に住民組織を活性化させる取り組みや住民自身が自ら主体的に活動を起こす健康づくりの支援が肝要で，地域での住民活動を強化する働きかけなどにも重要な役割を担う．

④の個人技術の開発において，自らの健康づくりに取り組むための技術を身に付けることが重要となる．住民一人ひとりに対し，②や③のような理学療法士の活動により，住民各々の自発的な健康づくりのための行動変容を促すことができる．一方，理学療法士自身も普段の健康管理を怠り不健康になると，患者・利用者に対して模範的な指導や治療介入などで説得力がなくなり，信用・信頼を得ることが難しくなる．

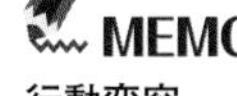

MEMO
行動変容
自らの行動・ライフスタイルを望ましいものに改善すること．

2）予防的介入を目的とした展開

地域理学療法の領域での予防介入として，介護予防，転倒予防，健康増進，生活習慣病予防，健康管理などさまざまな領域および対象者のライフスタイルにかかわることが想定される（**表 1**）．予防理学療法と重複する領域が含まれ，それぞれの領域については，まだ明確にされていない．予防理学療法の対象領域[8]は，一次予防（発症予防），二次予防（早期発見，早期治療），三次予防（再発予防と重症化予防）のすべてである．また，ライフステージからみた領域として**表 4** のように示されている[9]．地域理学療法と同様に対象者のライフステージすべてにかかわり，理学療法士として重要な役割を担えることが想定され，いっそう発展していく可能性が大きい領域である．また，今後具体的な予防介入における地域理学療法領域での発展的な研究が重要である．

MEMO
一次予防
生活習慣を改善して健康を増進し，生活習慣病などを予防する．
二次予防
健康診断などによる早期発見や早期治療を行う．
三次予防
疾病が発症した後，必要な治療を受け，心身機能の維持・回復を図る．リハビリテーションもここに属する．

地域理学療法における予防介入として，**表 1** の老年学を基盤とする領域の場合「要介護状態にならないように要支援の高齢者に対する介護予防事業の介入」「バランス能力が低下し転倒を予防するための転倒予防教室の介入」などがあげられる．今後はこの領域の生活環境整備に対する予防介入効果の研究について，具体的なエビデンスが示されることが望まれる．

MEMO
エビデンス
さまざまな研究によって，よい効果があると確かめられた方法．

3）ノーマライゼーションや社会参加を目的とした展開

厚生労働省が提唱しているノーマライゼーションとは「障害のある人もない人も，

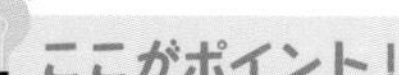

ここがポイント！
障害者スポーツについて，現在パラリンピックでは22競技があり対象者それぞれの能力に応じ，その人に合ったスポーツを理学療法士が紹介・提案する重要な役割がある．パラリンピックの競技スポーツの詳細（競技概要，対象障害，競技の紹介など）について，日本パラリンピック委員会や東京オリンピック2020のホームページなどを確認してみるとよい．

ICF（International Classification of Functioning, Disability and Health）

ここがポイント！
仮に車椅子生活となった場合に，その地域では，何が不便でどういったことが改善できるかについて検討する．例えば，車椅子で通行する歩道はどのような構造になっているか把握する．歩道は，車などが通行する道路（車道）を縁石やガードレールなどによって物理的に区画することにより設けられた歩行者用の通路となっているため，歩道と車道とのあいだに少し下り坂（雨水が排水に流れやすいよう）がついている場所がある．このような場所では車椅子を自身で操作する場合でも，あるいは介助者が操作する場合でも，この下り坂に操作をとられることがあり危険である．また，歩道や横断歩道などには側溝が設置されている場所もあり，この側溝の蓋に前輪のキャスターが引っかかることもある．車椅子が通行する状況において，日本では側溝の蓋は，非常に不便な構造物となっている．

互いに支え合い，地域で生き生きと明るく豊かに暮らしていける社会を目指す」という理念である．また，社会参加については，「情報伝達（コミュニケーション）手段の確保のため，障害者への情報提供の充実，手話・点訳に従事する奉仕員の養成・派遣などを行う．また，在宅の障害者やその家族に対して，福祉サービスを利用するための援助や社会生活力を高めるための支援を行うなど，幅広い施策を推進している」と提示されている．

病院勤務で理学療法士が患者と向き合った際，退院後の生活を想定し，退院後の地域で生き生きと明るく豊かに暮らせるような支援・援助をすることが今後の理学療法士に求められる重要な役割となる．車椅子生活になった患者の場合に，その後の生活でスポーツをするとなったとき，車椅子バスケットは有名だがそれ以外のスポーツを理学療法士が紹介できるだろうか．患者の身体機能に合わせて，どういったスポーツができるのかを判断し，そのスポーツをできるように社会参加を促していくことも理学療法士の重要な役割の一つである．

理学療法士は，ノーマライゼーションの理念や地域での社会参加を推進していくために，患者や利用者を担当することになった際，早めに国際生活機能分類（ICF）をもとに，介入後の生活を可能な限り想定する．そして患者や利用者およびその家族とともに生き生きと明るく豊かに暮らしていける地域が具体的にどのようなことなのか，コミュニケーションをとることが非常に重要である．このような生活環境における対応方法においても，理学療法士が地域社会に参画し，すべての人が暮らしやすい地域社会を形成していくことにかかわることが必要である．

■引用文献

1）金谷さとみ，浅川康吉ほか：地域理学療法診療ガイドライン．ガイドライン特別委員会理学療法診療ガイドライン部会編．理学療法診療ガイドライン第1版（2011）．日本理学療法士協会；2011．p.1082-157．
http://www.japanpt.or.jp/upload/jspt/obj/files/guideline/21_local_physiotherapy.pdf
2）日本理学療法士学会：日本地域理学療法学会―概要．
http://jspt.japanpt.or.jp/jsccpt/about/index.html
3）伊藤利之：地域リハビリテーションとは．伊藤利之編．地域リハビリテーションマニュアル．三輪書店；1995．p.2-6．
4）日本リハビリテーション病院・施設協会：地域リハビリテーション―定義・推進課題・活動指針．2016改定．https://www.rehakyoh.jp/teigi.html
5）下田信明：地域で出会う他職種．河野　眞編．ライフステージから学ぶ地域包括リハビリテーション実践マニュアル．羊土社；2018．p.38-46．
6）日本ヘルスプロモーション学会：ヘルスプロモーションとは．
http://plaza.umin.ac.jp/~jshp-gakkai/intro.html
7）日本ヘルスプロモーション理学療法学会：理学療法士・作業療法士のためのヘルスプロモーション―理論と実践．南江堂；2014．
8）古名丈人：予防領域における理学療法士の役割．大渕修一ほか編．予防理学療法学要論．医歯薬出版株式会社；2017．p.68-71．
9）大渕修一ほか監，吉田　剛ほか編：予防理学療法学要論．医歯薬出版；2017．

■参考文献

1）黒川幸雄：理学療法教育．奈良　勲編．理学療法概論，第4版．医歯薬出版；2002．p.255-312．
2）平山登志夫：モデル事業で家庭復帰実現 高齢者ケアとしての「介護」を切り開く．老健 2014；(12)：8-12．
3）厚生労働省：介護老人保健施設（参考資料）．https://www.mhlw.go.jp/file/05-Shingikai-12601000-Seisakutoukatsukan-Sanjikanshitsu_Shakaihoshoutantou/0000174012.pdf

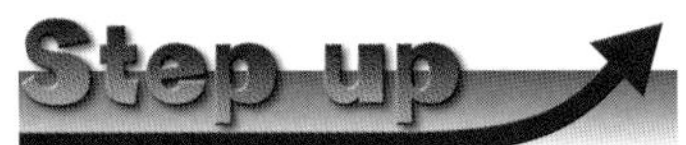

保健医療 2035 に向けて

1) 保健医療 2035 とは

「保健医療 2035」[1] は，厚生労働省が 20 年先を見据えた保健医療政策のビジョンを明確にし，今後の課題解決に向けた政策立案とその実行についてまとめたものである．具体的には，急激な少子高齢化や医療技術の進歩など医療を取り巻く環境が大きく変化するなかで，2035 年を見据えた保健医療政策のビジョンとその道筋を示すため，国民の健康増進，保健医療システムの持続可能性の確保，保健医療分野における国際的な貢献，地域づくりなどの分野における戦略的な取り組みに関する検討を行う．

2) 保健医療 2035 の概要

厚生労働省ホームページ上の「保健医療2035提言書をよむ」から「提言書」「提言書（概要版）」「提言書（参考資料）」の 3 つの PDF ファイルがダウンロード可能で，保健医療 2035 の全体像を把握できる．「保健医療 2035 の全体像」（図 1）には大きく分けて，「目標」「基本理念」「展望」「基盤」が示されている．

目標は「人々が世界最高水準の健康，医療を享受でき，安心，満足，納得を得ることができる持続可能な保健医療システムを構築し，我がが国及び世界の繁栄に貢献する」としている．超少子高齢社会が進むにつれて理学療法士がどのように参画し，いかに「持続可能な保健医療システムを構築」していくかが重要になる．

基本理念は，①公平・公正，②自律に基づく連帯，③日本と世界の繁栄と共生，の 3 つがあげられ，この基本理念をもとに，①リーン・ヘルスケア：保健医療の価値を高める，②ライフ・デザイン：主体的選択を社会で支える，③グローバル・ヘルス・リーダー：日本が世界の保健医療を牽引する，の 3 つのビジョンが提示されている．この 3 つのビジョンに対して，地域理学療法でも具体的なアクションを実践していかなければならない．

現在，地域包括ケアシステムの構築も団塊の世代が 75 歳以上となる 2025 年を目途に，市町村で取り組まれている．今後はこの保健医療 2035 も考慮しながら「2040 年の多元的社会」に向けた地域包括ケアシステムにおける多専門職連携が最重要の課題となってくる．

3) 今後の課題と展望

保健医療 2035 の課題と展望を図 2 に示す．これまで当たり前の常識としてとらえていたことを今後考え方を変えて変更するパラダイムシフトという言葉が使われている．具体的には下記の 5 つがあげられる．

①量の拡大から質の改善へ：均質のサービスが量的に全国各地のあらゆる人々に行き渡ることを目指す時代から，

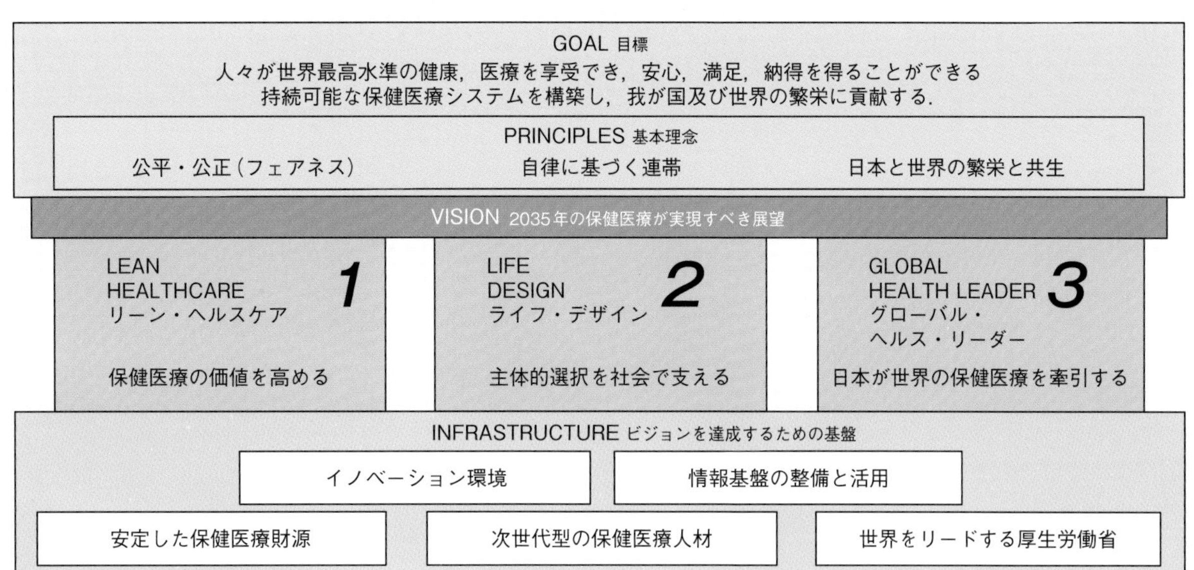

図 1　保健医療 2035 の全体像
（厚生労働省：保健医療 2035 提言書をよむ）

2035年に向けての課題と展望

- 保健医療のニーズの増大，社会環境・価値の多様化，格差の増大，グローバル化の進展
- 単なる負担増と給付削減による現行制度の維持を目的とするのではなく，価値やビジョンを共有し，新たな「社会システム」としての保健医療の再構築が必要
- 世界最高の健康水準を維持すると同時に，保健医療分野における技術やシステムの革新を通じて我が国の経済成長や発展の主軸として寄与
- 財政再建にも真摯に向き合い，我が国の経済財政に積極的に貢献
- 少子高齢社会を乗り越え，日本がさらに発展し，これから高齢化に直面する国際社会をリードすることで，健康長寿大国としての地位を確立

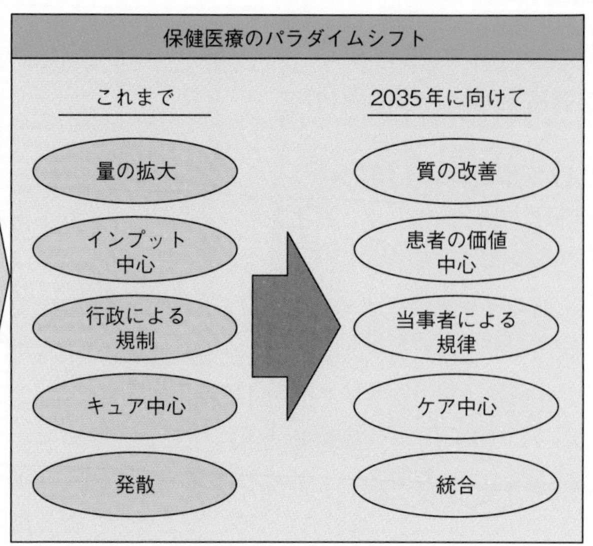

図2　20年後の社会と経済の変化に対応するためのパラダイムシフト
（厚生労働省：保健医療2035提言書をよむ[1)]）

必要な保健医療は確保しつつ質と効率の向上を絶え間なく目指す時代への転換.

②インプット中心から患者にとっての価値中心へ：構造設備・人員配置や保健医療の投入量による管理や評価を行う時代から，医療資源の効率的活用やそれによってもたらされたアウトカムなどによる管理や評価を行う時代への転換.

③行政による規制から当事者による規律へ：中央集権的なさまざまな規制や業界の慣習の枠内で行動し，その秩序維持を図る時代から，患者，医療従事者，保険者，住民など保健医療の当事者による自律的で主体的なルールづくりを優先する時代への転換.

④キュア中心からケア中心へ：疾病の治癒と生命維持を主目的とする「キュア中心」の時代から，慢性疾患や一定の支障を抱えても生活の質を維持・向上させ，身体的のみならず精神的・社会的な意味も含めた健康を保つことを目指す「ケア中心」の時代への転換.

⑤発散から統合：サービスや知見，制度の細分化・専門化を進め，利用者の個別課題へ対応する時代から，関係するサービスや専門職・制度間での価値やビジョンを共有した相互連携を重視し，多様化・複雑化する課題への切れ目のない対応をする時代への転換.

これらを踏まえて，今後は理学療法士がこれまで当たり前だと思っていた固定概念を取り払いながら取り組む必要がある．日本はここ10年以上にわたって人口が減少し続けており，2055年には1億人を下回ると予測されている．また，それに伴い生産人口も1995年をピークに減少し続けており，社会保障費の負担増がますます懸念されている．高齢者の人口増の予想はほとんど変わることはないが，少子化については将来変わる可能性もある．フランスが政策によって合計特殊出生率を改善させたように，日本にも合計特殊出生率を1.42（2018年）から人口を維持できる2.07以上を目指す政策が必要となってくる．いずれにしても，現在の状況をとらえながら地域理学療法における①～⑤のパラダイムシフトを実践していくことがより重要となる.

■引用文献

1）厚生労働省：保健医療2035提言書をよむ.
https://www.mhlw.go.jp/seisakunitsuite/bunya/hokabunya/shakaihoshou/hokeniryou2035/future/

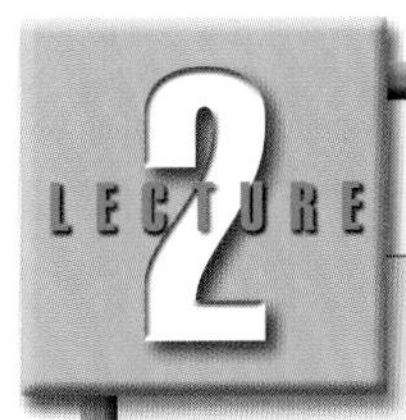

地域理学療法の視点

到達目標

- 人々の生活障害の特徴はライフステージごとに異なっていることを理解する.
- ライフステージごとの生活障害の特徴を具体的に説明できる.
- 退院後の生活に生じるさまざまな問題について，本人，家族，環境，社会のそれぞれの側面から説明できる.
- 地域理学療法を実践するための視点について理解する.

この講義を理解するために

地域理学療法では，あらゆる年齢層の人々のさまざまな健康課題や生活上の不具合を理解することとそれらを予防するための働きかけが重要となります．その際，本人の「障害」や「問題点」のみに目を向けるのではなく，生活に影響するさまざまな側面からその人をとらえていかなくてはなりません．また，人々の生活は昨日今日で構築されたわけではなく，長い月日の中で構築されてきたものもたくさんあります．その中で本人たちが大切にしてきたものは「価値観」という言葉で表すことができますが，さまざまな価値観をもったさまざまな人々の生活に対して理学療法士として介入するにあたり，いくつかの視点をもっておくことが大切です.

この講義では，地域理学療法の実践に際し，念頭におくべき視点をいくつか紹介し，解説します．講義を理解しやすくするために，以下の項目を確認しておくとよいでしょう.

- □ 人の一生（生まれてから死ぬまで）のあいだで，人々の暮らしはどのように変化していくのかを考えてみる.
- □ 自分たちの現在の生活スタイルや価値観として大切にしているものは何かを考えてみる.
- □ 日々の生活の中で，周囲の人々の生活や世の中の動きに対し関心をもっているか，もっていないとすればどのようにすれば関心をもてるようになるのか考えておく.

講義を終えて確認すること

- □ 疾病や障害を有した場合，ライフステージごとに日々の生活にどのような問題が生じるのか理解できた.
- □ 人々は人それぞれの生活を送っていて，そこには心身機能や環境因子などさまざまな影響を受ける可能性があることを理解できた.
- □ 人々の生活を理解することは簡単なことではないが，そのためには日々の自分の行動や周囲の人々や世の中の出来事への興味関心が役立つということを理解できた.

LECTURE 2

講義

1. 生活とライフステージ

1) 生活とは

疾病や障害の有無，さらには年齢に関係なく，人々は日々生活をしている．『広辞苑』(第七版) によれば，生活とは，「生存して活動すること，生きながらえること」「世の中で暮らしてゆくこと」とある[1]．また，天野らは「生活とは個人の日常生活動作のみを示すのではなく，社会とのかかわり，他人のための行為をも含み，個人の欲求や目標を核にした重層的で長年継続されてきたその人らしさの集大成である」と述べている[2]．生活に関する定義としては，「生存する」が古くからのキーワードであり，生存するために栄養を摂取する (食)，外界環境から身体を保護する (衣)，そして雨風をしのぎながら睡眠や休息を確保する (居住＝住)，があげられていた．一方，近年では，より柔軟かつ広い範囲で定義づけられている．

2) 生活の成り立ち

生活のとらえ方は，より柔軟に，より広範囲となる傾向にある．日々の生活の中でのADLやIADL，さらにはそこに関連するさまざまな活動や他者とのかかわりなど，さまざまな行動や行為から生活は構成されている．そして，人々の生活における具体的なイベントは，生活する地域・文化・信仰・年齢・性別・婚姻状態・家族構成・経済状態さらには個人の価値観や今の生活に至るまでの生活歴など，種々な要因の影響を受けており，実に多様である (**図1**)．

ADL (activities of daily living；日常生活活動)

IADL (instrumental activities of daily living；手段的日常生活活動)

3) ライフステージと生活障害の特徴

地域理学療法ではすべての年齢層が介入の対象となる．乳児期から幼児期，学童期，青年期，成人期，高齢期，さらには終末 (ターミナル) 期にいたるまで，すべてのライフステージの人々が対象となる．各々のステージで心身の発達度合いや成熟の度合いは異なり，対象を取り囲む家族や社会との接点の度合いも異なる．また，本人のみならず本人に関係する家族も対象となる場合もある．

MEMO
ライフステージ
人間の一生における幼年期，児童期，青年期，壮年期，老年期など，加齢に伴う変化をいくつかの段階に区切り考える場合のそれぞれの段階をいう．

(1) 乳児期から青年期における生活障害

乳幼児期においては，家族を含めた人的環境が本人の生活障害に大きな影響を及ぼす．先天性疾患をはじめ心身発達に障害が認められる場合，家族以外との交流機会が少なくなり社会性に影響を及ぼす．また，先天性疾患を合併している場合，入院期間が長くなり，本人や家族が自宅での生活イメージを抱いたり支援体制を構築することが遅れる．就学時期では，進学先が普通学校なのか特別支援学校なのかにより，教育環境が日々の生活に異なる影響を及ぼす．一方，家族側が抱える障害として，医療機関への受診や療育センターへの通所，日々の介護のために時間的な制約を受けたり，介護疲れによる家族間の関係悪化，さらには経済的な問題などが生じる．

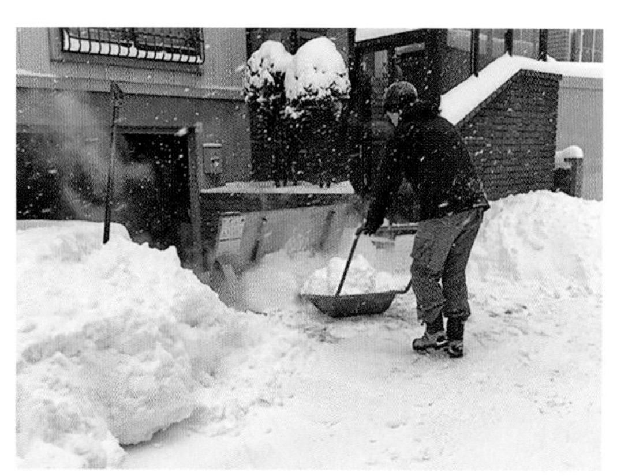

図1　積雪寒冷地の冬の生活に除雪は欠かさせない
写真では融雪槽 (埋設された小型ボイラーにより雪を溶かす装置) に雪を運んでいる．この日は除雪に要した時間は約1時間．高齢者には重労働である．

(2) 成人期における生活障害

成人期において疾病などにより後遺症が残った場合，同居する家族には介護の問題と経済的基盤の確保という二つの問題が生じる．一方，復職する場合，仕事の業務内容の変更や通勤・労働環境の整備が必要となる．職業復帰が難しい場合，家庭における役割に変化が生じ，意欲の低下や閉じこもりになる危険性がある．また，突然の疾病発症により障害が

表 1 高齢者に介護が必要となる原因

	第 1 位	第 2 位	第 3 位
65 歳以上の要支援原因	関節疾患（17.2%）	高齢による衰弱（16.2%）	転倒・骨折（15.2%）
65 歳以上の要介護原因	認知症（24.8%）	脳血管疾患（18.4%）	高齢による衰弱（12.1%）

（厚生労働省；平成 28 年「国民生活基礎調査」）

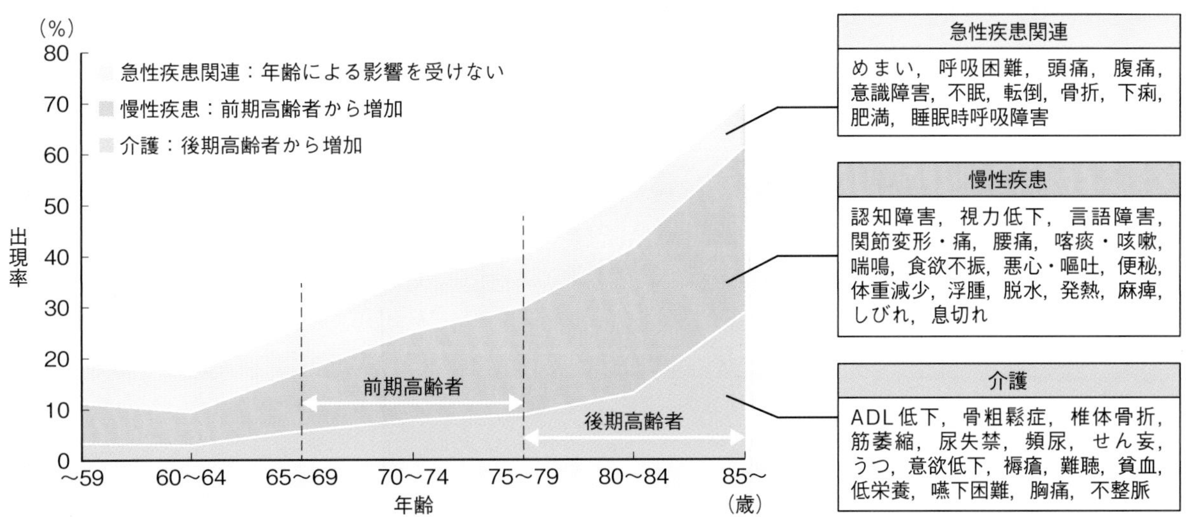

図 2 加齢に伴う疾病の増加
（佐竹昭介，鳥羽研二：レジデント 2012；5：6-13[4] をもとに作成）

残存した場合，障害を受容できず，日々の生活に意義を見出せない場合もある．さらに，高齢者とは異なり障害者サービスの資源にも制約があり，十分な保健福祉サービスを受けられない可能性がある．

(3) 高齢期における生活障害

高齢期では加齢に伴う心身機能の低下や老年症候群などが生活に影響を及ぼす．介護や支援が必要になる原因では，認知症や変形性膝関節症・腰痛症などの関節疾患の割合が多く（**表 1**），これらにより ADL に影響が生じ，外出や外出先での用事を行うことが困難となる．また，老年症候群を合併すると多くの疾病や心身の不調を訴えるなど医療依存度が高くなる（**図 2**）[4]．さらに同居する家族も高齢となり，配偶者との死別により一人暮らしの場合も多く，介護サービスに大きく依存する．状況により，住み慣れた自宅を手放し，子供家族の近くへの転居や，高齢者向け施設への入居となる場合もあるが，それらをきっかけに身体面や精神面，社会面にリロケーションダメージ[5] が生じやすい．「もう高齢だから…」と日々の生活に対して，あきらめの気持ちを抱く可能性もある．

2. 退院後の生活

1) 退院後に生じる問題

退院後に生じる問題は，本人，家族や同居者，生活環境に関連するもの，社会的なものに分けることができる．

(1) 本人に関連する問題

①疾病などに由来した心身機能の障害が残存している場合，ADL や IADL に介助を要する．

MEMO
障害受容
上田は，「障害の受容とは，あきらめでも居直りでもなく，障害に対する価値観（感）の転換であり，障害をもつことが自己の全体としての人間的価値を低下させるものではないことの認識と体得を通じて，恥の意識や劣等感を克服し，積極的な生活態度に転ずること」と説明している[3]．

MEMO
リロケーションダメージ
赤星らは，「それまで暮らしてきた物的・人的環境から離れ，新たな環境での生活によって引き起こされる身体的・精神的・社会的な痛手」と定義している[5]．

ここがポイント！
トイレでの立ち座りを楽に行えるようにするために補高便座を設置することで，同居家族がトイレを使用する際に，足が浮いてしまうなど不具合が生じることもある（図3）.

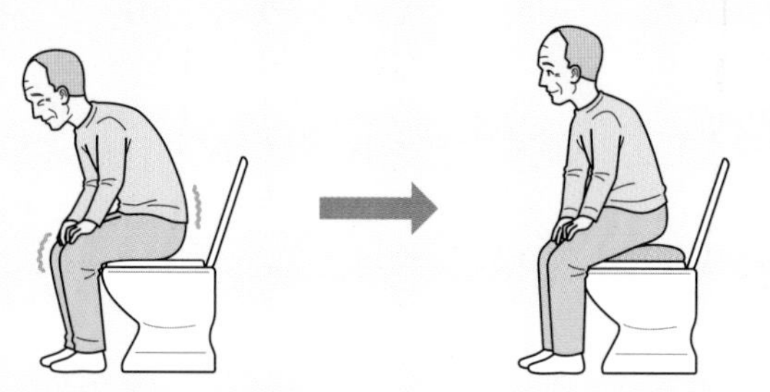
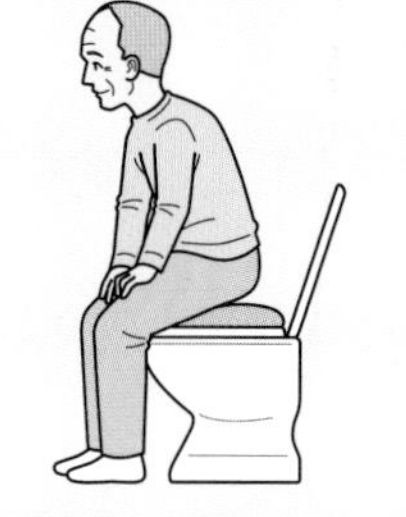
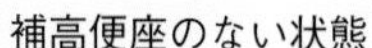
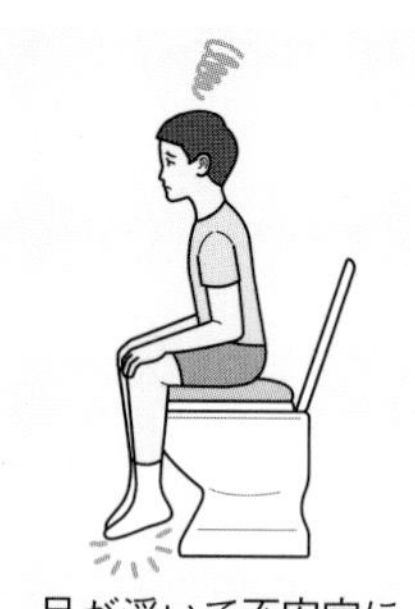

図3　環境調整により不便が生じる例—補高便座設置
補高便座設置に伴い同居する家族に不具合が生じることがある.

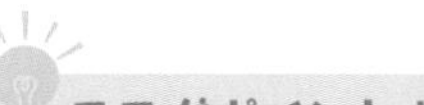

ここがポイント！
医療機関退院後，最優先事項は「日々の生活を営む」ことに変わる．しかし，医療機関を退院しても障害は残存することも多く，不安とともに新生活をスタートする.
退院後の生活を意識して医療機関で理学療法を行っていても，実際の生活場面や生活に影響を及ぼすさまざまな要因を想像することは難しい．本人や家族から丁寧に話を聞き，想像力を働かせながら退院後の生活をイメージできるよう，感覚を磨かなければならない.

MEMO
廃用症候群
関節拘縮や，筋力低下，全身持久力の低下，起立性低血圧，褥瘡など症状は多岐にわたる．生活不活発病とよばれることもある.

MEMO
虐待
具体的には肉体的暴力，暴言，いやがらせ，無視など.

②自宅生活の場合には，医療機関とは異なり日課が決まっていないため，不活発な状態に陥りやすく，廃用症候群を生じやすい.
③過度の家族への依存や家族の気配りによりADL能力が低下したり，日々の生活において自分で行うADLが少なくなる可能性がある.
④ADL以外にも，趣味活動や社会的役割が変化することがある.
⑤日々の生活に不安や焦り，苛立ちが生じる可能性がある.

(2) 家族や同居者に関連する問題

①疾病や，痛みなど本人が抱えるさまざまな症状を十分に理解できず，本人へのかかわり方にストレスを感じたり，悩みが生じ，時に虐待に至る場合もある.
②介護を初めて経験する場合，その方法や加減がわからず困惑する.
③日常の生活場面で介護場面が多くなると，腰痛や睡眠不足など健康への影響が懸念される．また，本人一人を自宅に残すことが難しい場合，外出して用事を行う際に時間的な制約が生じる.
④転倒や転落などへの不安が生じる.
⑤ペットの散歩や庭の管理など，家族が代わりに行う必要性が生じる．また，習い事や友人との交流など，家族が今まで行っていたことが自由に行えなくなる.

(3) 生活環境に関連する問題

①福祉用具の導入や住宅改修，ベッドや家具の配置位置の変更などの必要性が生じる.
②車椅子や歩行器などを使用する場合，十分な使用スペースを確保するなど新たな環境調整が必要となる.
③環境調整により同居する家族に新たな不便が生じる場合がある（**図3**）.
④介護サービスを利用する場合，家屋の掃除など受け入れ準備が必要となったり，他者を自宅に受け入れることがストレスになり，本人との関係が悪化する可能性がある.

(4) 社会的問題

①世帯主の場合，収入が減少する可能性がある.
②家族が家を空けて就労することに制約が生じ，経済的な問題が生じやすい.
③福祉サービスなどを利用しようとする場合，さまざまな手続きや申請，書類の作成，打ち合わせなどを行う必要がある.

3. 地域理学療法実践の視点

1）生活における各要因の関係性の把握

医療機関内で提供される理学療法に比べ，地域理学療法では疾病や障害そのものよりも，生活への働きかけが重視される．そして，その働きかけを行うために，生活に

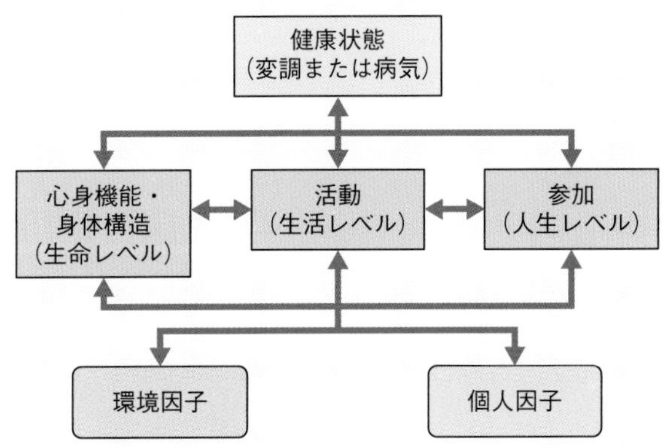

図4　国際生活機能分類（ICF）
（ICF, WHO, 2001）

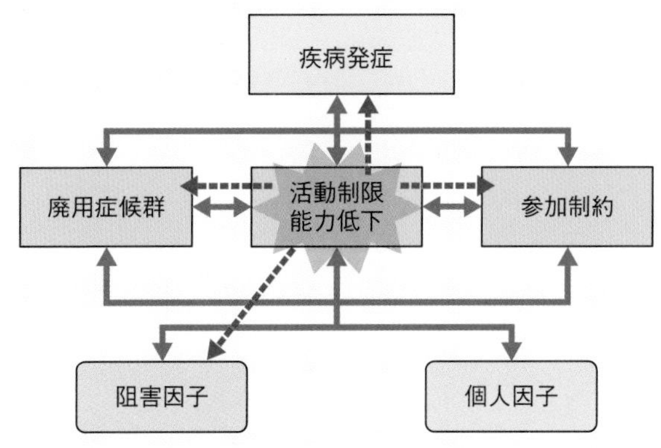

図5　ICFによる各要因の関係性の把握①
一つの要因が他の多くの要因に影響を及ぼすことを理解する．例えば歩けないことや歩かないことで，筋力が低下したり，今まで行っていた社会活動に支障が生じる可能性がある．また，新たな疾病の発症につながる場合もある．

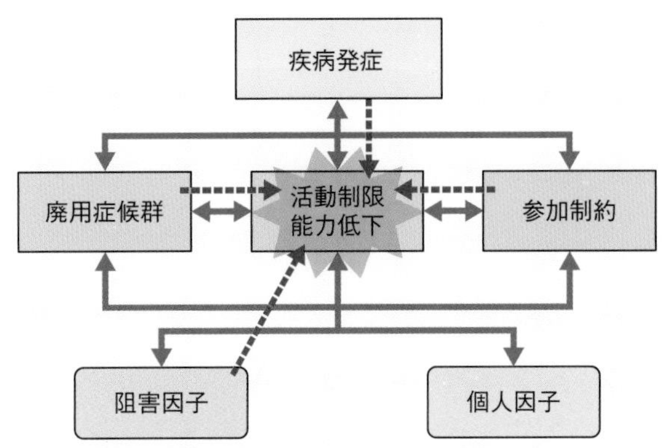

図6　ICFによる各要因の関係性の把握②
一つの問題の背景にはさまざまな要因が影響を及ぼしていることを理解する．例えば歩けない人がいる場合，その原因は廃用症候群によるものかもしれないし，環境が阻害因子となっている場合もある．地域理学療法ではさまざまな側面から働きかけることが大切である．

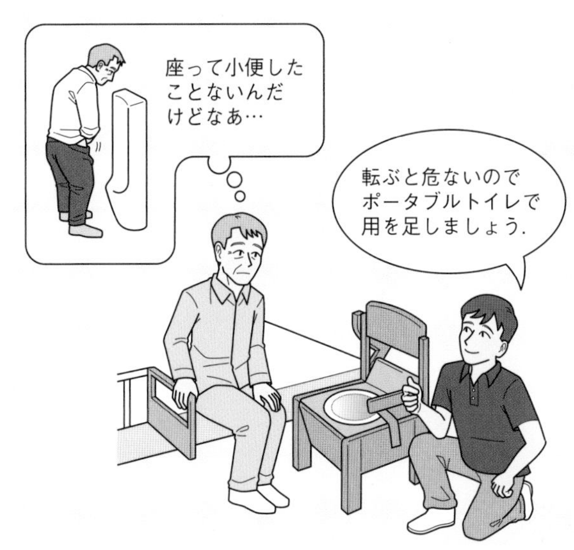
座って小便したことないんだけどなあ…
転ぶと危ないのでポータブルトイレで用を足しましょう．

図7　動作の自立に対する各々のイメージの異なり

影響を及ぼすさまざまな要因の関係性に着目することが大切である．国際生活機能分類（ICF）では人々の生活をいくつかの構成要素に基づき整理していて，各々の構成要素が互いに影響を及ぼすと同時に，さまざまな要因が生活課題の背景に影響することを説明している（**図4**；ICF，**図5**；起居動作制限が原因で他の構成要素に影響を及ぼした状態，**図6**；他の構成要素が原因となり起居移動制限を引き起こした状態）．

これらのことから，個々の要因の把握に加え，各要因間の関係性にも留意しながら問題点を整理したり，介入の方向性を定める必要がある．

2）生活の成り立ちと多様性への着目

対象者の現在の状況を把握するだけではなく，対象者が抱える生活障害がどのようにして発生し，変化してきたのかについても詳細に把握する．具体的には，幼少期からの生活環境や習慣，さらには本人や家族が大切にしてきた生活に対する価値観など，個人因子の把握が重要となる．例として，排泄動作の自立に向けた支援を考えてみると，幼少期から現在に至る排泄様式や，トイレを中心とした住環境，さらには，排泄に関する本人や家族の価値観や要望を把握し，トイレまでの移動が難しいことを理由に安易にポータブルトイレの利用を提案しないような注意が必要である．生活の

ICF（International Classification of Functioning, Disability and Health）

ここがポイント！
理学療法士の提案と，本人の生活歴に基づく価値観とのあいだに相違がある場合には，しっかりと説明を行い本人に納得してもらわなければ生活に取り入れてもらえない可能性がある（図7）

MEMO
自宅トイレで小便をする際に座って行う人の割合は増加している（図8）[6]．

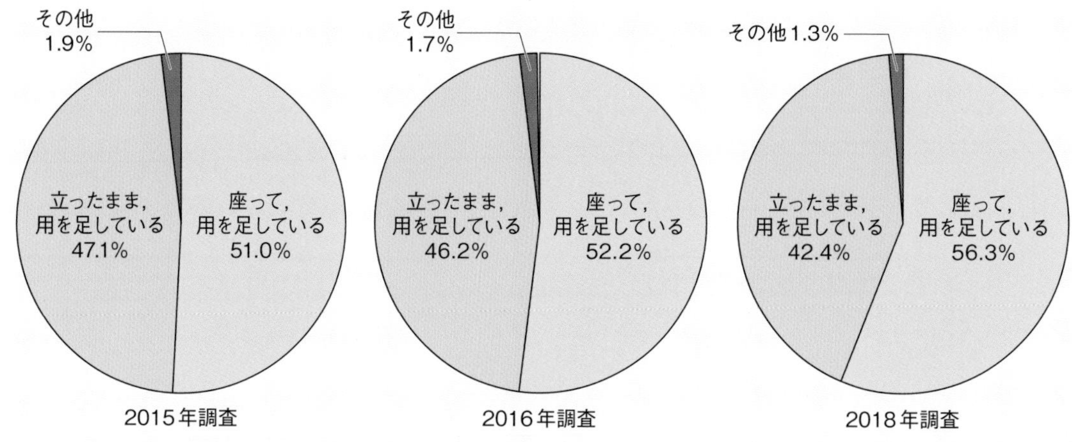

図8　自宅トイレで小便をする際に座って行う人の割合変化
（日本レストルーム工業会：トイレナビ―統計・資料[6)]）

方法や考え方はさまざまであることを意識する．

3）多職種連携への意識

医療機関でさまざまな職種が実施するリハビリテーションと比較し，地域理学療法の場面において理学療法士が利用者や家族に直接かかわれる時間は短い．訪問リハビリテーションでも通所サービスでも，介入の時間や場面は限られている．しかし，理学療法士がかかわっていない時間も対象者の生活は続いており，そこには本人の努力や家族の介助，さらにはさまざまな医療保健福祉サービスがかかわっている．施設入所者や通所者であれば，理学療法士よりも他職種がかかわっている時間は圧倒的に長い．

MEMO
訪問リハビリテーションは1単位20分，1回当たり2単位程度で提供されることが多い．

このような状況において，直接的にかかわる時間に加えて，理学療法士のアプローチ内容が，理学療法士の介入以外の生活場面にも活かされることが重要である．直接的なかかわりが短時間だとしても，家族や他の職種がかかわる際に，理学療法士の支援内容を意識してもらうことで，自立支援を意識したかかわり方や視点が統一化され，本人の心身機能や動作能力によい影響を及ぼす（**図9**）．

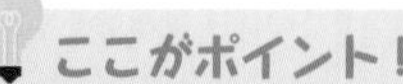
ここがポイント！
理学療法士の取り組みを介護場面などに活かしてもらうことで，本人への自立支援のための働きかけはより効果的なものになる．

家族を含め他の職種との連携意識を強くもち，全員で本人に働きかける意識をもつ．そのためには，家族や他の職種がどのようにかかわっているか情報収集を行う．そして，新たな負担や手間が生じないよう配慮しながら，理学療法士の支援内容や動作介助を行う際の留意点などの情報を提供し，実践してもらえるように工夫する（**図10**）．連携の意識を強くもつ必要がある[7)]．

MEMO
多くの職種で連携することの意味を考えてみよう．

4）公衆衛生的な視点

リハビリテーション医学を含めた臨床医学が主として個人の疾病を対象とするのに対し，公衆衛生は集団の健康を対象としている．さらに，公衆衛生の概念は時代とともに変化し，現代では予防的視点，環境改善，健康教育の推進を展開する実践的学問として扱われている[8)]．

理学療法士は，リハビリテーションの専門職として古くからリハビリテーション医学に基づいた医学モデルを基盤とした教育を受けてきた経緯がある．そのため，理学療法の対象＝障害をもった個人というイメージが強く，理学療法プロセスも，対象者の個別評価，問題点の抽出，治療プログラムの決定，実施という流れが一般的である．しかし，地域理学療法における介入対象は，障害をもった個人以外にも，対象者の家族や地域住民の集団という場合も考えられる．また，対象は地域住民以外の保健師やケアマネジャーといった関係職種の場合や，時には人々が生活する「地域（課

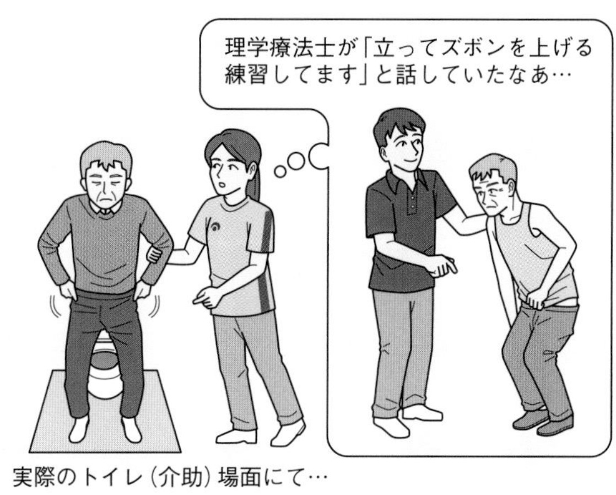
理学療法士が「立ってズボンを上げる練習してます」と話していたなあ…
実際のトイレ（介助）場面にて…

図９ 理学療法士の取り組みを介護の場面にも活かす

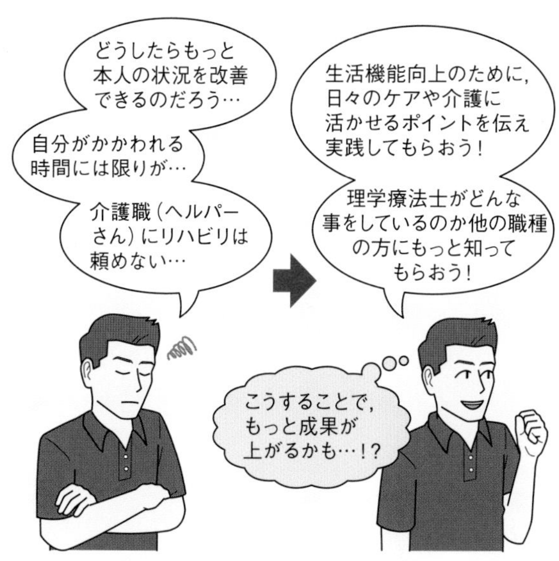
どうしたらもっと本人の状況を改善できるのだろう…
自分がかかわれる時間には限りが…
介護職（ヘルパーさん）にリハビリは頼めない…
生活機能向上のために，日々のケアや介護に活かせるポイントを伝え実践してもらおう！
理学療法士がどんな事をしているのか他の職種の方にもっと知ってもらおう！
こうすることで，もっと成果が上がるかも…！？

図１０ 多職種で連携することの意味

題）」となる場合もある．

このように，特定の集団や地域を支援対象とする場合，個別への働きかけの際に用いられる評価手法や介入手法とは異なった視点が必要であり，その一つとして，「地区診断」や「地域で展開されるさまざまな事業に関する計画への注目」などがあげられる．このうち，地区診断とは，対象となる地域のきめ細かい観察や既存の保健衛生統計を通して，地域ごとの健康に関連する問題や特徴を把握する方法論であり[8]，保健師が地区活動を行う際には一般的な手法として実践されている．この手法を理学療法士の実践にあてはめてみると，地域住民の中で健康課題（例：膝の痛みや腰痛など）を抱えている人はどれくらいいるのか，運動習慣が定着している住民割合はどの程度なのか，といった内容を，市町村が実施する各種調査結果から考察したり，関係者からの聞き取りを実施することなどが考えられる．

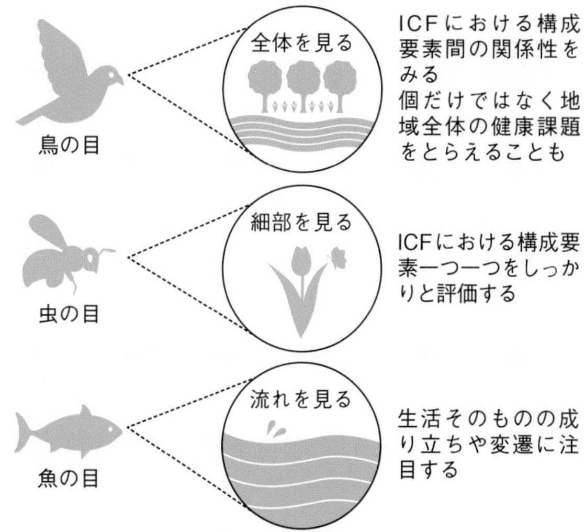

図１１ 地域理学療法の実践にはさまざまな視点が必要
鳥の目（個人や社会の「全体」を見渡す視点），虫の目（個人や社会におけるさまざまな要素を細かく把握する視点），魚の目（個人や社会がどのような経過や推移をたどったのか「時間経過」に着目した視点）が大切となる．

また，地域の中で理学療法士が特定の集団（例：運動機能低下が予想され，その予防の必要性が高い集団など）や，地域が抱える健康課題（例：冬場になると住民の定期的な運動習慣が減少するなど）に働きかけようとする場合，その働きかけには市区町村からの予算（経費）が必要になるが，その予算はどこから捻出されるのか，予算額はそもそもいくらなのかなど，いわゆる「社会の仕組み」を理解していないと地域での実践は難しい．これらのことを知らずに，「単なる体操（運動）の先生」として集団や地域にかかわっているだけでは，集団や地域が抱える課題解決には結びつかない．

地域理学療法を通して働きかけようとする対象は，個人だけではなく，時に集団や地域になることもある．そのため，個人の現在に関する詳細な把握，個人の生活歴の把握，そして地域全体の把握といった複合的な視点が地域理学療法実践に強く求められる（**図11**）．

MEMO
地域で展開されるさまざまな事業に関する計画としては，市町村の保健福祉計画や介護事業計画などがあげられる．

4．視点の養い方

1）姿勢や動作のとらえ方

私たちは日常の動作の多くを無意識に行っており，意図的に体を動かしていることは少ない．また，日常の姿勢を意識的に考えるとこともあまりない．自分自身が日常生活の中で無意識に行っている種々の動作や姿勢を客観的に考えたり，身体の動きに支障があると，どのような姿勢保持や動作の実施に影響するのかを日々考えることは，対象者の動作分析や動作指導を行う際に役立つ．

2）姿勢や動作，行動そして地域への興味関心

自分自身の姿勢や動作を振りかえるとともに，周囲の人々の体の姿勢や動作にも関心をもつことが大切である．T字杖にて歩行中の人に対して，「身体のどの部位に不具合があるのだろう」「使用している杖の高さが学校で習った内容とは違うが何か理由があるのだろうか」といった素朴な疑問をもったり，街を散歩している際に，「この広さならば車椅子利用者にとっては方向転換がしづらい」「以前に比べさまざまな場所がバリアフリー化された」といったように周囲の変化に関心をもつように心がける．

これらの興味や関心は「対象となる人々の日常生活や地域が抱える課題に対する想像力」に結びつく．そしてこの想像力が，地域理学療法の実践でのさまざまな戦略に役立つ．

3）各年齢層の生活理解

人々の生活や生活に関する価値観はさまざまである．そのため，生活のありようには決まったものは存在せず，正解はない．一方で，地域理学療法の実践において，個人や集団，さらには地域での「生活（障害）」を意識する必要がある．そのためには，「さまざまな年齢層の人と話をする（交流する）」ことが重要である．さまざまな年齢層との会話の中で，その人が日々の生活をどのように営み，どのようなことを意識し，さらにはその人が大切にしている価値観を知ることができる．また，会話の中から自分たちが知りえない昔の出来事，その当時に流行したものや言葉などさまざまな情報を収集することができる．そして，いろいろな人たちの話から得られた「生活のありよう」を自分の中に蓄積する．蓄積された内容は，将来理学療法士として，人々の生活や地域に対して働きかけようとする際に役立つ．

ここがポイント！
トイレのあとでお尻を拭く際に，トイレットペーパーをどちらの手で巻き取り，どの方向に差し込んで拭き取るのか，その際にどのような座位姿勢で，姿勢を安定させるためにどの部位で体重を支えているのか，椅子から立ち上がる際に重心はどのように移動するのか，ベッドから起き上がる際にはどうやって…，お風呂に入る際にはどこにつかまりながら，どの順番で浴槽に足を入れる…，体を洗う場合にはどの部位から…など，私たちが無意識に行っている動作を意識してとらえてみよう．

ここがポイント！
どのような人が地域理学療法の実践に向いているのか
地域理学療法の実践に際して，人の生活やくらしにあまり興味がない人には，辛いかもしれない．対象者とのやりとりの基本は，「どのように生活したいのか」「日々の生活の中で何が不安なのか」といったことになるため，必要な視点が養われるよう学生時代から意図的に取り組んでほしい．

■引用文献

1）新村　出編：広辞苑，第7版．岩波書店；2018.
2）天野由以，渡邊祐紀ほか：介護福祉学における「生活」の定義—要介護状態の人を理解するために．介護福祉学 2013；20：137-46.
3）上田　敏：リハビリテーションを考える．青木書店；1983.
4）佐竹昭介，鳥羽研二：老年症候群．レジデント 2012；5（5）：6-13.
5）赤星成子，田場由紀ほか：国内文献にみる高齢者のリロケーションに関する研究の現状と課題—リロケーションの理由とリロケーションダメージに着目して．沖縄県立看護大学紀要 2018；19：47-54.
6）日本レストルーム工業会：トイレナビ—統計・資料．https://www.sanitary-net.com/trend/research/column_01.html（2020年8月7日閲覧）
7）伊藤日出男，香川幸次郎：PTマニュアル地域理学療法，第2版．医歯薬出版；2002.
8）医療情報科学研究所編集：公衆衛生がみえる 2018-2019．メディックメディア；2019.

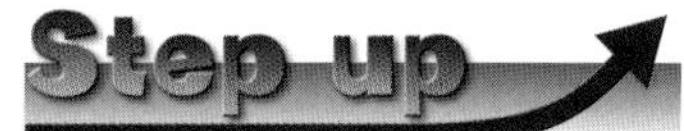

1．なぜ地域理学療法を学ぶのか

筆者は理学療法士を養成する大学で地域理学療法の講義を行っている．その初回講義で，地域理学療法に関するイメージや地域理学療法を学ぶ意義について学生に質問を行う．その場合，地域理学療法＝高齢者に対する理学療法や，地域理学療法＝日常生活動作の維持，また地域理学療法＝訪問や施設での理学療法という答えが返ってくる．そして，その意義については，「今の社会情勢を考えると知っておくべきことだから」という答えが多く寄せられる．これらの答えは間違ってはいない．しかし，将来，医療機関での就職や勤務を考えている学生にとっては，地域理学療法は自分たちの将来と遠く離れたところに存在していて，そのことが，勉強の必要性を感じつつも今一つ深く理解されず興味をもってもらえない一因になっている．

日本が抱えている取り組むべき社会的課題として，少子高齢化，人口の都市集中などとともに，医療・福祉など社会的弱者を護る社会保障費の増大を可能な限り抑制し，いまの各種制度を持続させるといったことがあげられる．医療やリハビリテーションにおいては，病院の病床数削減や機能分化，在宅医療の推進などがあげられる．一方，理学療法士の現状では，2020年3月末の総計で12万人以上の理学療法士（日本理学療法士協会会員数）がおり，会員数は毎年数千人ずつ増加している[1]．そして，その半数以上は医療機関に勤務している．これらの現状より，これから理学療法士として仕事を行っていく際に，いわゆる「医学的リハビリテーション（医学的モデル）」に基づいた理学療法の思考や技術の取得をしていても，社会が求めるニーズには十分に対応できない．医療機関で入院患者の理学療法を担う部門に勤務していたとしても，法人内の転勤で訪問リハビリテーション部門や施設での業務を行うかもしれない．その場合に，「自分は地域理学療法についてあまり知らない」では在宅生活者や施設利用者が不幸である．さらに，入院患者の理学療法を担う部門に勤務していたとしても，入院患者も時期がくると次の生活ステージを考えることが必要であり，いずれは自宅あるいは施設などで生活することとなる．退院後に本人が望む生活を送るために，心身機能や活動レベル，生活環境などをどのような状況にしておくべきなのか．また，退院後に廃用症候群などの問題を引き起こさないようにするため，どのように過ごすとよいのか．このような視点は，他の専門科目で理解を深めることが難しい．これらの視点を養うことも，地域理学療法を学ぶ意味の一つである．

さらに，医療機関に入院してくる人には，老人保健施設や特別養護老人ホームに入所している人も多い．それらの人々の退院予定先がもともと生活していた施設である場合，施設内での生活や施設を利用するための制度について理解をしておく．また，退院先が施設ではない場合には，頭に入れておくべき視点がまったく異なる．医療機関を退院して施設や在宅生活になった場合，どのような生活障害が発生するのかということを予測し，病院内での理学療法に取り組むことが大切となる．

2．「生活を支援する」という視点の養い方

地域理学療法実践に必要な視点をどうすればもてるようになるのだろうか．筆者の場合，学生時代からそのような視点を持ち合わせていたわけではない．養成校の講義で地域理学療法について触れてはいたものの，強い印象は残ってはいなかった．

理学療法士として医療機関で勤務してからも，担当患者の身体機能改善に意識が向けられ，それらの機能が整うことでADLも自立するものと当然に考えていた．また，入院中に理学療法を担当した患者が，退院後しばらくは外来受診に併せてリハ室に顔を出して身体のことについて助言を求められることもあったが，そのうち顔を見せなくなると，「最近，顔を出さないが元気にやっているのだろうな」と楽観的に考えていたほどである．しかし実際にはそうではないケースが複数あった．

上司が担当していた老人保健法に基づく訪問指導事業（保健師と在宅高齢者宅に訪問し，寝たきり予防の観点から自主運動方法指導や家族への介護方法指導などを行う）に代理として出向くことがあった．その時に，かつて病院で担当していた元患者を訪問することになったのである．保健師とともに自宅を訪問し，元患者から話を聞く中で，退院後の生活の中でさまざまな大変なことがあったことや，それらに対し自分で創意工夫を行いながら何とか今に至っていることなど，貴重な話を聞くことができた．そして，退院後しばらく通院していたその患者が顔を見

LECTURE 2

せなくなったのは，元気にやっていたからではなく，通院が大変になったからだと気づかされた．この出来事以降，担当患者の元来の生活の様子や日々の暮らしぶりなどを詳細に確認するようになった．そしてそれらを意識し，「入院中に理学療法士としてどのような状況を整えておくとよいか」を丹念に考えるようになった．

今考えると，元患者に再会できたことがとても幸運だった．退院後の辛い状況を突きつけられたことで，生活に目を向けることへの自分の意識が変わったのである．このテキストを読まれている方々もそのような体験があれば生活への意識は確実に高まるであろう．しかし，自分と同じ経験をする人が多くいるということは，それだけ退院後の生活に苦労している方々も多い．改めて，「生活を考えた働きかけを行うことの大切さ」を，学生時代から，繰り返し考える機会をもってほしいと改めて思う．

3. 学んだことをどのように活かしてゆくのか

地域理学療法に関する考え方や具体的な支援技術は，理学療法士として仕事を行ううえでどのように活かされるのであろうか．石川らが理学療法士養成校の卒業生を対象に実施した地域理学療法実習に関する効果を報告しており[2]，回答者の80％が地域理学療法にかかわる業務への従事経験につながり，55％が現在の理学療法士業務に役立っているという結果であった．あわせて，実習を終えての学生の感想を紹介する（図 1）．

このように，どのようなところで働くにしても，私たちの仕事は理学療法を通して人々の幸福やQOLの向上を目指すことが目的であるはずである．そして，それらの目的を果たすための先には「人々の生活」を見据えて働きかけなければならないのである．

- 理学療法士という職業は，本当にこわい職業だと思う．今回の実習でそれを一層強く感じさせられた．リハビリ教室に集まった人々を見て，私は臨床実習で担当した患者さんの帰宅後の姿を見た思いがした．
……担当した患者さんは，失礼な言い方かもしれないが理学療法士の作品であると思う．彼らは一生障害とつき合ってゆかなければならない．そして大きな意味では，彼らの一生を左右するのは我々だと思う……．
- 私が訪問した家の患者は，ほとんど寝たきりで精神的にも落ちこんでおり意欲が見られなかった．患者だけでなく介護者も疲れ切った様子で，そのうえこの日は朝から吹雪で家全体が暗い雲で被われている感じだった．リハビリ教室にくることのできない人の家では，このような所が多いのだろうか．私たちが2，3回訪問してなにができるであろうか．
……しかし今日訪問すらしなかったら，寝たままでいる人やその家族の苦労をまったく知らないでいたかも知れない……．
- 実習させていただいた患者さんから手紙を貰った．麻痺した手で一所懸命書いた手紙と写真が3枚，「一日千秋の思いで待っています」という手紙をもらい，いかに家に戻った患者方は日々の生活に変化をほしいと願っているかがわかる．学生でテクニックもなにもない私でも，電話くださいという患者さんがいる．これは学生，理学療法士というより，人間としての喜びである．
……地域リハというものは奥深く広いため，その真髄たるものを私は未だつかみきれていない．現時点で私にできることは，多く悩み，それについて考え，そして実現できるように頑張ることである．

図 1　学生が地域生活者に触れて感じたこと
（弘前大学医療技術短期大学部理学療法学科編：地域リハビリテーション実習リポート集録（第Ⅲ集～第Ⅴ集）．1983-1985．より抜粋）

■引用文献

1）日本理学療法士協会：会員の分布（2020年3月末現在）．統計情報．日本理学療法士協会．http://www.japanpt.or.jp/about/data/statistics/
2）石川　玲，勘林秀行ほか：地域活動実習の方法と効果―弘前大学医療技術短期大学部理学療法学科の17年間の取り組みから．PTジャーナル 1998；32：481-96

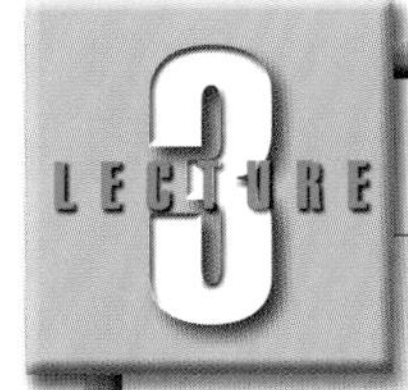

地域理学療法と社会情勢

到達目標

- 人口構造の変化と，それにより生じる社会的影響および課題が説明できる．
- 高齢者・障害者の健康状態および疾病構造の推移と課題が説明できる．
- 地域包括ケアシステムと理学療法士の役割が説明できる．
- 2025 年に向けた地域医療の提供体制について説明できる．

この講義を理解するために

本講義では，地域に暮らす高齢者や障害児・者の課題とニーズを地域理学療法の観点から理解するため，日本における社会情勢の推移と医療・介護施策動向を把握し，課題解決の視点を修得することを目的とします．最初に，地域理学療法の観点を理解するため，戦後日本の近代史を復習しておく必要があります．それにより，人口構造や平均寿命などの推移を理解する助けとなります．次に，地域理学療法の対象者を把握するため，疾病構造の変化および要支援・要介護の要因変化について学びます．そして，現在の医療・介護分野における課題を解決する施策としての地域包括ケアシステムを理解し，理学療法士の役割について考察します．さらに，地域医療の提供計画を知り，最新の施策情報を取り入れていくことで，今後の地域理学療法を展望する力を養います．

- □ 戦後日本の近代史を復習しておく．
- □ グラフやデータの推移に影響を及ぼしている背景を考えてみる．
- □ 介護保険制度における要支援 1，2，要介護 1〜5 の状態像を確認しておく．

講義を終えて確認すること

- □ 日本の人口が減少していくなかで 85 歳以上人口は急増し，独居高齢者や高齢者世帯が増えている（家族介護力の低下）ことを理解できた．
- □ 健康寿命と平均寿命は延伸しているものの，その差は変化しておらず，健康寿命の延伸が課題であることを理解できた．
- □ 主要な死亡原因，要介護要因，要支援要因はそれぞれ異なっており，上位疾病・病態について理解できた．
- □ 2025 年までの構築をめざす地域包括ケアシステムの定義と概念および，理学療法士の役割について理解できた．
- □ 都道府県単位で 2025 年時点の医療需要と病床の必要量を公表しており，病床数の過多・不足など将来の医療体制は地域によって異なることを理解できた．

講義

LECTURE 3

> **MEMO**
> **簡易生命表**
> 簡易生命表は，当該年の死亡状況が今後変化しないと仮定したときに，各年齢の者が1年以内に死亡する確率（死亡率）や，平均してあと何年生きられるか（平均余命）を表したもの．なお，平均寿命は当該年に生まれた0歳の平均余命である．

> **MEMO**
> **高齢化率**
> 高齢化率は高齢者（65歳以上）人口が総人口に占める割合であり，高齢化率が7%を超える社会を高齢化社会，14%を超えると高齢社会，21%を超えると超高齢社会とよぶ．日本では，それぞれ1970年，1994年，2007年に迎えている．

WHO（World Health Organization）

1．人口構造の変化と課題

1）人口動態の将来推計

日本は人生90年時代を迎えつつあり，平成30（2018）年簡易生命表から，65歳を迎えた人は平均的に男性84.7歳，女性は89.5歳まで生きる．さらに，2015年から2040年までの25年間で85歳以上人口が490万人から1,000万人へ倍増し，増加の大部分は都市部に集中すると推計されている．一方，0歳から64歳人口は，同じ25年間に9,300万人から減少傾向をたどり23%減となる．高齢化率は，2015年に26.6%であったが，上昇を続け2040年には35%を超えると推計される．このような人口構造の変化は世界で類をみない．

2）家族の変化

高齢化の進むなか，65歳以上の高齢者のいる世帯数も増加している．**図1**に示すように，平成13（2001）年には全世帯の35.8%であったが，世帯数とともに増え続けており，15年後の平成28（2016）年には全世帯の半数近く（48.4%）に高齢者が暮らしている．高齢者のいる世帯の内訳では（**図2**），独居高齢者（単独世帯）は平成13年の19%から徐々に増加し，平成28年には高齢者の約4人に1人（27%）が独りで暮らしている．一方，三世代の同居世帯は平成13年から28年の15年間で25%から11%へ大きく減少している．

2．高齢者，障害者の健康状態，疾病の変化

1）平均寿命と健康寿命の推移

高齢化の進んだ日本は，男女ともに世界有数の長寿国である．**図3**に示す主な長寿国の平均寿命の推移から，その達成はきわめて急速であったことがわかる．この背景には，昭和50（1975）年頃までに乳児死亡率の改善と青少年層の結核死亡の減少があり，加えて，65歳以上の高齢者の死亡率の改善が大きく影響している[1]．

健康寿命は，WHO（世界保健機関）が「2000年版世界保健報告」で世界各国の健康度を表す新しい指標として発表してから注目されるようになり，日本では2013年度

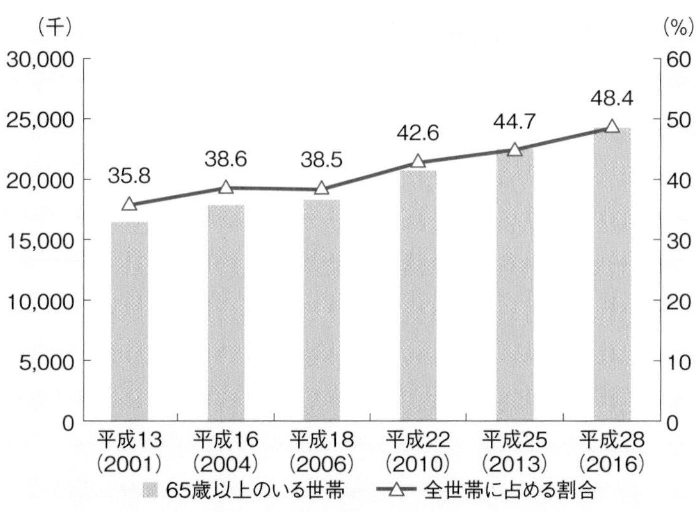

図1　高齢者（65歳以上）のいる世帯数と全世帯に占める割合
（厚生労働省：国民生活基礎調査をもとに作図）

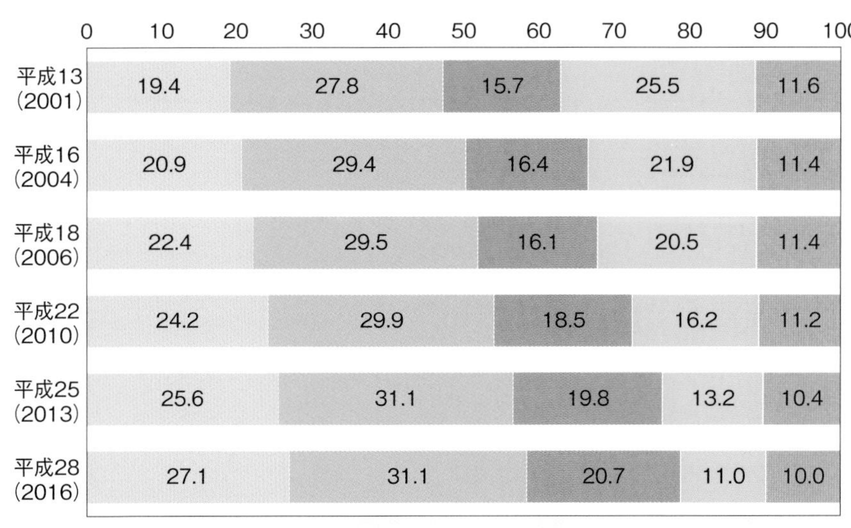

図2 65歳以上の者のいる世帯数の構成割合
(厚生労働省：国民生活基礎調査をもとに作図)

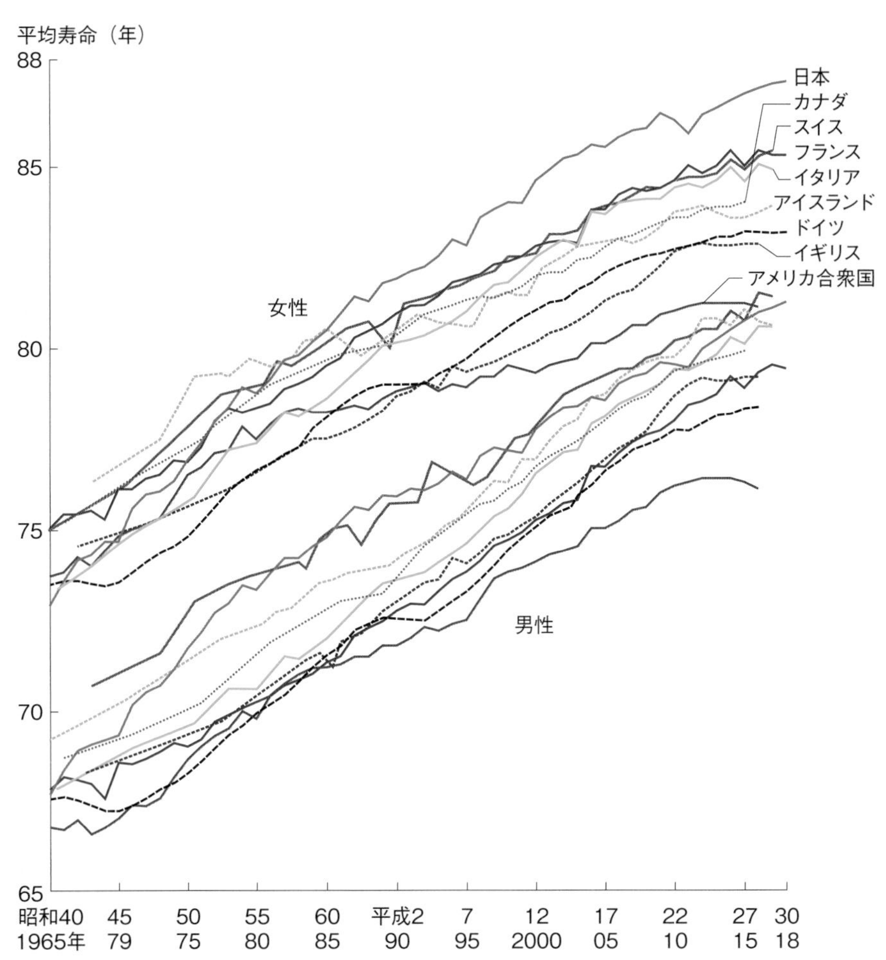

図3 平均寿命の国際比較
(厚生労働省：平成30年簡易生命表の概要―主な国の平均寿命の年次推移)

MEMO

国民生活基礎調査

世帯構造や家族形態は，国民生活基礎調査により把握されている．国民生活基礎調査は，全国の世帯および世帯員を対象に，保健，医療，福祉，所得など国民生活について調査し，厚生労働行政の企画および運営に役立てることを目的として，昭和61年から3年ごとに大規模な調査を，中間の各年に簡易な調査を実施している．近年の課題は，国民のプライバシー意識の高まりなどにより調査協力が得られにくくなり，回収率が低下傾向にあることである．

MEMO

平均寿命の性差

平均寿命は，いずれの国においても女性が男性を上回っている．多くの疾病で罹患率に性差がみられ，一般には男性が女性より高率である．罹患率の性差は性ホルモンの関与が示唆されるが，生活習慣の違いや職業による影響，あるいは遺伝子の違いによることなども考えられている[2)]．

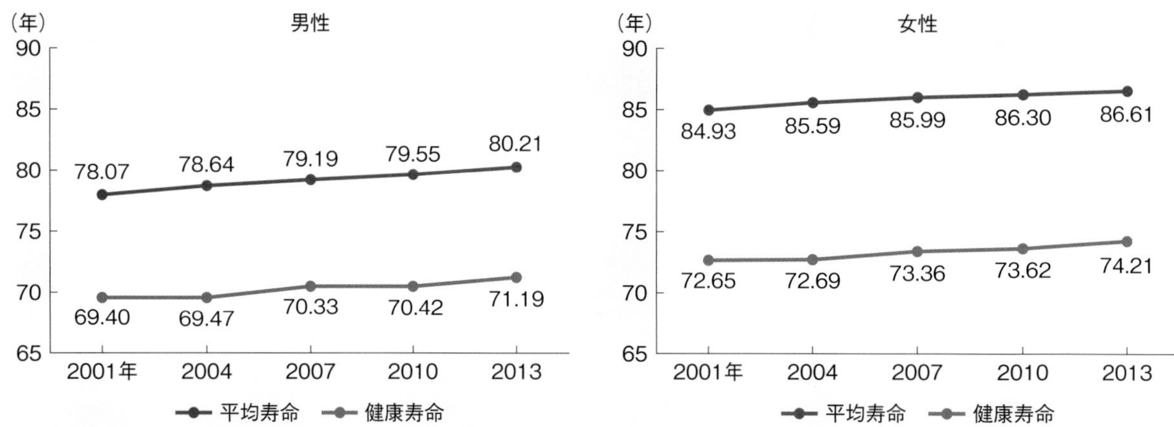

図4　平均寿命と健康寿命の推移
（厚生労働省：平成28年版厚生労働省白書．平均寿命と健康寿命の推移をもとに作図）

MEMO
健康寿命
健康寿命は，何を「健康」とするかによってさまざまな定義が可能となる．社会的不利（handicap）のない生存期間，基本的日常生活活動（ADL）に障害のない生存期間，主観的に健康と自覚している生存期間，長期ケア施設に入所しない生存期間など，多様な健康レベルでの測定が提唱されている[1]．日本では，国民生活基礎調査で使用される質問項目「あなたは現在，健康上の問題で日常生活に何か影響がありますか」（回答は「ある」「ない」の2者択一）に基づいて日常生活に制限のない期間を健康寿命として算出している．

ADL（activities of daily living）

MEMO
受療率
受療率は，無作為抽出された医療施設（病院，診療所，歯科診療所）を対象に，3年毎に実施されている患者調査の結果から推計される．調査期間のうち，医療施設ごとに指定した1日に受領した患者数が利用される．

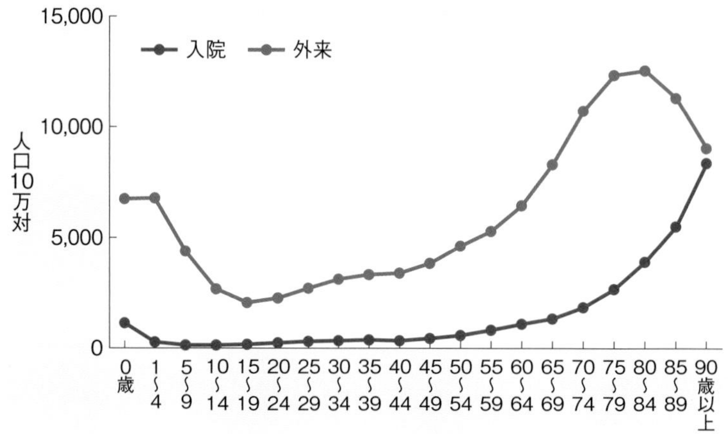

図5　年齢階級別の受療率（平成26〈2014〉年）
（厚生労働省：平成30年度厚生統計要覧．推計患者数・受療率をもとに作図）

からの健康日本21（第2次）の中で，健康寿命の延伸が実現目標の一つとされている．**図4**に2001年から12年間の平均寿命と健康寿命を示す．男女ともにそれぞれ延伸しているが，平均寿命と健康寿命の差は，男性で約9年，女性は約12年のまま推移している．

2）加齢と医療

医療施設に入院する平均受療率（人口10万対）は，全年齢での年次推移をみると，平成17（2005）年で1,145，平成20（2008）年1,090，平成23（2011）年1,068，平成26（2014）年1,038へと減少傾向にある．一方，平成26（2014）年調査による年齢階級別の受療率（**図5**）をみると，高齢者の入院，外来の受療率は他の年齢に比べて著しく増大しており，外来は65歳以降，入院では80歳以降でそれぞれ急増している．

このように加齢とともに医療ニーズの増大は，医療費に対しても大きな影響を及ぼしている．厚生労働省の「平成29（2017）年度国民医療費の概況」によると，国民一人当たりの医療費は24.3万円であったが，65歳から69歳では35.8万円，75歳から79歳で57.1万円，85歳以上では84.1万円へと増大しており，その結果，国民医療費総計に占める65歳以上高齢者の医療費は60.3%であった．

3）死亡原因の変化

主要死因別死亡率の推移を男女別に**図6**に示す．疾病構造の変化は男女ともに類似

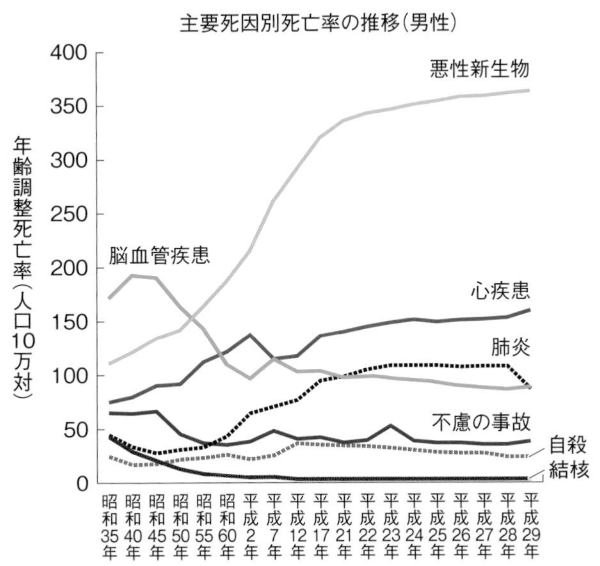

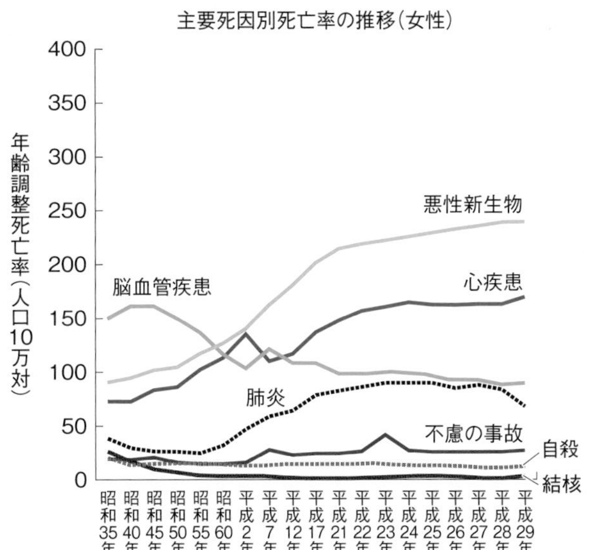

図6 主要死因別死亡率の推移
(厚生労働省:平成29年人口動態統計をもとに作図)

した年次推移をたどっている.脳血管疾患は減少傾向にあるが,悪性新生物(腫瘍)と心疾患は増加傾向にあり,特に男性における悪性新生物は急増しており,これらの疾病構造の変化が注目されてきた.

感染症については高齢化の進展に伴い,肺炎で死亡する患者が増加している.新型インフルエンザなど過去からの感染症に加え,HIV/エイズ(AIDS)やCOVID-19/新型コロナウイルスをはじめとした新しい感染症が発生したりする再興感染症・新興感染症は,現代において大きな課題となっている.

4)要介護要因の変化

平成12(2000)年の介護保険制度に先行して,平成元(1989)年,高齢者保健福祉推進10カ年戦略(ゴールドプラン)の中で「寝たきり老人ゼロ」作戦が展開された.当時,寝たきり老人の3大原因疾患は,神経疾患(脳卒中,認知症を含む),運動器疾患(骨折,骨関節疾患),廃用症候群であった.

介護保険制度の導入以降は,調査データは「寝たきり老人」から要介護者などの統計へ移行している.平成16(2004)年の国民生活基礎調査によれば,65歳以上の要介護の原因は,第1位が脳血管疾患(29.1%),第2位が高齢による衰弱(14.9%),第3位が認知症(12.5%),第4位が骨折・転倒(10.9%),第5位が関節疾患(8.9%)であった.その後,脳血管疾患の割合は減少する一方,認知症は増加の一途をたどり,平成28(2016)年には第1位(24.8%)の要介護要因となった(**図7**).

要支援者の介護が必要となった主な理由を**図8**に示す.平成16(2004)年では,第1位が高齢による衰弱,第2位が関節疾患,第3位が脳血管疾患,第4位が骨折・転倒,第5位が心疾患,認知症は第6位であった.その後,骨折・転倒の割合が緩徐に上昇を続けており,平成28(2016)年では上位3疾患(第1位:関節疾患,第2位:高齢による衰弱,第3位:骨折・転倒)の割合が拮抗している.

5)障害者数の推移

障害者基本法(昭和45〈1970〉年)における障害者の定義によれば「身体障害,知的障害又は精神障害があるため,継続的に日常生活又は社会生活に相当な制限を受ける者」とされている.

障害者数は2006年の655.9万人から増加傾向にあり,2018年には936.6万人へと

MEMO
平成7年における心疾患の急減は,死亡診断書の記載方法に関する周知の結果,死因として「心不全」の記載が減少したことによると考えられている.不慮の事故については,平成7年は阪神淡路大震災,平成23年は東日本大震災の影響による.

MEMO
厚生労働省の主要死因別死亡率の推移において,肺炎が平成29年に低下している.これは人口動態統計において死因の分類方法が変更され,肺炎から誤嚥性肺炎が独立したためである.

HIV(human immunodeficiency virus;ヒト免疫不全ウイルス)

AIDS(acquired immunodeficiency syndrome;後天性免疫不全症候群)

MEMO
COVID-19(coronavirus disease 2019)/新型コロナウイルス(SARS-CoV-2)
2019年12月に中国武漢市で初めて確認され,2020年1月以降,世界各国に感染者が広がり,ワクチンや治療薬が開発されていないことからパンデミック(世界的大流行)に至った感染症である.高齢者や糖尿病,心不全,悪性腫瘍などの患者では重症化のリスクが高い.

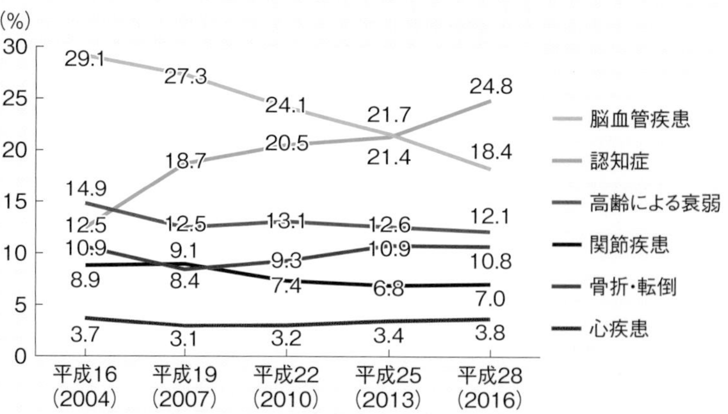

図 7　要介護者（要介護 1～5）の介護が必要となった主な理由
平成 28 年の上位 6 要因について記載.
（厚生労働省：国民生活基礎調査をもとに作図）

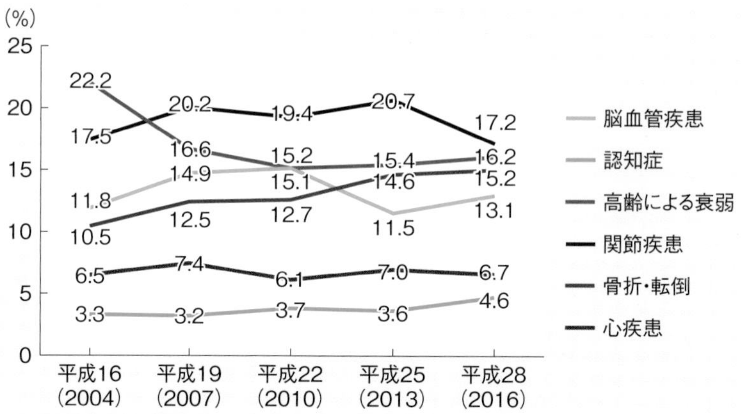

図 8　要支援者（要支援 1～2）の介護が必要となった主な理由
平成 28 年の上位 6 要因について記載.
（厚生労働省：国民生活基礎調査をもとに作図）

MEMO
在宅の身体障害者の内訳
在宅の身体障害者の内訳は，2016 年現在，肢体不自由が 45.0%で最も多く，次いで内部障害 28.9%，聴覚・言語障害 8.0%，視覚障害 7.3%となっている（障害種別不詳 10.8%）．なお，高次脳機能障害については，器質性精神障害として精神障害者保健福祉手帳の申請対象となる．

MEMO
65 歳以上の身体障害者手帳所持者における日中の過ごし方は，57.0%が家庭内で過ごしており，通所サービス利用は 17.5%，働いている者が 15.0%，リハビリテーションを受けている者が 8.7%であった（複数回答）．一方，今とは違う日中の過ごし方をしたいと希望する者（全体の 11.3%）の今後希望する活動は，働きたい者が 31.4%，リハビリテーションを受けたい者が 21.8%であった（厚生労働省：平成 30 年度版厚生労働白書）．

MEMO
介護の一次・二次・三次予防については Lecture 11 の MEMO (p.106) 参照.

12 年間で 1.4 倍となっている（**図 9**）．内訳の人数では身体障害が最も多く，障害者数全体の約半数を占めている（2006 年：53.6%，2010 年：49.2%，2014 年：50.0%，2018 年：46.5%）．

在宅の身体障害者（身体障害者手帳所持者）について，1970 年から 2016 年までの年齢別推移をみると（**図 10**），65 歳以上の増加が著しく，1970 年 44.2 万人から 2016 年には 311.2 万人へ 7 倍増となった．

長寿国となった日本において，加齢によるだけでなく循環器系や骨関節系の疾患をはじめとした身体障害の原因となる疾患の有病率は高くなり，その確率は加齢とともに上昇することが背景にある．

3．地域包括ケアシステムの構築

1）地域包括ケアシステムへの変遷

平成元（1989）年，高齢者保健福祉推進 10 カ年戦略（ゴールドプラン）の策定により「寝たきり予防」が掲げられてきたが，平成 12（2000）年の介護保険制度により，介護予防という概念が導入された．さらに平成 18（2006）年には「予防重視型システム」へ大きく見直しが行われ，要支援・要介護状態になる手前の段階にある高齢者を早期発見し，早期対応する「介護予防の二次予防」に重点がおかれた．しかし，早期発見と

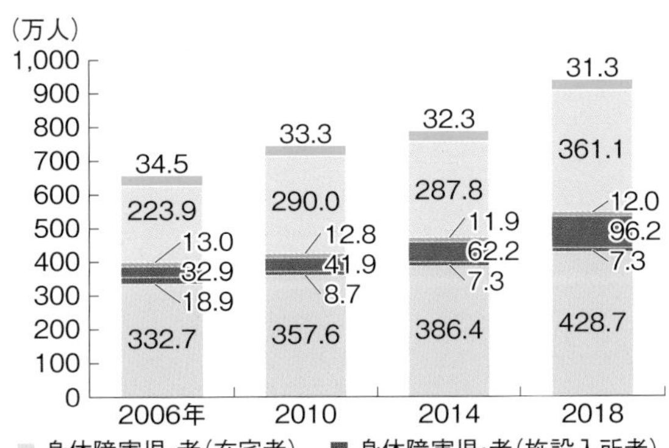

図 9 障害児・者数の推移(障害別)

(厚生労働省:平成 30 年度版厚生労働白書.障害者数の推移をもとに作図)

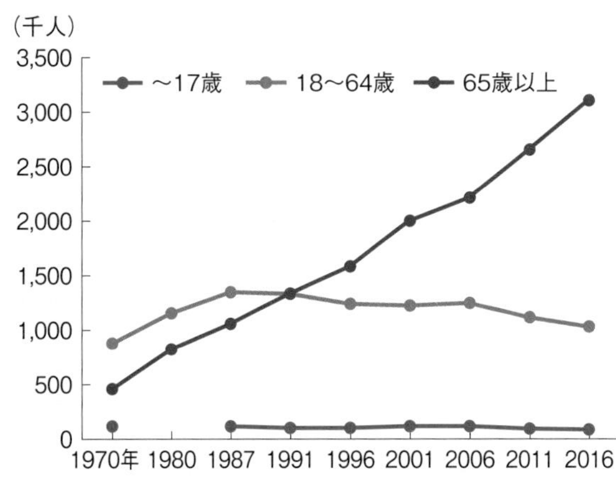

図 10 年齢別の在宅身体障害児・者数

年齢不詳のデータは除く.1980 年は身体障害児(0~17 歳)に関する調査はなし.

(厚生労働省:平成 30 年度版厚生労働白書.年齢階級層別障害者数をもとに作図)

なるハイリスク者(要介護状態になるおそれの高い者)の把握が困難であったこと,早期対応となる介護予防への取り組み参加率が少なかったことなど,二次予防重視型の介護予防は非常に難しいことが明確となった.

そこで,二次予防活動を主とした「予防重視型システム」から,高齢者の生きがいや社会貢献の場の提供など,高齢者の生活支援を重視した地域密着の包括的な仕組みとして平成 24 (2012) 年度からの「地域包括ケアシステム」に転換された.

2) 地域包括ケアシステムとは

地域包括ケアシステムは,「ニーズに応じた住宅が提供されることを基本とした上で,生活上の安全・安心・健康を確保するために,医療や介護のみならず,福祉サービスを含めた様々な生活支援サービスが日常生活の場(日常生活圏域)で適切に提供できるような地域での体制」と定義されている[3].2025 年までに,高齢者の日常生活圏域単位での確立が進められている.

地域包括ケアシステムの構成要素として,医療・看護,介護・リハビリテーション,保健・福祉,介護予防・生活支援,すまいとすまい方の 5 つが提示されており,その関係性は植木鉢の概念図(**図 11**)が汎用されている.3 枚の葉は専門職によるサービス提供を示し,その機能が十分に発揮される前提として「介護予防・生活支援」「すまいとすまい方」が基本にある.

地域包括ケアシステムを確立するにあたり,日常生活圏域の中でさまざまな資源を総動員して提供される仕組み・体制づくりと同時に「自助・互助・共助・公助」という概念(**図 12**)が強調されている.特に,高齢者自身による健康管理や介護予防を行うセルフマネジメントおよび積極的な社会参加(自助)や,地域の高齢者同士による支え合いの活動(互助)の潜在力が注目されている.

3) リハビリテーション専門職の役割

地域包括ケアシステムの 5 つの構成要素の関連性のなかで,理学療法士を含むリハビリテーション専門職に期待されていることは,①退院支援の機能強化,②多職種協働の推進,③ケアマネジメントの機能強化,④生活期リハビリテーションマネジメントの機能強化,⑤介護予防の機能強化,への貢献である[4].

①退院支援の機能強化:円滑な退院と退院後に在宅で必要なサービスの継続性を確保する.

MEMO

2025 年問題

他の世代に比べ突出して人口の多い「団塊の世代」(昭和 22〈1947〉年から 24〈1949〉年生まれ)が,2025 年までに後期高齢者(75 歳以上)に達することにより,介護・医療費など社会保障費の急増が懸念されることをさす.「団塊の世代」とは,戦後の第一次ベビーブーム期に生まれた世代の呼称であり,堺屋太一の同名小説に由来している.

MEMO

日常生活圏域

30 分以内に必要なサービスが提供される圏域で,中学校区程度が想定されている.

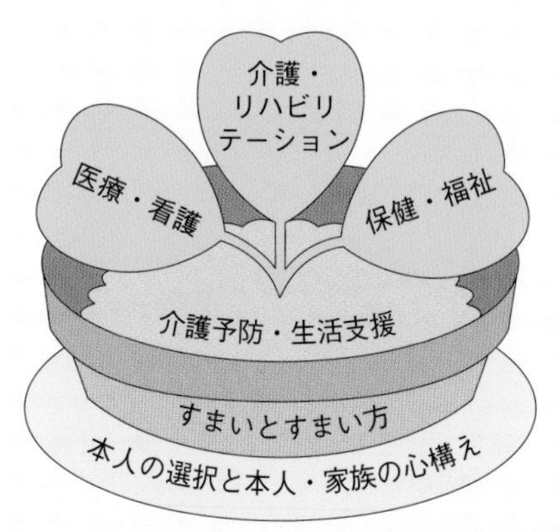

葉の部分：
医療・看護，介護・リハビリテーション，保健・福祉は専門職が行うサービス．今後の需要の増加にこたえるためには地域資源となる「葉」を成長させることが大切

土の部分：
社会参加を促し地域で継続できる介護予防や近隣の支えによる生活支援があってこそ，「葉」が成長できる

鉢の部分：
生活の基盤となる住まいが確保されなければ，地域のサービス全体を成長させることができない

皿の部分：
どこで，どのように生活するのかを本人が考え意思表示することが，すべての土台になる

↓

一人の住民の地域生活を支える地域包括ケアシステムの構成要素を示す

図 11　地域包括ケアシステムにおける構成要素
（三菱 UFJ リサーチ&コンサルティング「<地域包括ケア研究会>地域包括ケアシステムと地域マネジメント」（地域包括ケアシステム構築に向けた制度及びサービスのあり方に関する研究事業），平成 27 年度厚生労働省老人保健健康増進等事業，2016 年）

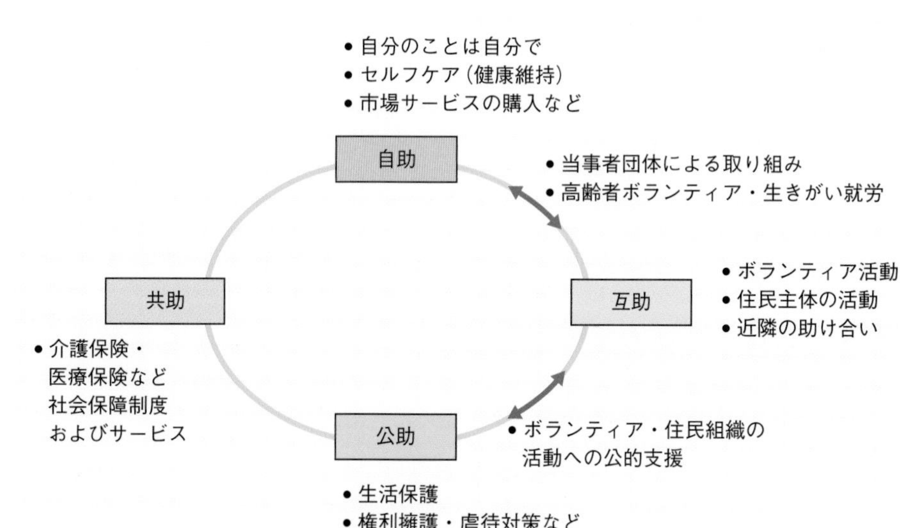

図 12　地域包括ケアシステムを支える「自助・互助・共助・公助」
地域包括ケアシステムは，さまざまな主体の取り組みが相互に連携することが重要．
（三菱 UFJ リサーチ&コンサルティング「<地域包括ケア研究会>地域包括ケアシステムと地域マネジメント」（地域包括ケアシステム構築に向けた制度及びサービスのあり方に関する研究事業），平成 27 年度厚生労働省老人保健健康増進等事業，2016 年をもとに作成）

②多職種協働の推進：高齢者の在宅における生活機能の支援のために，最初に介護職との協働が重要であり，適切な評価に基づく介護職への助言・情報共有を推進する．

③ケアマネジメントの機能強化：多職種が協働して個別事例の支援内容を検討する「地域ケア個別会議」に参加し，現状や生活機能の予後に対する評価，課題解決のための助言を行う．医療専門職種以外にも理解されるような用語や表現で的確に伝える能力が重要である．

IADL（instrumental activities of daily living；手段的日常生活活動）

④生活期リハビリテーションマネジメントの機能強化：ADL，IADL，社会参加などの生活行為の向上に焦点をあてたプログラム実施に加え，社会参加が維持できる次のステップ（地域住民主体の体操教室，集いの場など）への移行を促進する．

⑤介護予防の機能強化：住民主体の体操教室や集いの場へ出向き，心身機能の改善への指導・助言に加え，改善した心身機能を維持するための生活環境調整や，地域の中で生きがいや役割をもって生活できるような仕掛けづくりなど，高齢者を取り巻く環境への関与も期待されている．

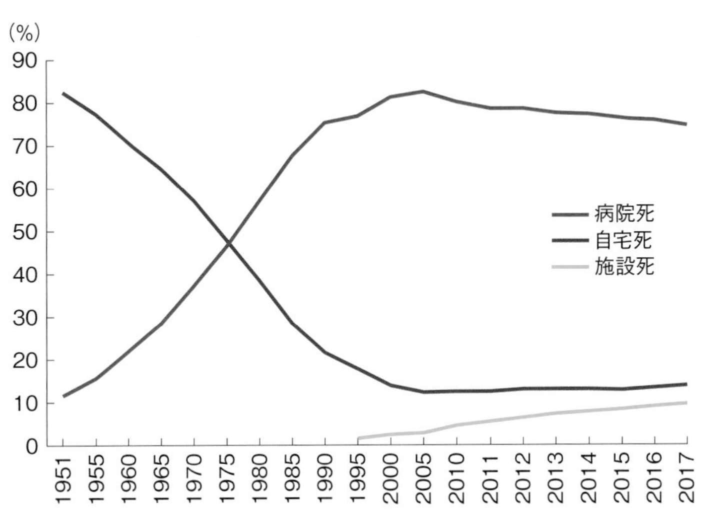

図 13　死亡場所別の年次推移
1990 年までは老人ホームでの死亡は，自宅またはその他に含まれる．
（厚生労働省：平成 29 年人口動態統計をもとに作図）

4. 医療提供体制と将来展望

1）地域医療構想

医療介護総合確保推進法により，都道府県はその地域にふさわしいバランスのとれた医療機能の分化・連携を進め，医療資源の適正な配分を進めるために，2025 年の医療需要と病床の必要量を推計し定めている．首都圏や愛知，大阪などでは回復期，慢性期機能の病床数が不足することが予測されるが，北海道や九州地方などでは病床過多が見込まれている．地域包括ケアシステムの構築に必要となる在宅医療の提供体制（在宅医療・リハビリテーションを担う病院，診療所，薬局および訪問看護事業所など）についても，都道府県単位で整備目標を定めている．

2）看取り場所の変化

戦後以降の死亡場所の年次推移を**図 13** に示す．医療機関での死亡が戦後直後（1951 年）は 10％強であったものが急速に増加し，2005 年の 82.4％をピークに，その後緩やかに減少傾向にある．それに対して，介護老人保健施設や特別養護老人ホームなどの施設における死亡が増え続けており，2017 年には 10％にまで増加した．このうち，介護老人保健施設は少数ではあるものの看取りの場として微増傾向にある．自宅死は，戦後急速に減少し続け，2005 年以降は 12％程度で推移している．

先述した地域包括ケアシステムは，「重度な要介護状態となっても住み慣れた地域で自分らしい暮らしを人生の最後まで続けることができる」ことをめざしている．そのため，地域理学療法の延長線上には，人生のよき最期を支える役割がある．

調べてみよう
自分の住む都道府県の「地域医療構想」を確認してみよう．厚生労働省のホームページから，「地域医療構想」を検索すると，各都道府県の掲載ページに移動できる．

MEMO
終末期リハビリテーション
終末期リハビリテーションの概念について，大田仁史は「加齢や障害の進行のため，自分の力で身の保全が難しく，かつ生命の存続が危ぶまれる人々に対して，最期まで人間らしくあるような医療，看護，介護とともに行うリハビリテーション活動」と提唱している（2010）．介護老人保健施設においても平成 30 年度の保険改定により，必要に応じてターミナルケアに向けたリハビリテーションが実施されるようになった．

MEMO
戦後とは 1945 年の第二次世界大戦（太平洋戦争）終結後をさす．

■引用文献

1）鈴木隆一郎：健康の指標．清水忠彦ほか編．わかりやすい公衆衛生学，第 4 版．ヌーヴェルヒロカワ；2015．p.44-5.
2）古野純典：疫学と方法．岸　玲子ほか編．NEW 予防医学・公衆衛生学，第 3 版．南江堂；2012．p.66.
3）地域包括ケア研究会：地域包括ケア研究会報告書—今後の検討のための論点整理（平成 20 年度老人保健健康増進等事業）．
https://www.mhlw.go.jp/houdou/2009/05/dl/h0522-1.pdf
4）川越雅弘：地域包括ケアシステムのなかでの理学療法士の役割．備酒伸彦ほか編．地域リハビリテーション学テキスト，改訂第 3 版．南江堂；2018．p.39-47.

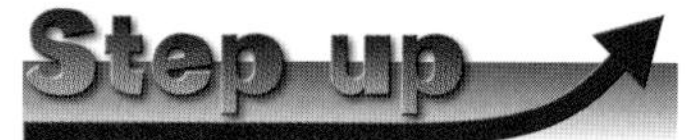

地域理学療法施策関連サイト

地域理学療法学では，医療・介護・福祉などの施策動向を把握することが重要である．施策に関する情報は，情報公開制度によりその多くがweb上で公開されるようになった．関連のあるサイトをいくつか紹介するので，最新情報の収集に役立ててほしい．

1）厚生労働省 web ページ

厚生労働省webでは，高齢者や障害者施策に関連した最新情報が掲載されているだけでなく，制度改正や課題整理の解説として，担当部局が作成したスライド資料（PDF）が掲載されている．データを用いて要点がわかりやすくまとめられており，正確な情報を理解するのに役立つ．

見出し	掲載情報
介護・高齢者福祉	介護保険，地域包括ケアシステム，認知症施策など
障害者福祉	障害者総合支援法，障害児支援施策など
統計情報・白書	人口動態調査，生命表，国民生活基礎調査など

2）内閣府 web ページ

内閣府webに掲載される高齢社会白書は毎年報告されており，高齢化率に代表される基礎的統計資料と対策の実施状況がまとめられている．

見出し	掲載情報
白書，年次報告書等	高齢社会白書，障害者白書など

3）情報センター

特定の障害やその支援に関する情報を知りたい場合は，下表に紹介したサイトが有用である．難病情報センターwebには，指定難病の患者会・専門医療機関の紹介や各種支援制度についての情報が集約されており，患者とその家族の支援に活用できる．

web 機関名称	運営者
高次脳機能障害情報・支援センター	国立障害者リハビリテーションセンター併設
難病情報センター	公益財団法人難病医学研究財団
高齢・障害・求職者雇用支援機構	独立行政法人高齢・障害・求職者雇用支援機構
発達障害情報・支援センター	国立障害者リハビリテーションセンター併設

4）研究機関

研究機関のサイトでは，日本の人口問題に関する将来推計のデータや，一般向けに作成された健康情報などの研究成果を利用することができる．

web 機関名称	掲載情報
国立保健医療科学院	生活習慣病対策資料，特定健診データベースなど
国立社会保障・人口問題研究所	人口統計資料，将来推計など
国立長寿医療研究センター	高齢者に関する最新研究成果など
東京都健康長寿医療センター研究所	高齢者に向けた各種刊行物など
三菱UFJリサーチ＆コンサルティング（地域包括ケア研究会）	地域包括ケアシステム
三菱総合研究所（老人保健健康増進等事業）	介護保険制度のあり方

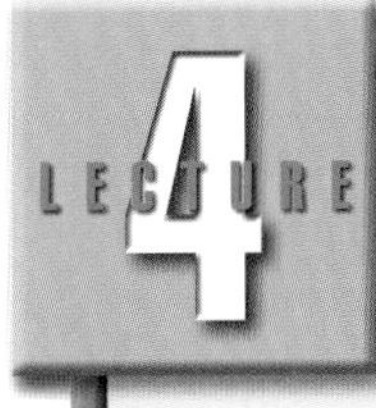

地域理学療法と制度

到達目標

- 地域理学療法に関連する諸制度を理解する.
- 介護保険制度と地域理学療法の関係を理解する.
- 介護予防に関連する制度と地域理学療法の関係を理解する.
- 障害者総合支援法と地域理学療法の関係を理解する.

この講義を理解するために

この講義では，地域理学療法を実践するための関連する諸制度を学習します．地域理学療法に関連する諸制度を理解することにより，具体的な理学療法の提供が可能となります．超高齢社会，少子多死の時代を迎えた日本では，医療および介護保険制度などの改革が展開されています．また，それらの諸制度は，診療報酬2年，介護報酬3年の間隔で改正され，制度変更などが伴うため，それらの情報や運用のアップデート，最新のトピックスや制度解釈などローカルルールも含め情報収集に常に努める必要があります．

この講義の前に，以下の項目をあらかじめ学習しておきましょう．

□ 理学療法を取り巻く社会情勢を学習しておく（Lecture 3 参照）.

□ 最新の医療および介護・福祉のニュースなどをチェックしておく.

□ 自分の暮らしている地域の医療および介護・福祉の社会資源などを把握しておく.

講義を終えて確認すること

□ 地域における理学療法の活動とその展開をイメージすることができた.

□ 地域において理学療法と介護保険サービスの関係と制度を理解できた.

□ 障害者総合支援法におけるサービスの概要を理解できた.

講義

LECTURE 4

1. 諸制度を学ぶ意義

1) 地域理学療法に関する制度

理学療法は，疾病などに起因する心身障害の患者に対して，医師の指示に基づき主に医療機関で実施されるが，超高齢社会を迎えた日本では，介護老人保健施設や在宅生活においても継続して提供されることが介護保険法により進められている．そして，リハビリテーションの一環として，国際生活機能分類（ICF）に基づき，障害を健康や生活全般の多方面からとらえ，それに個人因子や環境因子をからめて，プラスの視点を引き出すといった考え方が定着してきた．一方で理学療法を受ける患者や家族，取り巻く環境によっては，理学療法のみではICFに依拠した生活全般や生活の質など多様なニーズに応じることはできず，多職種やサービス機関などとの連携や支援が必要である．そのため，地域における理学療法を十分に活用するためにも，理学療法士の活動の根拠となる制度の理解が不可欠となる．

本来「地域」とは，理学療法の対象となる患者が生活する圏域であり，その生活圏には医療機関を含めた暮らしに必要なフォーマル・インフォーマルな社会サービスが存在しており，医療機関に入院した時点から地域理学療法は始まっている．また，医療機関に入院中は医療保険が適用となるが，退院に向けての介護保険サービスの調整などは入院中から要介護認定の調査などが開始されている．そのため，退院後の生活を支える制度として主に介護保険法および障害者総合支援法に加え，直接的・間接的なサービスやその制度の概要とその実践を学ぶことが必要である．

2) 介護保険法および障害者総合支援法

超高齢社会となった日本では，要介護高齢者の増大，介護期間の長期化，高齢者福祉・高齢者医療の限界もあり，高齢者の介護を社会全体で支え合う仕組みとして2000年度から介護保険法が施行された．介護保険が開始された2000年4月末と2018年の4月末において，65歳以上の被保険者数は2,165万人から3,492万人の1.6倍，要介護（要支援）認定者数は218万人から644万人の3.0倍，サービス利用者は，在宅サービス利用者数97万人から366万人の3.8倍，施設サービス利用者数52万人から93万人の1.8倍と増加の一途である[1]．それに伴い，介護保険にかかわる財源負担も増加するため，3年おきの制度改正により，持続可能な制度としてのサービスの新設・廃止および介護報酬改定を実施してきている（**表1**）[2]．これらの介護保険サービスの内容および報酬改定により，理学療法にかかわる制度や運用上の整備などの間接的業務，書類などの業務の変更や修正が必要となる．そのため理学療法士としても直接的な理学療法を提供するにあたり，制度や改定の法規に対する理解が重要となる．

障害者総合支援法は，これまでの障害者自立支援法から2013年4月に法律の題目が変更され，施行された．そして2018年4月改正により，障害者が自ら望む地域生活を営むことができるよう「生活」と「就労」に対する支援の充実，高齢障害者による介護保険サービスの円滑な利用促進，障害児支援の拡充が図られた．そのため，障害者総合支援法における障害児から高齢障害者まで多様なニーズにきめ細かく対応するための支援が拡充されたことから，対象者が制度の谷間に陥らないよう理学療法士としての障害者総合支援法の制度理解とかかわりが必要となる．

調べてみよう

国際生活機能分類
（International Classification of Functioning, Disability and Health：ICF）
ICFは障害を一方視するのではなく，健康，活動，参加，そして，個人および環境因子を構成要素間の相互作用から詳細に分類し，プラスの要因やニーズを発掘するツールである．掘り下げて調べてみよう．

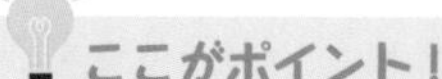

ここがポイント！

地域理学療法は，医療機関以外の理学療法であるかのような誤認を一部で受けることがある．

調べてみよう

高齢者人口，高齢化率は，都道府県や市町村によって差があるので自分の住んでいる地域の高齢者人口（前期，後期）や高齢化率などの動態を調べてみよう．また，自分の住んでいる地域の障害者（児）施設の種類や理学療法士の就業状況（正規，非正規）も調べてみよう．

MEMO

介護報酬
3年ごとに見直され，サービス利用料（単位数）が決定される．

表 1　介護報酬改定の改定率について

改定時期	改定にあたっての主な視点	改定率
平成 15 年度改定	○自立支援の観点に立った居宅介護支援（ケアマネジメント）の確立 ○自立支援を指向する在宅サービスの評価 ○施設サービスの質の向上と適正化	▲2.3%
平成 17 年 10 月改定	○居住費（滞在費）に関連する介護報酬の見直し ○食費に関連する介護報酬の見直し ○居住費（滞在費）及び食費に関連する運営基準などの見直し	
平成 18 年度改定	○中重度者への支援強化 ○介護予防，リハビリテーションの推進 ○地域包括ケア，認知症ケアの確立 ○サービスの質の向上 ○医療と介護の機能分担・連携の明確化	▲0.5% [▲2.4%] ※[ ]は平成 17 年 10 月改定分を含む.
平成 21 年度改定	○介護従事者の人材確保・処遇改善 ○医療との連携や認知症ケアの充実 ○効率的なサービスの提供や新たなサービスの検証	3.0%
平成 24 年度改定	○在宅サービスの充実と施設の重点化 ○自立支援型サービスの強化と重点化 ○医療と介護の連携・機能分担 ○介護人材の確保とサービスの質の評価	1.2%
平成 26 年度改定	○消費税の引き上げ（8%）への対応 ・基本単位数などの引き上げ ・区分支給限度基準額の引き上げ	0.63%
平成 27 年度改定	○中重度の要介護者や認知症高齢者への対応の更なる強化 ○介護人材確保対策の推進 ○サービス評価の適正化と効率的なサービス提供体制の構築	▲2.27%
平成 29 年度改定	○介護人材の処遇改善	1.14%
平成 30 年度改定	○地域包括ケアシステムの推進 ○自立支援・重度化防止に資する質の高い介護サービスの実現 ○多様な人材の確保と生産性の向上 ○介護サービスの適正化・重点化を通じた制度の安定性・持続可能性の確保	0.54%

（厚生労働省：平成 30 年度介護報酬改定の主な事項について[2)]）

2．介護保険制度

1）介護保制度の仕組み

介護保険制度は，被保険者を 65 歳以上の者（第 1 号被保険者），40～64 歳の医療保険加入者（第 2 号被保険者）とし，介護保険サービスは，第 1 号被保険者は原因を問わず要支援・要介護状態になったときに，第 2 号被保険者は末期がんや関節リウマチなどの老化による病気が原因で要支援・要介護状態になったときに受けることができる（**表 2**）．

介護保険によるサービス（以下，介護保険サービス）の利用を希望する場合，市町村の窓口で「要介護（要支援）」の申請をする．また，申請の際，第 1 号被保険者は介護保険被保険者証，第 2 号被保険者は医療保険の被保険者証の提出が必要となる．申請後に市区町村の職員などの認定調査員が自宅を訪問し，心身の状況について全国共通の調査内容で本人や家族から聞き取りなどの調査を行う．また，市区町村から直接，主治医（かかりつけ医）に医学的見地から心身の状況について意見書を作成してもらい，認定調査の結果と主治医の意見書をもとに，保険・福祉・医療の学識経験者による「介護認定審査会」で審査し，どのくらいの介護が必要か判定される．その結果，要介護度は要介護 1～5 の 5 段階の介護給付，または要支援 1～2 の 2 段階の予防給付，または非該当と認定される（**図 1**）．

認定の結果は，原則として申請から 30 日以内に市区町村から通知されるが，結果が出る前でも暫定的に申請日より介護保険サービスを受給することは可能である．認

MEMO
介護保険被保険者証
65 歳になると市町村より介護保険被保険者証が送られ，介護を要する場合に申請し，要介護（要支援）に認定されると被保険者として扱われる．

ここがポイント！
医療機関の退院日に合わせて入院中でも訪問調査は受けられる．

MEMO
介護認定審査会
医師，歯科医師，看護師，介護支援専門員などの保健・医療・福祉などの専門家で構成される会議体．なお，理学療法士などが構成員となることもあるが，まだ少ないのが現状である．

表2　第2号被保険者の特定疾病

1. がん（医師が，一般に認められている医学的知見に基づき，回復の見込みがない状態に至ったと判断したもの）
2. 筋萎縮性側索硬化症
3. 後縦靭帯骨化症
4. 骨折を伴う骨粗しょう症
5. 多系統萎縮症
6. 初老期における認知症
7. 脊髄小脳変性症
8. 脊柱管狭窄症
9. 早老症
10. 糖尿病性神経障害，糖尿病性腎症および糖尿病性網膜症
11. 脳血管疾患（外傷性を除く）
12. 進行性核上性麻痺，大脳皮質基底核変性症およびパーキンソン病
13. 閉塞性動脈硬化症
14. 関節リウマチ
15. 慢性閉塞性肺疾患
16. 両側の膝関節または股関節に著しい変形を伴う変形性関節症

（厚生労働省）

LECTURE 4

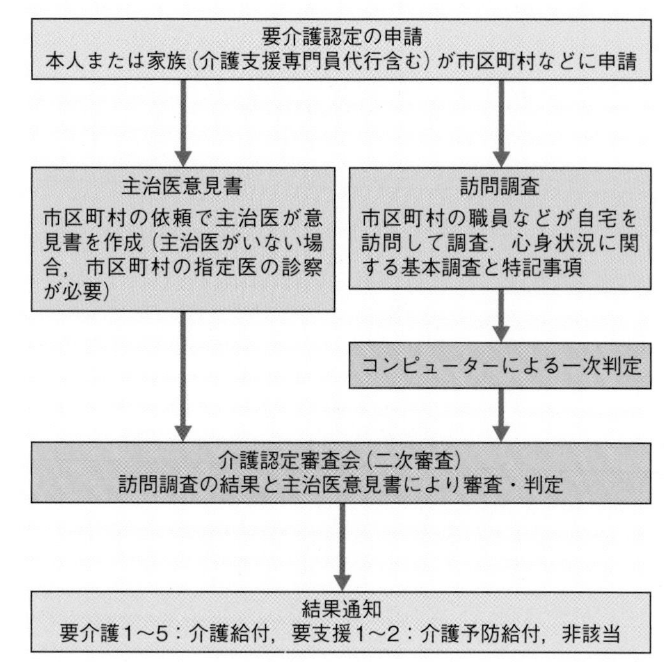

図1　要介護認定の申請の流れ

表3　区分支給限度額と自己負担額（1か月）　（円）

区分	認定区分	支給限度額	自己負担額（1割）	自己負担額（3割）
予防給付	要支援1	50,320	5,032	15,096
	要支援2	105,310	10,531	31,593
介護給付	要介護1	167,650	16,765	50,295
	要介護2	197,050	19,705	59,115
	要介護3	270,480	27,048	81,144
	要介護4	309,380	30,938	92,814
	要介護5	362,170	36,217	108,651

（社会保障審議会―介護給付分科会：2019年度介護報酬改定について．第168回（H31.2.13）資料1[3]より作成）

MEMO
介護（介護予防）サービス計画書（ケアプラン）
介護支援専門員が利用者のニーズに基づき，介護保険サービス計画書を作成し，利用者およびかかわるサービス事業所に交付する（第1～7表）．また，介護予防サービス計画書は，地域包括支援センターの介護支援専門員が作成する．なお，サービス計画書の作成費用は無料である．

MEMO
介護支援専門員（ケアマネジャー）
「要介護者や要支援者の人の相談や心身の状況に応じ，介護サービスを受けられるように介護サービスなどの提供についての計画（ケアプラン）の作成や市町村・サービス事業・施設，家族などとの連絡調整を行う者」とされている．介護支援専門員になるには，介護福祉士，社会福祉士，看護師，理学療法士などの保健・医療・福祉系の国家資格とそれに基づく業務に従事した期間が5年以上必要であり，「介護支援専門員実務研修受講試験」に合格する必要がある（公的資格であり，試験は各都道府県が管轄，実施）．

定結果に不服がある場合，認定から60日以内に都道府県に設置されている「介護保険審査会」に不服申し立てが可能であり，認定が不当だと結論づけられた場合は，市町村が認定を取り消し，改めて調査を行うことがある．一方，要介護および要支援認定には，6か月から2年の範囲で認定期間が決められるため，更新時期まで期間がある場合など要介護度が変化したと判断した段階でできる「区分変更申請」がある．実際には不服申し立てには時間を要すため，区分変更の申請が使われることが多い．

要介護および要支援別の支給限度額は1か月の区分支給限度額と自己負担額が定められている（**表3**）[3]．なお，自己負担の割合は，年金収入など280万円未満は1割，280～340万円未満は2割，340万円以上は3割負担である．

介護（介護予防）サービスを受けるには，介護保険の申請と併せて介護（介護予防）サービス計画書（ケアプラン）の作成が必要である．予防給付の要支援1および2と認定された者は，市町村が設置（法人に業務委託している場合もある）している地域包括支援センターに申請し，要介護1～5と認定された者は，都道府県知事の指定を受けた介護支援専門員（ケアマネジャー）のいる居宅支援事業者に依頼してケアプランを作成してもらう．ケアプラン作成にあたりケアマネジャーは，本人および家族のニーズを的確に把握し，経済的負担やサービス事業者の選択などを公平・公正に配慮

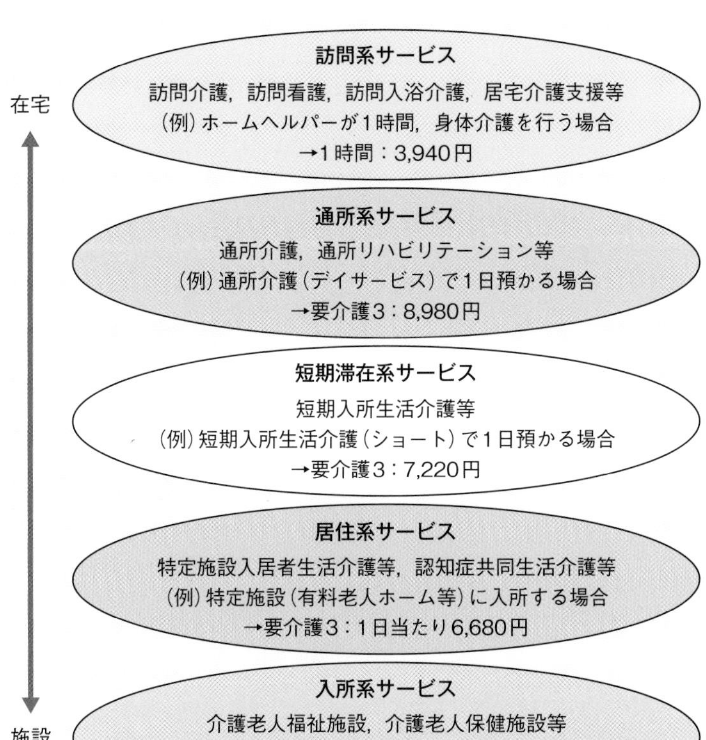

図2　介護保険サービスの体系
（厚生労働省老健局：公的介護保険制度の現状と今後の役割．平成30年度[1]）

LECTURE 4

する．またケアマネジャーは，ケアプランに基づくサービスが開始されてからもニーズの変化に注意しながら，各サービス間との情報共有やモニタリングを通じて本人への最良のサービス提供に努める．理学療法士をはじめ各サービスの専門職は，多職種で行われるサービス担当者会議に積極的に参加し，他のサービスへの情報提供やアドバイスをすることが求められる．その場合，理学療法士は他の職種に確実に情報が理解・共有されるようコミュニケーションの手段や用語を適切に選択する．

2) 介護保険サービスの体系と種類

介護保険サービスは，訪問系，通所系，短期滞在系，居住系，入所系があり在宅と施設サービスの体系で区分されている[2]（**図2**），主な介護保険サービスの内容を**表4**[4]に示す．介護保険サービスは，要介護者への介護給付サービスと要支援者への予防給付サービスに大別され，都道府県・政令市・中核市が指定・監督を行うサービスと市町村が指定・監督を行うサービスに区分される[2]（**表5**）．介護保険サービスでは，全国一律のサービスだけでは地域の実情に合わないことがあり，2006年より保険者である市町村が指定・監督を行い，より地域のニーズに適したサービスを提供している．

3) 訪問・通所系サービス

(1) 訪問系サービス

訪問系サービスでは，訪問看護ステーションからの訪問と，病院・診療所・介護老人保健施設からの訪問に大別される．前者の訪問看護ステーションからの理学療法士の訪問は，理学療法士などが看護業務の一環としてのリハビリテーションを中心としたものである場合に看護職員の代わりに自宅などに訪問させるという位置づけである．後者の場合は，訪問リハビリテーションのサービス名称で理学療法士などが自宅などに訪問する．実務上は，前者も後者も理学療法士などが自宅などに訪問することに変わりないが，制度上において，訪問開始までのプロセスや運用，報酬，サービス提供時間に若干の相違がある．両者とも医師からの指示を要するが，訪問看護ステー

MEMO
訪問看護ステーション
看護師と理学療法士などが連携して，在宅へのリハビリテーションサービスを提供する．全国に約11,000か所の事業所がある（2019年4月1日現在，全国訪問看護事業協会訪問看護ステーション数調査より https://www.zenhokan.or.jp/wp-content/uploads/r1-research.pdf）．

表4　主な介護保険サービスの内容

自宅で利用するサービス	訪問介護	訪問介護員（ホームヘルパー）が，入浴，排泄，食事などの介護や調理，洗濯，掃除等の家事を行うサービス	宿泊するサービス	短期入所生活介護（ショートステイ）	施設などに短期間宿泊して，食事や入浴などの支援や，心身の機能を維持・向上するための機能訓練の支援などを行うサービス．家族の介護負担軽減を図ることができる．
自宅で利用するサービス	訪問看護	自宅で療養生活が送れるよう，看護師が医師の指示のもとで，健康チェック，療養上の世話などを行うサービス	居住系サービス	特定施設入居者生活介護	有料老人ホームなどに入居している高齢者が，日常生活上の支援や介護サービスを利用できる．
自宅で利用するサービス	福祉用具貸与	日常生活や介護に役立つ福祉用具（車椅子，ベッドなど）のレンタルができるサービス	施設系サービス	特別養護老人ホーム	常に介護が必要で，自宅では介護が困難な人が入所する．食事，入浴，排泄などの介護を一体的に提供する（※原則要介護3以上が対象）
日帰りで施設等を利用するサービス	通所介護（デイサービス）	食事や入浴などの支援や，心身の機能を維持・向上するための機能訓練，口腔機能向上サービスなどを日帰りで提供	小規模多機能型居宅介護		利用者の選択に応じて，施設への「通い」を中心に，短期間の「宿泊」や利用者の自宅への「訪問」を組み合わせて日常生活上の支援や機能訓練を行うサービス
日帰りで施設等を利用するサービス	通所リハビリテーション（デイケア）	施設や病院などにおいて，日常生活の自立を助けるために理学療法士，作業療法士などがリハビリテーションを行い，利用者の心身機能の維持回復を図るサービス	定期巡回・随時対応型訪問介護看護		定期的な巡回や随時通報への対応など，利用者の心身の状況に応じて，24時間365日必要なサービスを必要なタイミングで柔軟に提供するサービス．訪問介護員だけでなく看護師なども連携しているため，介護と看護の一体的なサービス提供を受けることもできる．

（厚生労働省：介護保険制度について（40歳になられた方へ）[4]）

表5　介護系サービスの種類

	都道府県・政令市・中核市が指定・監督を行うサービス	市町村が指定・監督を行うサービス
介護給付を行うサービス	◎居宅介護サービス 【訪問サービス】 ○訪問介護（ホームヘルプサービス） ○訪問入浴介護 ○訪問看護 ○訪問リハビリテーション ○居宅療養管理指導 【通所サービス】 ○通所介護（デイサービス） ○通所リハビリテーション 【短期入所サービス】 ○短期入所生活介護（ショートステイ） ○短期入所療養介護 ○特定施設入居者生活介護 ○福祉用具貸与 ○特定福祉用具販売 ◎施設サービス ○介護老人福祉施設 ○介護老人保健施設 ○介護療養型医療施設 ○介護医療院	◎地域密着型介護サービス ○定期巡回・随時対応型訪問介護看護 ○夜間対応型訪問介護 ○地域密着型通所介護 ○認知症対応型通所介護 ○小規模多機能型居宅介護 ○認知症対応型共同生活介護（グループホーム） ○地域密着型特定施設入居者生活介護 ○地域密着型介護老人福祉施設入所者生活介護 ○複合型サービス（看護小規模多機能型居宅介護） ◎居宅介護支援
予防給付を行うサービス	◎介護予防サービス 【訪問サービス】 ○介護予防訪問入浴介護 ○介護予防訪問看護 ○介護予防訪問リハビリテーション ○介護予防居宅療養管理指導 【通所サービス】 ○介護予防通所リハビリテーション 【短期入所サービス】 ○介護予防短期入所生活介護（ショートステイ） ○介護予防短期入所療養介護 ○介護予防特定施設入居者生活介護 ○介護予防福祉用具貸与 ○特定介護予防福祉用具販売	◎地域密着型介護予防サービス ○介護予防認知症対応型通所介護 ○介護予防小規模多機能型居宅介護 ○介護予防認知症対応型共同生活介護（グループホーム） ◎介護予防支援

このほか，居宅介護（介護予防）住宅改修費・福祉用具購入費，市町村の介護予防，日常生活総合事業がある．
（厚生労働省老健局：公的介護保険制度の現状と今後の役割．平成30年度[1]）

ションでは，主治医から直接に訪問看護指示書が交付され1～6か月の範囲で指示期間が設定される（**図3**）．一方，訪問リハビリテーションは，訪問リハビリテーション事業所の医師からの指示に基づき，利用者に主治医がいる場合，その主治医から事

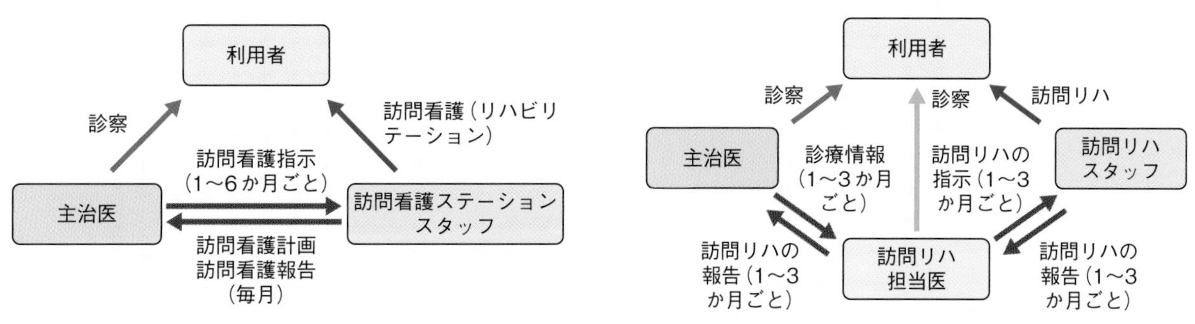

図3　訪問看護ステーションの診察・指示・報告

図4　訪問リハビリテーション（訪問リハ）の診察・指示・報告

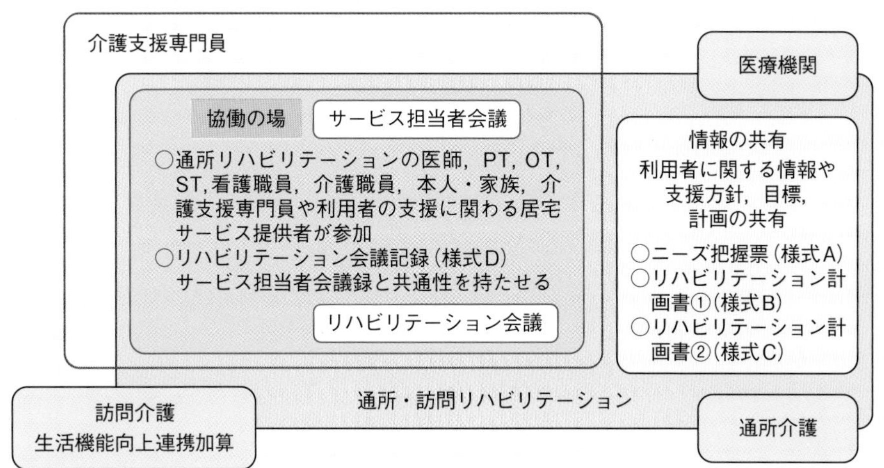

図5　居宅サービスの協働方法のイメージ

アセスメント結果などを情報共有し，協働して支援方針や計画を協議する．

（厚生労働省：高齢者の地域における新たなリハビリテーションの在り方検討会報告書．平成27年3月[5]）

業所の医師に診療情報提供書の交付（1～3か月ごと）が必要である（**図4**）．そして，訪問リハビリテーションでは，リハビリテーションマネジメント加算およびリハビリテーション会議の運用を図ることにより，適切なリハビリテーションがケアプランに反映される（**図5**）[5]．また，リハビリテーション会議におけるリハビリテーションマネジメント加算の算定は，リハビリテーション会議への医師の参加や利用者または家族へのリハビリテーション計画の説明と同意を得ることの要件でⅠ～Ⅳに区分されている．特に加算Ⅳでは，リハビリテーションの質のさらなる向上のために，リハビリテーションの提供状況について，通所・訪問リハビリテーションの質の評価データ収集等事業（VISIT）を利用してリハビリテーションに関するデータを国に提出し，フィードバックを受けていることを評価したものとなっている．

リハビリテーションマネジメントにおける事業活動やプログラム運営において，着実な活動の実行およびその品質の向上を円滑にマネジメントするための手法として，「SPDCA」サイクルを構成するSurvey（情報収集とその分析・評価），Plan（計画），Do（実行），Check（評価），Act（改善）を順に繰り返すことで活動を継続的に改善する．最後のAct（改善）は次のSurveyから改善することになり，新たなSPDCAサイクルにつながる．特に質の高いリハビリテーション実現のためのマネジメントにおいては，利用者主体の日常生活に着目した目標を設定するために，PDCAに先立つSurveyが重要である（**図6**）[5]．

（2）通所系サービス

通所系サービスは，通所リハビリテーションと通所介護の2種類があり，前者は，医師と理学療法士などの専門職の配置が義務づけられており，医療系サービスである（**表6**）[6]．そして，介護老人保健施設，病院，診療所その他厚生労働省令で定める施

MEMO
リハビリテーションマネジメント
リハビリテーションマネジメントは，SPDCAのサイクルの構築を通じて，心身機能，活動および参加について，バランスよくアプローチするリハビリテーションが提供できているかを継続的に管理することによって，質の高いリハビリテーションの提供を目指すものである．

MEMO
リハビリテーション会議
訪問リハビリテーションのリハビリテーションマネジメントにおいて医師と理学療法士などをはじめ多職種協働で開催する会議．多職種にてリハビリテーションの視点で情報などを共有し，ケアプランに反映し，サービス担当者会議とも共通性をもたせる．

VISIT（monitoring and evaluation of the rehabilitation services in long-term care）

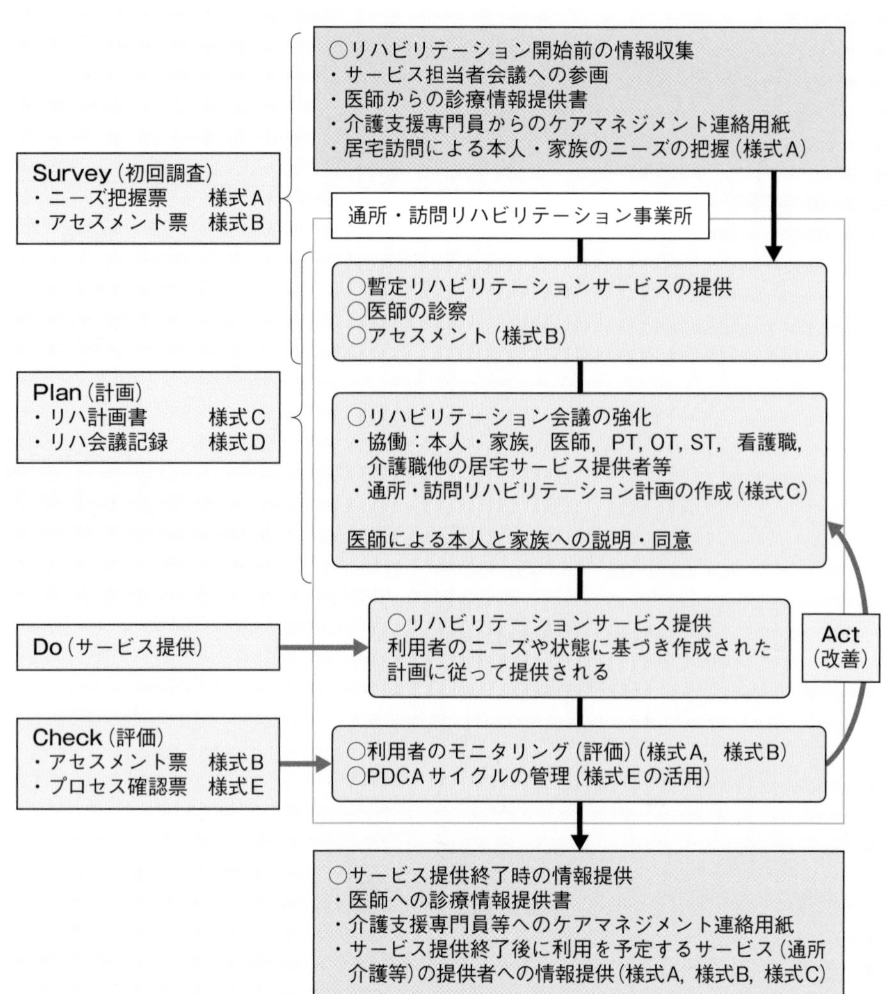

図6 リハビリテーションマネジメントの流れ図
（厚生労働省：高齢者の地域における新たなリハビリテーションの在り方検討会報告書．平成27年3月[5]）

設に通わせ，当該施設において，その心身の機能の維持回復を図り，日常生活の自立を助けるために行われる理学療法，作業療法その他必要なリハビリテーションを提供する．一方，通所介護は，医師，理学療法士などの専門職の配置は義務づけられておらず，福祉系サービスである．近年，理学療法士などが経営者となり，通所介護を事業として開設することが増えてきており，リハビリテーション特化型デイサービスなどと称して理学療法士を配置し，利用者のリハビリテーションニーズに応えている施設も少なくない．

通所リハビリテーションは，訪問リハビリテーションと異なり，施設の設備や多職種配置の特性から，施設ならではの多職種アプローチが可能である．また，自宅などにおける訪問と比較し，より社会参加につなげるための人間関係や人的交流を広げるきっかけの場にもなり，通所者同士の交流によるピア効果や趣味や娯楽などの広がりも図ることができる．しかし，単に施設に通所することだけで多様な効果は期待できない．そのため，通所リハビリテーションにおいても訪問リハビリテーションと同様にリハビリテーションマネジメントが組まれている．

通所リハビリテーションでは，リハビリテーションの実施にあたり，医師からの詳細な指示，リハビリテーション会議の開催などについて，理学療法士などが指定居宅サービスに該当する従業者に対して助言を行う．具体的には，利用者の居宅に訪問し，自立支援に向けて，介護の工夫に関する指導および日常生活の留意点に関して助言する．その他，リハビリテーションマネジメントをはじめ社会参加支援要件の明確

MEMO

リハビリテーションマネジメントにおけるSPDCAサイクルの具体的な取り組み内容

①調査（Survey）：利用者の心身機能や利用者が個人として行うADLやIADL，家庭内での役割，余暇活動，社会地域活動，社会参加などの取り組みなどといった状況を把握．「興味・関心チェックシート」を活用し，利用者の興味や関心のある生活行為について把握．介護支援専門員より居宅サービス計画の総合的援助の方針や解決すべき具体的な課題および目標について情報を入手し，事業所とは別に医療機関において計画的な医学的管理を行っている医師がいる場合にあっては，適宜，これまでの医療提供の状況についての情報を入手．

②計画（Plan）：①調査により収集した情報を踏まえ，利用者の心身機能，活動および参加の観点からアセスメントを行い，目標，実施期間，リハビリテーションの具体的な内容，リハビリテーションの提供頻度，提供時間，具体的な対応などについて，リハビリテーション計画を作成．リハビリテーション計画の内容については，利用者またはその家族に対して説明，利用者の同意を得る．

③実行（Do）：理学療法士，作業療法士または言語聴覚士は，事業所の医師の指示およびリハビリテーション計画に基づき，リハビリテーションを提供．指示の内容については，利用者の状態の変化に応じ，適宜変更し，当該指示の日時，内容などを記録にとどめる．

④評価（Check），改善（Act）：リハビリテーション計画は，おおむね3か月ごとにアセスメントとそれに基づくリハビリテーション計画の見直しを行う．利用者の状態が変化するなどの理由で見直しが必要になった場合は，適宜当該計画の見直しを行う．リハビリテーション計画の進捗状況など3か月ごとに担当の介護支援専門員らに情報を提供するとともに，必要に応じて居宅サービス計画の変更を依頼する．

表 6 通所リハビリテーションと通所介護の要件などの比較

	通所リハビリテーション	通所介護
サービスを提供する施設	病院，診療所，介護老人保健施設	(−)
医師の配置	専任の常勤医師 1 名以上	(−)
リハビリテーションを実施する理学療法士・作業療法士・言語聴覚士及び機能訓練指導員の配置	理学療法士，作業療法士，言語聴覚士を単位ごとに利用者 100 人に 1 名以上 ※所要時間 1〜2 時間の通所リハビリテーションを行う場合であって，定期的に適切な研修を修了している看護師，准看護師，柔道整復師，あん摩マッサージ師がリハビリテーションを提供する場合は，これらの者を当該単位におけるリハビリテーションの提供に当たる理学療法士等として計算することができる.	機能訓練指導員 1 名以上 【指定居宅サービス等の事業の人員，設備及び運営に関する基準第 93 条第 6 項】 機能訓練指導員とは日常生活を営むのに必要な機能の減退を防止するための訓練を行う能力を有する者. この「訓練を行う能力を有する者」とは，理学療法士・作業療法士・言語聴覚士，看護職員，柔道整復師，あん摩マッサージ指圧師，はり師又はきゅう師（はり師及びきゅう師については，はり師・きゅう師以外の資格を有する機能訓練指導員を配置した事業所で 6 か月以上機能訓練指導に従事した経験を有する者に限る）の資格を有する者とする.
基本方針	【指定居宅サービス等の事業の人員，設備及び運営に関する基準第 110 条】 要介護状態になった場合においても，その利用者が可能な限りその居宅において，その有する能力に応じ，自立した日常生活を営むことができるよう生活機能の維持又は向上を目指し，理学療法，作業療法その他必要なリハビリテーションを行うことにより，利用者の心身機能の維持回復を図るものでなければならない.	【指定居宅サービス等の事業の人員，設備及び運営に関する基準第 92 条】 要介護状態になった場合においても，その利用者が可能な限りその居宅において，その有する能力に応じ，自立した日常生活を営むことができるよう生活機能の維持又は向上を目指し，必要な日常生活の世話及び機能訓練を行うことにより，利用者の社会的孤立感の解消及び心身の機能の維持並びに利用者家族の身体的及び精神的負担の軽減を図るものでなければならない.
リハビリテーション計画書/通所介護計画書	通所リハビリテーション計画書 医師の診察内容及び運動機能検査等の結果を基に，指定通所リハビリテーションの提供に関わる従業者が共同して個々の利用者ごとに作成する	通所介護計画 利用者の心身の状況，希望及びその置かれている環境を踏まえて，機能訓練等の目標，当該目標を達成するための具体的なサービスの内容等を記載する

(社会保障審議会—介護給付分科会：通所リハビリテーション（参考資料）. 第 141 回（H29.6.21）参考資料 4[6] をもとに作成)

化，生活行為の向上の充実，栄養スクリーニングなどサービス内容の質の向上と，それらを評価するため，平成 30 年度介護報酬改定では 12 項目の見直しなどがなされている（**表 7**）[7].

3. 障害者総合支援法

1) 障害者総合支援法の体系

障害者総合支援法は，2013 年に障害者自立支援法を改正し，成立した．そして，法の目的を「障害者及び障害児が基本的人権を享有する個人としての尊厳にふさわしい日常生活又は社会生活を営む」こととし，「地域生活支援事業」による支援を含めた総合的な支援を行うことも明記された．法が対象とする障害者の範囲は，身体障害者，知的障害者，精神障害者（発達障害者を含む）に加え，制度の谷間となって支援の充実が求められていた難病患者などとしている（2018 年 4 月時点 359 疾病が対象）．そして，これまでの障害の程度（重さ）から，標準的な支援の必要の度合いを示す区分のほうが明確なことから，名称も「障害支援区分」と変更し，その区分に応じたサービスが利用できる．総合的な支援は，自立支援給付と地域生活支援事業で構成され，勘案すべき事項（障害の種類や程度，介護者，居住の状況，サービスの利用に関する意向など）およびサービスなど利用計画案を踏まえ，個々に支給決定が行われる「介護給付」「訓練等給付」「自立支援医療」「補装具」と「地域生活支援事業」に大別され，市町村が実施する．また，都道府県が広域支援，人材育成などの市町村への支援を行う（**図 7**）[8].

2) サービス利用の手続き

サービスを利用するには，利用者が市町村の窓口に申請し障害支援区分の認定を受

MEMO
ピア効果
ピア（peer）とは，同じような立場や境遇，経験などを共にする人たちを表す言葉であり，「仲間」や「同輩」などと訳される．ピア効果は障害や疾患を抱える利用者同士が何らかの共通項や悩みを共感し，お互いに精神面や意欲にプラスに作用する効果．ただ，個人の捉え方によっては，マイナスに作用する場合がある（劣等感など）.

MEMO
難病
治療方法が確立していない疾病その他の特殊の疾病であって政令で定めるものによる障害の程度が厚生労働大臣の定める程度である者.

表7 通所リハビリテーションの改定事項（平成30年度）

①医師の指示の明確化等
②リハビリテーション会議への参加方法の見直し等
③リハビリテーション計画書等のデータ提出等に対する評価
④介護予防通所リハビリテーションにおけるリハビリテーションマネジメント加算の創設
⑤社会参加支援加算の要件の明確化等
⑥介護予防通所リハビリテーションにおける生活行為向上リハビリテーション実施加算の創設
⑦栄養改善の取組の推進
⑧3時間以上のサービス提供に係る基本報酬等の見直し等
⑨短時間リハビリテーション実施時の面積要件等の緩和
⑩医療と介護におけるリハビリテーション計画の様式の見直し等
⑪介護医療院が提供する通所リハビリテーション
⑫介護職員処遇改善加算の見直し

（社会保障審議会—介護給付分科会：平成30年度介護報酬改定における各サービス毎の改定事項について．第158回（H30.1.26）参考資料1[7]）

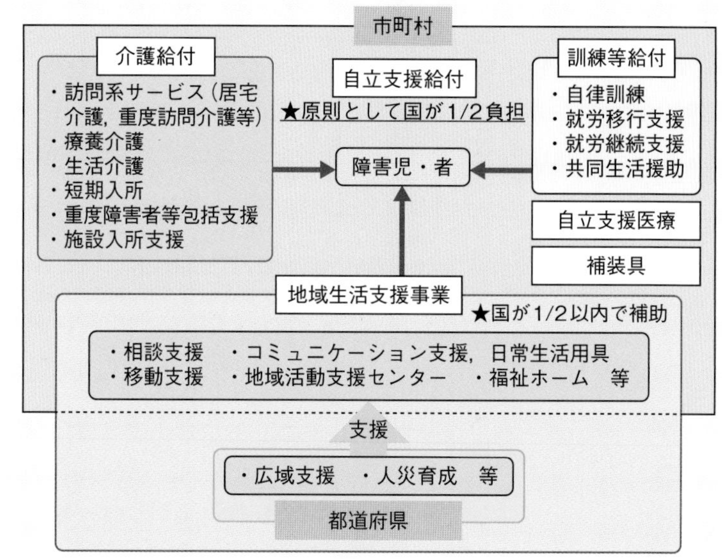

図7 障害者総合支援法の給付・事業
（厚生労働省：地域社会における共生の実現に向けて新たな障害保健福祉施策を講ずるための関係法律の整備に関する法律について[8]）

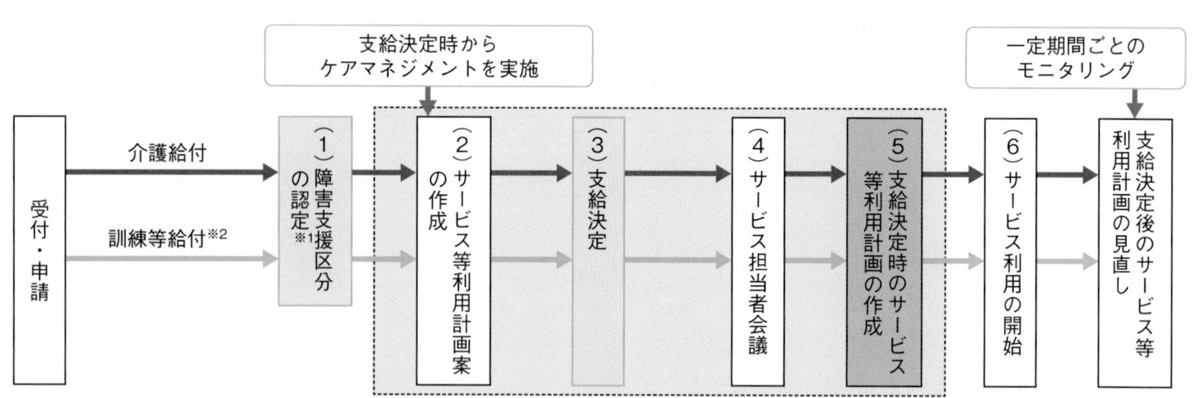

図8 障害者支援の支給決定のプロセス
（全国社会福祉協議会：障害福祉サービスの利用について．2018年4月版[9]）

MEMO
身体障害者手帳
身体障害者福祉法に基づき，身体障害の種類・程度，その障害が一定以上持続する場合，身体障害者手帳を取得できる（身体障害には肢体不自由，視覚障害，聴覚障害，内部障害などが含まれる）．都道府県知事，指定都市市長，中核都市市長が交付する．身体障害者手帳の申請には，指定された医師による診断書が必要であり，関節可動域，形態計測など一部，理学療法士などが評価などの支援をすることもある．

ける．利用者は「指定特定相談支援事業者」に「サービス等利用計画案」の作成を受け，市町村に提出する．そして市町村は，提出された計画案や勘案すべき事項を踏まえ，支給を決定する．「指定特定相談支援事業者」は，支給決定された後にサービス担当者会議を開催し，サービス事業者などとの連絡調整を行い，実際に利用する「サービス等利用計画」を作成し，サービス利用が開始される．なお，指定特定相談支援事業者が身近な地域にない場合などは，それ以外の者が作成したサービス等利用計画案（セルフプラン）を提出することもできる（**図8**）[9]．

3）児童福祉法による障害児支援

児童福祉法による障害児支援として，都道府県における「障害児入所支援」と，市町村における「障害児通所支援」がある．障害児通所支援は，児童発達支援センター（医療の有無により医療型児童発達支援センター）と児童発達支援事業の2類型に大別される．サービスを利用する保護者は，サービス等利用計画を経て，支給決定後に

表８　障害児通所支援

児童発達支援	児童福祉施設として位置づけられる児童発達支援センターと児童発達支援事業の２類型に大別されます． 様々な障害があっても身近な地域で適切な支援が受けられます． ①児童発達支援センター/医療型児童発達支援センター 通所支援のほか，身近な地域の障害児支援の拠点として，「地域で生活する障害児や家族への支援」，「地域の障害児を預かる施設に対する支援」を実施するなどの地域支援を実施します．医療の提供の有無によって，「児童発達支援センター」と「医療型児童発達支援センター」に分かれます． ②児童発達支援事業 通所利用の未就学の障害児に対する支援を行う身近な療育の場です．
医療型児童発達支援	
放課後等デイサービス	学校就学中の障害児に対して，放課後や夏休み等の長期休暇中において，生活能力向上のための訓練等を継続的に提供します． 学校教育と相まって障害児の自立を促進するとともに，放課後等の居場所づくりを推進します．
居宅訪問型児童発達支援	重度の障害等により外出が著しく困難な障害児の居宅を訪問して発達支援を行います．
保育所等訪問支援	保育所等（※）を現在利用中の障害児，今後利用する予定の障害児に対して，訪問により，保育所等における集団生活の適応のための専門的な支援を提供し，保育所等の安定した利用を促進します．2018（平成30）年４月の改正により，乳児院・児童養護施設に入所している障害児も対象として追加されました． （※）保育所，幼稚園，小学校，放課後児童クラブ，乳児院，児童養護施設等

（全国社会福祉協議会：障害福祉サービスの利用について．2018 年 4 月版[9]）

LECTURE 4

利用する施設との契約を結ぶことを要する．その他，放課後等デイサービス，居宅訪問型児童発達支援，保育所等訪問支援がある（**表 8**）[9]．障害児入所支援は，福祉型障害児入所施設と医療型入所施設があり，利用する場合は，児童相談所が申請窓口となる．

MEMO
児童福祉法における「児童」とは 18 歳未満の者をさす．

■引用文献

1）厚生労働省老健局：公的介護保険制度の現状と今後の役割．平成 30 年度．
https://www.mhlw.go.jp/content/0000213177.pdf
2）厚生労働省：平成 30 年度介護報酬改定の主な事項について．
https://www.mhlw.go.jp/file/06-Seisakujouhou-12300000-Roukenkyoku/0000196991.pdf
3）社会保障審議会―介護給付分科会：2019 年度介護報酬改定について．第 168 回（H31.2.13）資料 1.
https：//www.mhlw.go.jp/content/12601000/000478355.pdf
4）厚生労働省：介護保険制度について（40 歳になられた方へ）．
https://www.kyoukaikenpo.or.jp/~/media/Files/shared/g5/kaigo2811.pdf
5）厚生労働省：高齢者の地域における新たなリハビリテーションの在り方検討会報告書．平成 27 年 3 月．
https://www.mhlw.go.jp/file/05-Shingikai-12301000-Roukenkyoku-Soumuka/0000081900.pdf
6）社会保障審議会―介護給付分科会：通所リハビリテーション（参考資料）．第 141 回（H29.6.21）参考資料 4.
https://www.mhlw.go.jp/file/05-Shingikai-12601000-Seisakutoukatsukan-Sanjikanshitsu_Shakaihoshoutantou/0000168706.pdf
7）社会保障審議会―介護給付分科会：平成 30 年度介護報酬改定における各サービス毎の改定事項について．第 158 回（H30.1.26）参考資料 1.
https://www.mhlw.go.jp/file/05-Shingikai-12601000-Seisakutoukatsukan-Sanjikanshitsu_Shakaihoshoutantou/0000192302.pdf
8）厚生労働省：地域社会における共生の実現に向けて新たな障害保健福祉施策を講ずるための関係法律の整備に関する法律について．
https://www.mhlw.go.jp/seisakunitsuite/bunya/hukushi_kaigo/shougaishahukushi/sougoushien/dl/sougoushien-06.pdf
9）全国社会福祉協議会：障害福祉サービスの利用について．2018 年 4 月版．
https://www.shakyo.or.jp/news/pamphlet_201804.pdf

■参考文献

1）石川　朗：理学療法の背景―障害の概念・分類，保険制度．浅香　満ほか編．理学療法概論．15 レクチャー理学療法テキスト．中山書店；2017．p.11-22.
2）細田多穂：理学療法と報酬．中島喜代彦ほか編．理学療法概論テキスト，改訂第 3 版．シンプル理学療法学シリーズ．南江堂；2017．p.155-69.
3）金谷さとみ：地域の保健・医療・福祉―より質の高いリハビリテーションを提供するために．金谷さとみほか編．リハビリテーション管理・運営実践ガイドブック．メジカルビュー社；2018．p.178-97.

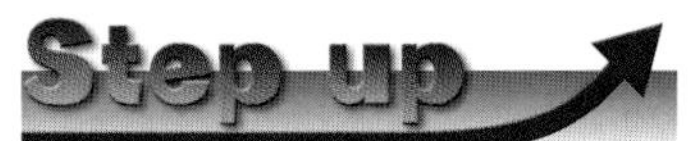

1．理学療法士のジェネラリストとしての側面

地域理学療法では，理学療法を提供する場所や手段によって，活動するための制度や仕組みなどを理解する必要がある．また，介護保険法をはじめ諸制度は，法律改正や報酬改定，解釈通知などが更新されていくため，常にそれらの情報をキャッチしていかなければならい．そして，理学療法士として理学療法技術を活かすためにも多職種協働やサービス担当者会議，地域ケア会議など多様な職種・機関などと関係性を築いていく積極的な姿勢が必要である．つまり，地域において活動する理学療法士は，一専門家（specialist）として，その技術を活かすためにもジェネラリスト（generalist）の側面ももつべきである．それにより，理学療法の専門性をより発揮できるとともに，他の職種への支援やアドバイスを担うことができ，結果的にリハビリテーションチームとして利用者・家族への最善なアプローチを図ることができる．

LECTURE 4

2. リハビリテーション実施計画書

令和2年度診療報酬改定では，疾患別リハビリテーションの扱いが見直され，リハビリテーション実施計画書の位置づけが明確化された．

①「リハビリテーション実施計画書」の位置づけを明確化する．

疾患別リハビリテーションの実施にあたっては，リハビリテーション実施計画書を作成すること．リハビリテーション実施計画書の作成にあたり，ADL 項目として，バーセルインデックスまたは FIM のいずれかを用いること．

②リハビリテーション実施計画書の作成は，疾患別リハビリテーションの開始後，原則として7日以内，遅くとも14日以内に行うこととする．

③リハビリテーション実施計画書の作成前に行われる疾患別リハビリテーションについては，医師の具体的な指示の下で行われる場合などに限り，疾患別リハビリテーション料を算定できることとする．

リハビリテーション実施計画書は，リハビリテーション開始後原則として7日以内，遅くとも14日以内に作成する必要があり，また，作成時およびその後3か月に1回以上（特段の定めのある場合を除く），患者またはその家族らに対して当該リハビリテーション実施計画書の内容を説明のうえ交付するとともに，その写しを診療録に添付する．

このようにリハビリテーション実施計画書を作成しなければならないため，様式の内容や評価項目について，学習しておく．

3．必要な情報を収集するために

筆者が理学療法士となった平成の初めは，インターネットや携帯電話のないのが当たり前の時代であった．情報を収集するにも自分の五感を活用し，多職種の人や関係機関との会議などで議論が白熱したことを思い出す．しかし，便利な現在と比べて，そのころが不自由であったわけではなく，むしろ，当たり前の行動より，それ以上の行動により，獲得できる情報量・質とも雲泥の差が生じる．恩師には，よく「靴を減らせ」「汗をかけ」と言われたものである．そうすれば，それに価する情報だけではなく，人を通じて情熱を受け，自分の理学療法士としてのモチベーションや行動を改め，改善することができたように思う．そして，それらの積み重ねが理学療法士としての知識や技術のみでなく，リハビリテーションチームの一員としての役割を担うことができるようになるものと確信している．

本講義は地域理学療法において理学療法士が活動する一部の制度のことにしか触れられておらず，また時代の変遷とともに制度も改正されていく．学生諸君，情報が溢れる時代にリアルタイムに必要な情報を取捨選択し，利用者のニーズに耳を傾け，多くの人達と議論を交わしてほしい．One for all，All for one！

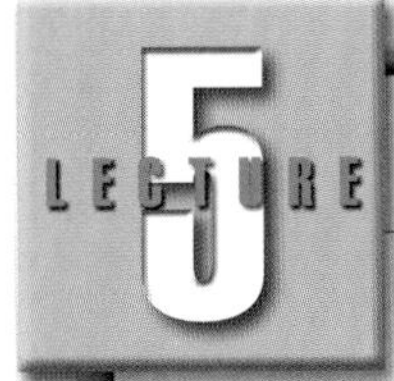

地域理学療法の対象と支援方法

到達目標

- 地域理学療法では，幅広い年齢層や健康状態の人々およびその家族が対象となっていることを理解する.
- 個々人の生活や集団および地域に対する理学療法士としての直接的な支援方法について理解する.
- 個々人の生活や集団および地域に対する理学療法士としての間接的な支援方法について理解する.

LECTURE 5

この講義を理解するために

本講義では，地域理学療法の実践を行う際の対象や活動場面，さらには介入の手法についての具体例を紹介し，解説します．地域理学療法の対象やかかわり方，活動の場はさまざまで，そのなかには皆さんが想像できない分野もあると思います．また，理学療法士として対象者に直接介入することもあれば，理学療法士の知識や視点を活かして現場や会議などで他職種に助言や指導を行って間接的にかかわる場合もあります.

ここでは，講義を理解しやすくするために，以下の項目を確認しておくとよいでしょう.

□ 地域理学療法の実践にはどのような場面が想定されるのか，簡単にまとめておく.

□ 地域の人々や関係者に対する理学療法士の間接的なかかわりとはどのようなことなのか，自分なりに想像してみる.

講義を終えて確認すること

□ 地域理学療法の対象について理解できた.

□ 地域理学療法の実践は，対象や活動場面に応じていくつかに分類されることが理解できた.

□ 理学療法士の直接的な支援と間接的な支援について，その違いを理解できた.

□ 地域理学療法の実践場面は時代とともに広がりをみせ，今後さらに社会情勢や制度の変化に応じて広がる可能性があることを理解できた.

講義

1．地域理学療法の対象

地域理学療法も理学療法の一分野である．そのため，理学療法の対象者である「疾病や障害により日々の生活に支障がある人々」は，地域理学療法の対象者でもある．一方で，以下の点にも留意する必要がある．

地域理学療法の対象者は，

①高齢者とは限らない

②機能障害や能力障害を有している人々とは限らない

③在宅で生活する人々とは限らない

地域理学療法の目的は，「理学療法（士）による働きかけを通して人々の健康な生活の構築または再構築を図ること」[1]であり，地域理学療法の対象者は，「日々の生活に不具合を生じていたり，今後不具合を生じるおそれのある人々」と考えられる．不具合を生じるおそれはすべての人々にあてはまることから，年齢や健康状態を問わずあらゆる人々が地域理学療法の対象者になる．さらに対象は人々に限らず，人々の生活に影響を及ぼす物理的要因や社会的要因，加えて地域が抱えるさまざまな健康に関連する課題も働きかけの対象となる．

覚えよう！

理学療法士・作業療法士法第２条では「「理学療法」とは，身体に障害のある者に対し，主としてその基本的動作能力の回復を図るため，治療体操その他の運動を行なわせ，及び電気刺激，マッサージ，温熱その他の物理的手段を加えることをいう」と明記されている．

2．年齢や健康状態からみた対象

年齢層からみた場合，地域理学療法では，乳児から児童，生徒，学生，成人，そして高齢者に至るまで，すべての年齢層における生活（障害）および健康（健康課題）が実践の対象となる．次に，健康の程度でみた場合，健康な人々に対する働きかけ（一次予防）から，健康に関する課題が生じている可能性のある人（二次予防），さらには健康が損なわれて疾病を発症し，その結果，障害が後遺症として残ってしまった人（三次予防），死が間近に迫った終末（ターミナル）期の人まで，あらゆる健康状態の人々が実践対象となっている（**図 1**）．

具体例として，一次予防における取り組みでは，健康寿命の延伸を目的に，一般市民を対象とした講演や，健康づくり（体操など）啓発のための媒体づくり（**図 2，3**），二次予防における取り組みでは，当事者の健康課題発見のための各種イベントの開催，運動やスポーツ教室（**図 4**），さらに三次予防的な取り組みとして，訪問リハビリテーションや通所サービスにおける理学療法の実践（**図 5**）があげられる．また，ALS

MEMO

一次予防，二次予防，三次予防についてはLecture 11 MEMO（p.106）を参照．

MEMO

終末（ターミナル）期

「症状が不可逆的かつ進行性で，その時代に可能な限りの治療によっても病状の好転や進行の阻止が期待できなくなり，近い将来の死が不可避となった状態」（日本老年医学会，2012）

ALS（amyotrophic lateral sclerosis；筋萎縮性側索硬化症）

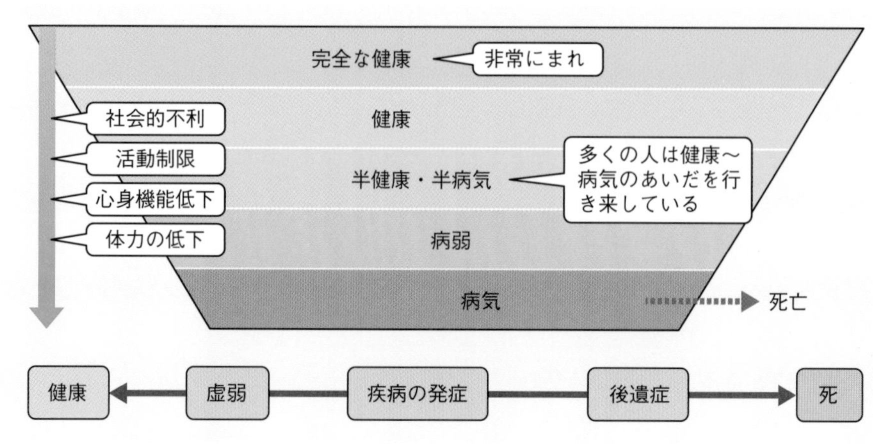

図 1　あらゆる健康状態の人々が地域理学療法の対象

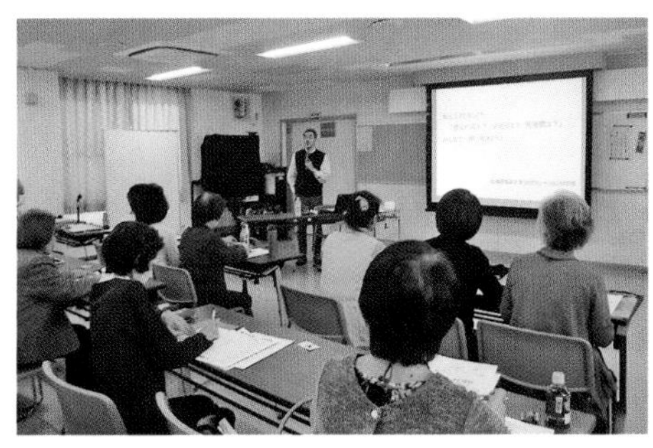

図２ 一次予防の実践例①（健康づくりを目的とした講演）

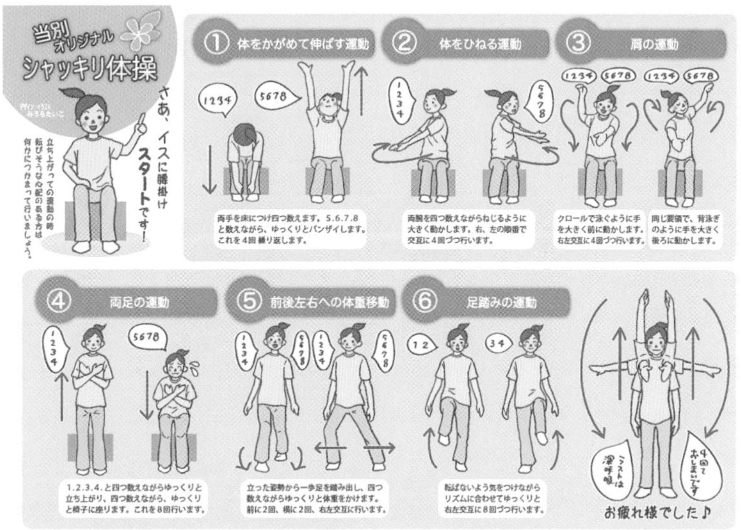

図３ 一次予防の実践例②（健康づくりのための媒体づくり）

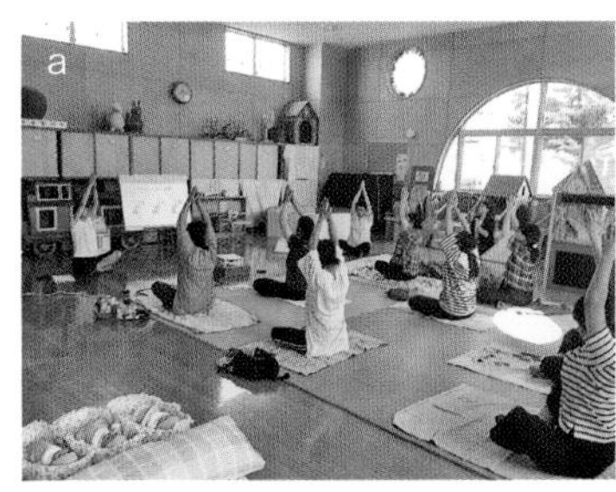
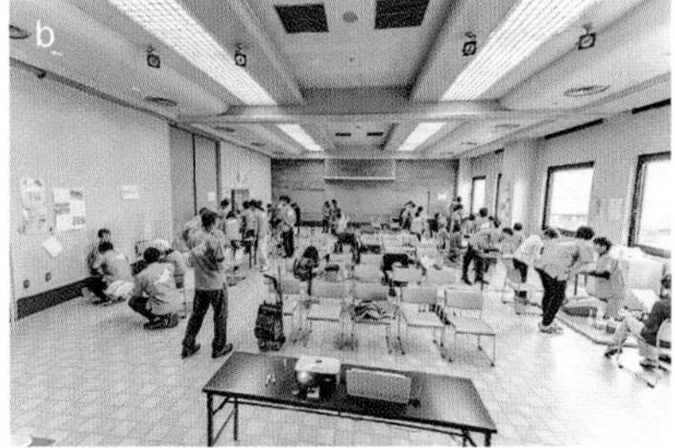
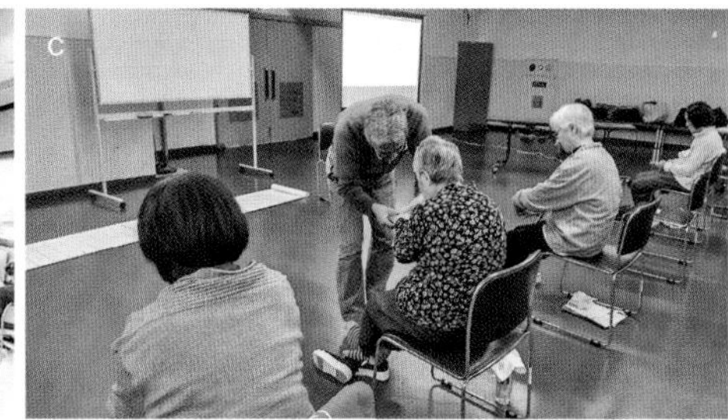

図４ 二次予防の実践例
a. 妊婦を対象とした腰痛予防教室，b. 地域住民を対象としたロコモティブシンドローム健診イベント，c. 視覚障害者や聴覚障害者を対象とした運動教室：聴覚障害者に対応するため要約筆記内容をスクリーンで提示している.

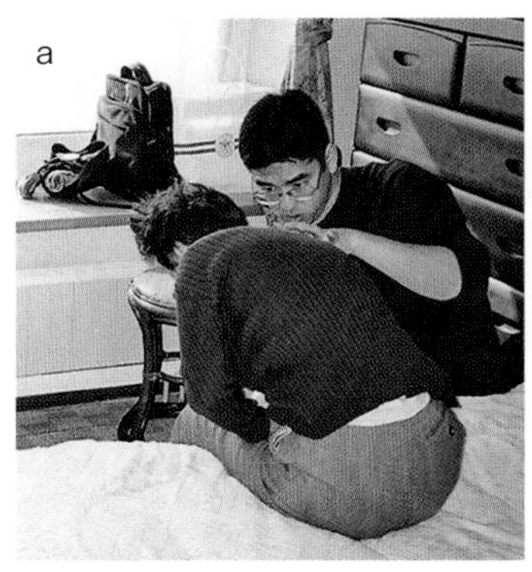
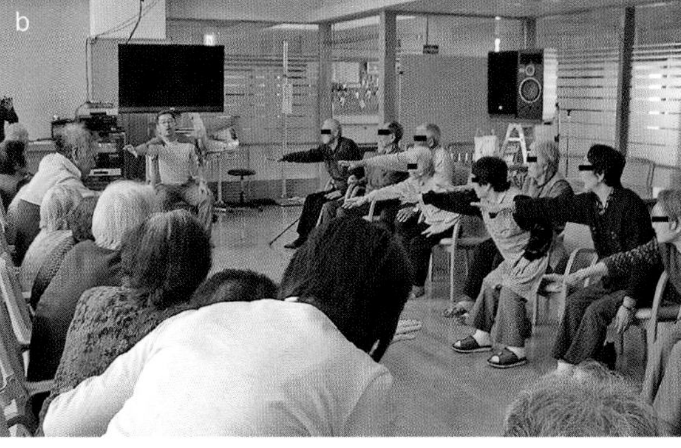

図５ 三次予防の実践例
a. 訪問理学療法の実践：片麻痺者に対する座位バランスの評価，b. 通所リハビリテーションでの実践：転倒予防のための座位バランストレーニング.

やがんの患者などで，在宅での生活を希望する終末期の人々に対しては，疼痛緩和や安楽な体位保持，呼吸補助によるリラクセーション，加えて各種機器の取り扱いなどの指導を行う.

3. 支援方法（図6）

1）直接的支援

（1）個々の健康課題や障害

医療機関などを退院後，あるいは受診しつつ障害を抱えながら自宅や施設などで生活をしている人々

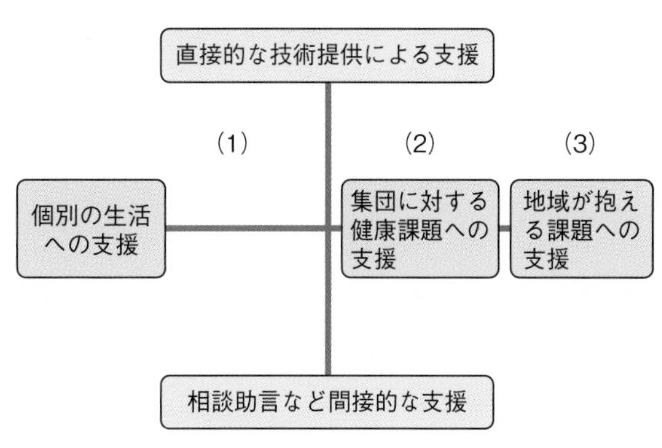

図６ 地域理学療法の支援方法
(1)～(3) は本文参照.

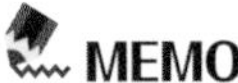

MEMO

各種機器の取り扱い

人工呼吸器や意思伝達装置，在宅酸素療法に関連する機器など．

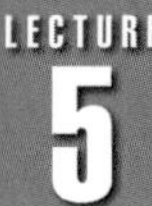

基本チェックリスト

No.	質問項目	回答（いづれかに○をお付け下さい）		
1	バスや電車で1人で外出していますか	0. はい	1. いいえ	
2	日用品の買物をしていますか	0. はい	1. いいえ	
3	預貯金の出し入れをしていますか	0. はい	1. いいえ	
4	友人の家を訪ねていますか	0. はい	1. いいえ	
5	家族や友人の相談にのっていますか	0. はい	1. いいえ	
6	階段を手すりや壁をつたわらずに昇っていますか	0. はい	1. いいえ	運動
7	椅子に座った状態から何もつかまらずに立ち上がっていますか	0. はい	1. いいえ	
8	15分位続けて歩いていますか	0. はい	1. いいえ	
9	この1年間に転んだことがありますか	1. はい	0. いいえ	
10	転倒に対する不安は大きいですか	1. はい	0. いいえ	
11	6ヵ月間で2～3kg以上の体重減少がありましたか	1. はい	0. いいえ	栄養
12	身長　　cm　　体重　　kg（BMI=　　）（注）			
13	半年前に比べて固いものが食べにくくなりましたか	1. はい	0. いいえ	口腔
14	お茶や汁物等でむせることがありますか	1. はい	0. いいえ	
15	口の渇きが気になりますか	1. はい	0. いいえ	
16	週に1回以上は外出していますか	0. はい	1. いいえ	閉じこもり
17	昨年と比べて外出の回数が減っていますか	1. はい	0. いいえ	
18	周りの人から「いつも同じ事を聞く」などの物忘れがあると言われますか	1. はい	0. いいえ	認知症
19	自分で電話番号を調べて，電話をかけることをしていますか	0. はい	1. いいえ	
20	今日が何月何日かわからない時がありますか	1. はい	0. いいえ	
21	（ここ2週間）毎日の生活に充実感がない	1. はい	0. いいえ	うつ
22	（ここ2週間）これまで楽しんでやれていたことが楽しめなくなった	1. はい	0. いいえ	
23	（ここ2週間）以前は楽にできていたことが今ではおっくうに感じられる	1. はい	0. いいえ	
24	（ここ2週間）自分が役に立つ人間だと思えない	1. はい	0. いいえ	
25	（ここ2週間）わけもなく疲れたような感じがする	1. はい	0. いいえ	

（注）BMI（＝体重（kg）÷身長（m）÷身長（m））が18.5未満の場合に該当とする．

図7　介護予防チェックリスト

（厚生労働省：介護予防のための生活機能評価に関するマニュアル〈改訂版〉．p.5[2]）

（児童を含めて）とその家族が抱える健康課題や生活課題に対して，身体機能や起居移動を中心とした日常生活活動の方法に関する指導や助言，福祉用具の活用や住環境調整，さらには運動習慣獲得に向けた助言などを個別に行う．具体的には，介護保険や医療保険に基づいて提供される訪問リハビリテーションや介護保険制度を利用していない人々への個別的な運動指導，さらには介護老人保健施設や特別養護老人ホーム内での個別支援などがあげられる．また，障害の有無にかかわらずあらゆる人々を対象に，健康増進・社会参加・介護予防の視点からさまざまな助言・指導を行う．障害者に対するスポーツ指導を通じた支援なども含まれる．

地域理学療法の実践において，このような場面で活動している理学療法士の割合が最も多く，かつ地域理学療法という言葉から一番想像しやすい実践場面である．

(2) 集団を対象とした健康課題

日々の生活に影響を及ぼす可能性のある健康課題の改善や，予防を目的として集まった人々，そのために集められた人々（集団）に対する実践場面も，地域理学療法の一つである．

具体例として，介護予防チェックリスト（**図7**）[2]や関連する検診などで対象者となった人々を集めた運動教室などで，参加者と一緒に運動を行ったり，運動方法や日常生活での動作方法を指導する．また，必要に応じて個々人の運動機能などを評価し

MEMO

日々の生活に影響を及ぼす可能性のある健康課題

例として，膝痛や腰痛，ロコモティブシンドローム，転倒といった運動器に関する問題や，閉じこもり，認知症など．

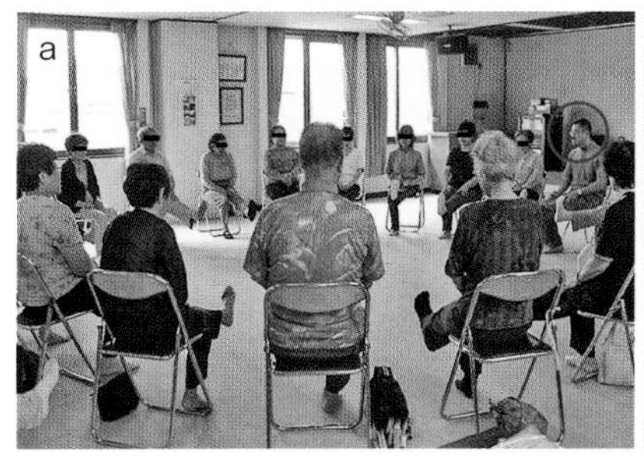
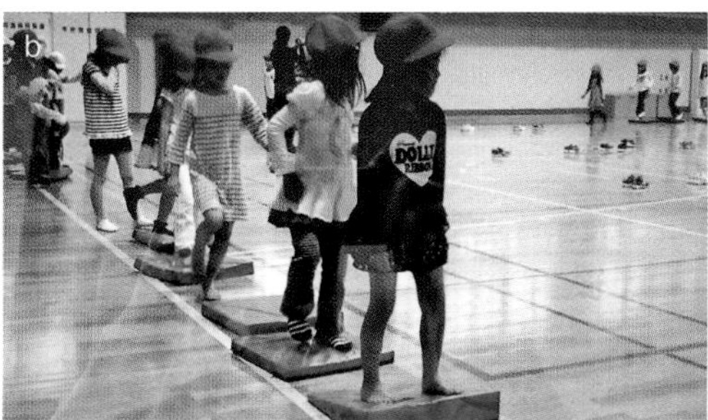

図 8 集団に対する健康課題への直接的な支援

a. 転倒骨折リスクのある地域在住高齢者を対象とした運動教室での運動指導（囲み部分は理学療法士）.
b. 小学校低学年を対象とした運動プログラムの提案（理学療法士が提案した不安定マットを活用したバランス運動を休憩時間に取り入れている様子）.

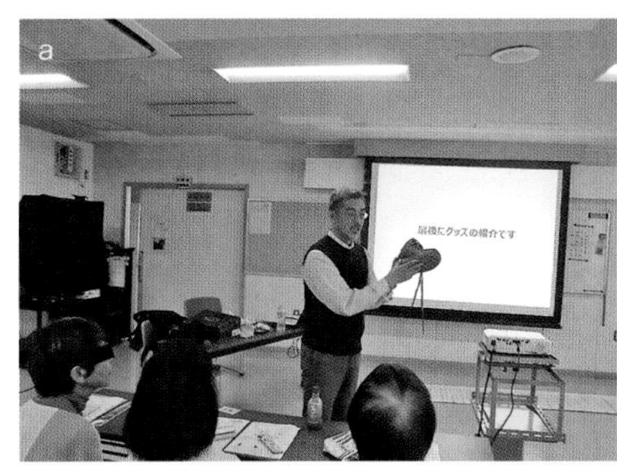
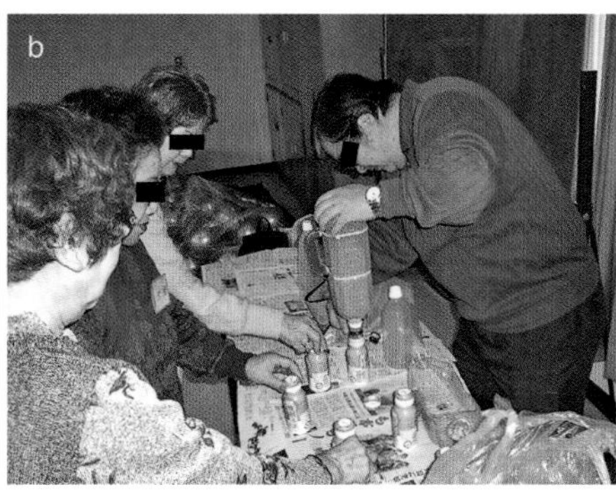

図 9 地域が抱える健康課題への直接的な支援

a. 積雪凍結路面での転倒防止のための研修会での講話（理学療法士が滑りにくい冬靴を紹介している様子）.
b. 老人クラブなど高齢者が集まる場で参加者に対して雪道での転倒防止用の「まき砂」を配布.

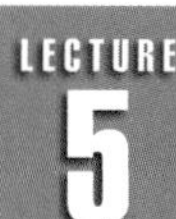

ながら個別の運動プログラムなどについても助言を行う（**図 8a**）．高齢者以外にも，脳卒中やパーキンソン病の患者会など，当事者団体の集まりに出向き，運動指導や日常生活のポイントを指導するなど，障害当事者の集団が対象となる場合もある．さらに，対象となる集団は高齢者や障害者のみとは限らない．児童を対象とした運動機能のチェックや運動指導（**図 8b**），障害児を育てる保護者の会への支援など，その対象は今後ますます広がる．

(3) 地域に関連した住民の健康課題

理学療法士が地域理学療法実践のなかで働きかける対象は必ずしも「人」だけとは限らない．人々が生活するコミュニティや，そのコミュニティを有する地域全体が対象となる場合もある．例えば，「人口3万人程度の自治体があったとして，そこでは冬季に多くの雪が降るため，屋外で転倒し救急車で搬送される件数が年々増加傾向にあるということが明らかとなっている．また，冬季になると腰痛や膝痛の症状が悪化し，結果として医療機関への受診者（医療費）が増加するということも明らかにされている」と仮定する．このような状況に対し，その自治体において住民の健康増進のためにどのような仕組みや制度が整っていれば課題を予防したり改善したりできるのかを検討する．住民を対象とした研修会の企画や，冬季限定の運動教室の開催も，地域理学療法の大切な支援形態の一つである（**図 9a, b**）．

近年では，災害時の避難者への支援も注目を浴びている．2011 年に発生した東日本大震災をはじめ，2016 年の熊本地震，2018 年の北海道胆振東部地震などの大規模災害時に，理学療法士がJRATの一員として，避難所の住民を対象にエコノミークラス症候群のチェックやロコモティブシンドローム予防のための運動指導など，健康支援や介護予防にかかわった取り組みなどがある[3]．

「地域に対する直接的な支援」は，「集団に対する直接的な支援」に類似しているように思えるが，あらかじめ特定の目的のために参集した「集団」に理学療法士が出向いて支援を行う場合とは異なっている．地域に対する場合，関係者とともに地域課題を把握し，その課題解決のために最善な方法を導き出し，関係者と協議しながら最終的には理学療法士自らが直接実践するというプロセスが重要である．

JRAT（Japan Rehabilitation Assistance Team；大規模災害リハビリテーション支援関連団体協議会）

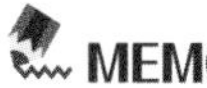

エコノミークラス症候群
航空機の座席などで長時間同じ姿勢を取り続けることで生じた下肢や上腕その他の静脈（大腿静脈など）内の血栓により，血管の狭窄・閉塞・炎症が生じる静脈血栓塞栓症をエコノミークラス症候群という．特に肺動脈や肺に到達し生じる急性肺血栓塞栓症はショックや突然死をきたし，重症例では予後が不良である．災害時の避難の際などでも長時間の無動を強いられることから，本症の予防が重要である．

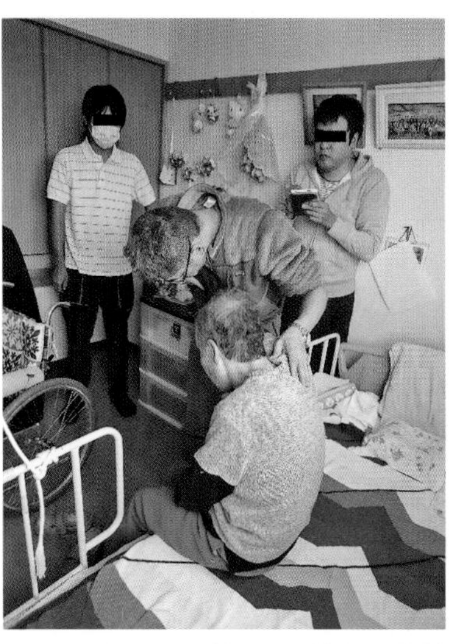

図 10　個々人に対する間接的な支援
施設入所者の介護方法に関して施設職員（後方の２人）への助言を行う．

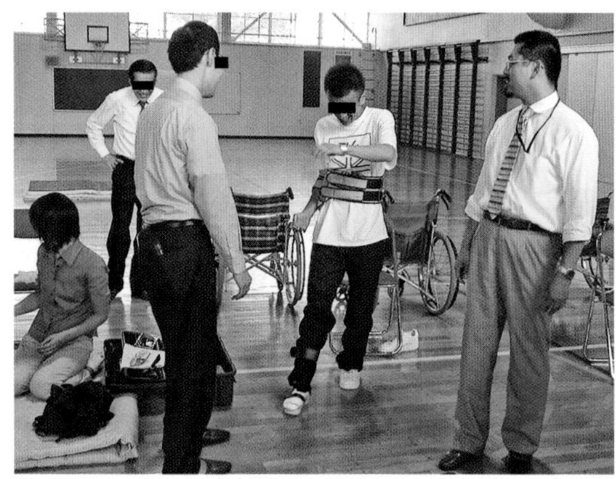

図 11　集団に対する間接的な支援
行政職員を対象とした片麻痺体験ワークショップの場面．右は理学療法士．

LECTURE 5

2) 間接的支援

地域理学療法の実践は必ずしも個々人や集団（地域）への直接的働きかけにはとどまらない．また，生活障害が生じている人々や，健康課題を抱える集団を支援する職種は理学療法士だけとは限らない．自宅で生活する本人を介護する家族に加え，主治医，ケアマネジャー，訪問看護や訪問介護のスタッフ，行政関係者など多くの人々がその人の在宅生活を支援している．施設の場合でも同様である．それらの職種の人々が実践する介護やケア，あるいは地域課題に対する行政のさまざまな取り組みに対し，理学療法士の視点を活かした相談対応や助言も地域理学療法の大切な実践である（**図 10，11**）．在宅や施設で生活する障害者や高齢者は多いが，それらの人々すべてに，理学療法士が定期的にかかわるとは限らない．また，介護老人保健施設では施設定員に応じたリハビリテーション専門職の配置要件が定められているが，特別養護老人ホームやグループホームなどでは配置要件が施設基準に含まれていないため，リハビリテーション専門職が未配置の施設も多く存在している．このようなリハビリテーション資源が十分整っていない施設などでは，専門職の立場から利用者の心身状況を評価したり，介護方法について自立支援的視点から助言を行うことはとても有意義である．

近年，地方自治体が主催する地域ケア会議[4]への理学療法士の参画要望が高い．地域ケア会議では介護保険利用者のケアプランや介護認定に関する書式など，ケアマネジャーや地域包括支援センターから提出された紙面情報をもとに，事例検討をとおして自立支援や介護予防に関する着眼点や具体的な支援方策についての助言が求められる．さらに，数例の事例検討をとおして，地域ケア会議を開催した市町村が抱える健康関連課題や整備すべきフォーマルサービスやインフォーマルサービスなどについて，地域づくり的視点からの助言が求められる（**図 12**）．

これら間接的支援における留意点として，理学療法士自らが利用者や集団に直接的に働きかけるわけではないので，相談元の施設あるいは職種の業務内容や日々のケアを行う際に困っていることなどをしっかりと推察し，助言を行うことが必要である．

大都市以外では理学療法士の数そのものが少なく，かつその勤務先のほとんどは医療機関に所属していて，地域のニーズにこたえきれているとは言い難い．また，大都市であっても職場の就業規定などにより，本人が地域での活動を実践したいと思っていても地域の要望に十分対応できない場合もある[5]（**図 13〜16**）．職種や地域課題に

MEMO
介護老人保健施設では，入所および通所定員 100 人当たり１人の PT/OT/ST の職員配置が義務付けられている．特別養護老人ホーム，グループホーム，身障者入所施設などでは配置義務はない．

MEMO
地域ケア会議
地域ケア会議とは，地域包括ケアシステムの実現に向けた手法の一つで，高齢者個人への支援の充実，それを支える社会基盤の整備を進めることの２つを目的とする．具体的には，個別ケースの支援内容に関する関係者間での検討会議や地域が抱える課題を整理・解決するための関係者間での検討会議をさす．

調べてみよう
自分たちが生活する地域（市町村）にて地域ケア会議が開催されているのか，開催されている場合，理学療法士が参画しているのか調べてみよう．

気をつけよう！
地域ケア会議で行う助言が理学療法士としての視点からそれている内容であったり，事例提供者や他の会議参加者を質問攻めにしてしまうようなことがあれば，先方にとって有意義なものにはならないし，やがては地域ケア会議参加の声掛けをしてもらえなくなってしまう．

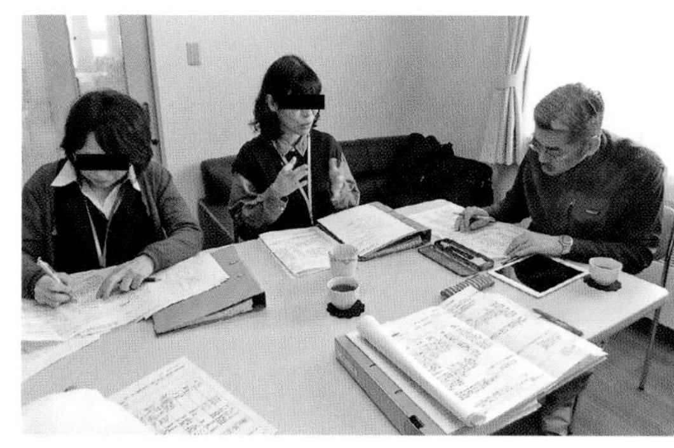

図 12　地域に対する間接的な支援
地域ケア会議の様子（ケアマネジャーがもち寄ったケアプラン内の目標設定や介入内容などについて，自立支援の視点から助言を行う．右は理学療法士，左の２人はケアマネジャー）．

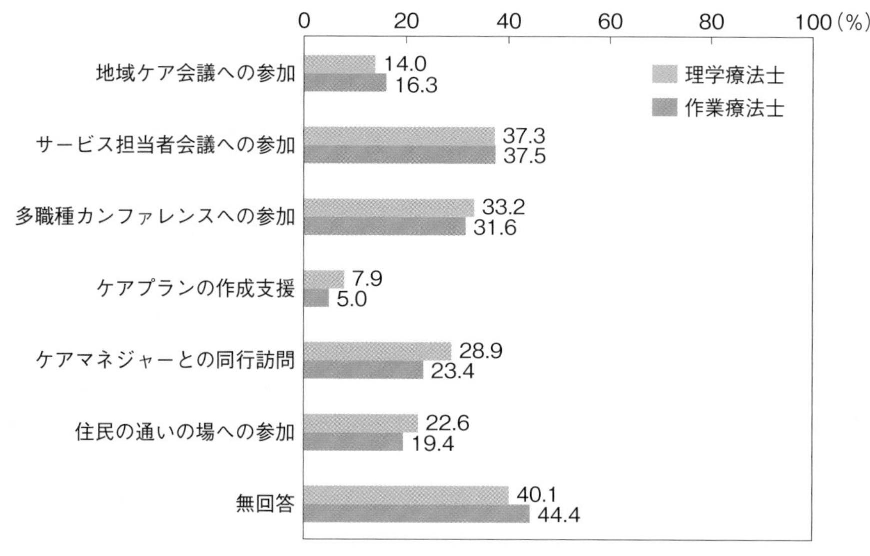

図 13　地域リハにおける過去の取り組み経験の有無（職種別，複数回答）
サービス担当者会議や多職種カンファレンスへの参加経験が最も多い反面，地域ケア会議への参加経験は少ない．
（北海道医療新聞社，2020.6[5)]）

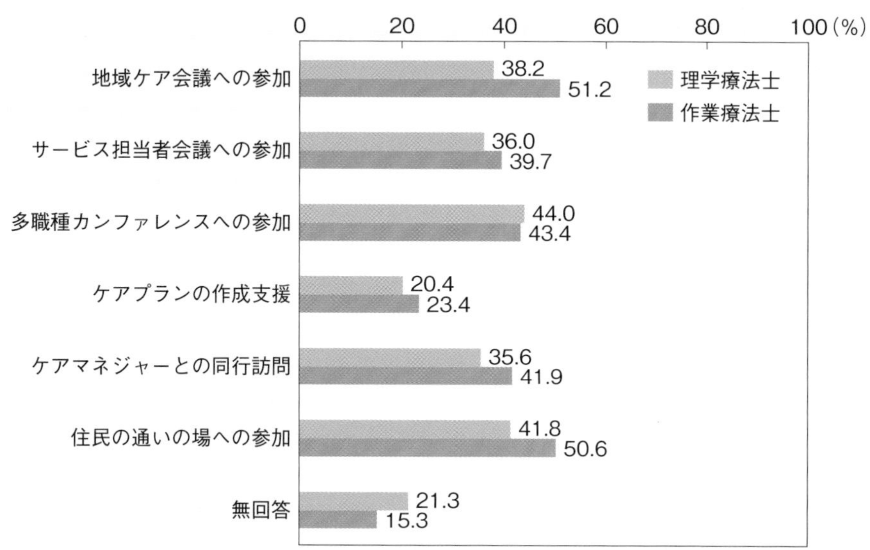

図 14　地域リハにおける関心の有無（職種別，複数回答）
参加経験割合が低かった「住民の通いの場」「地域ケア会議」への参加に対する関心が高くなっている．
（北海道医療新聞社，2020.6[5)]）

対する間接的な支援は，理学療法士の勤務者数が少ない地域においてはもちろんのこと，大都市圏においてもケア関係職種の技術向上，さらには地域で生活するさまざまな人々の自立支援や QOL 向上のため今後さらに重要となる．

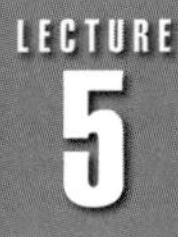

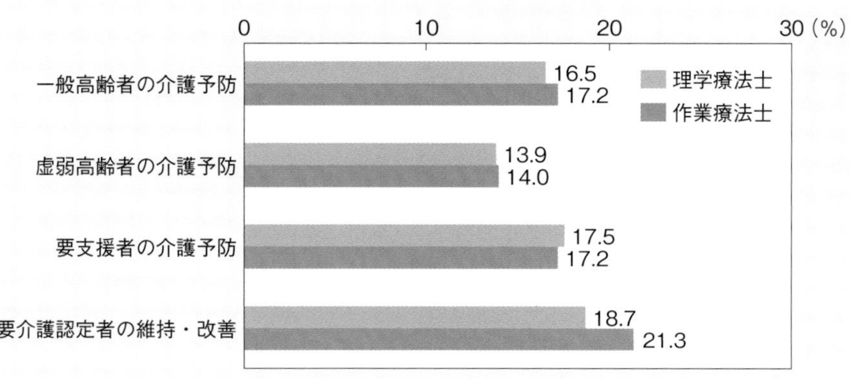

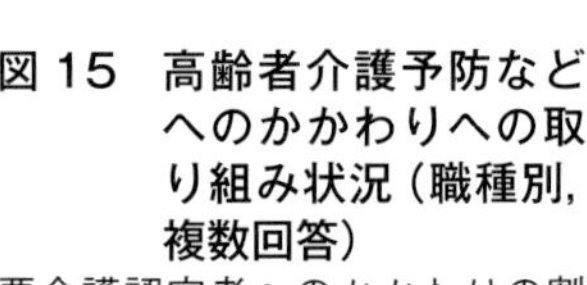

図 15　高齢者介護予防などへのかかわりへの取り組み状況（職種別，複数回答）

要介護認定者へのかかわりの割合が最も高いことから，訪問リハなど介護保険サービスによるかかわりが最も多いことがわかる.
（北海道医療新聞社，2020.6[5]）

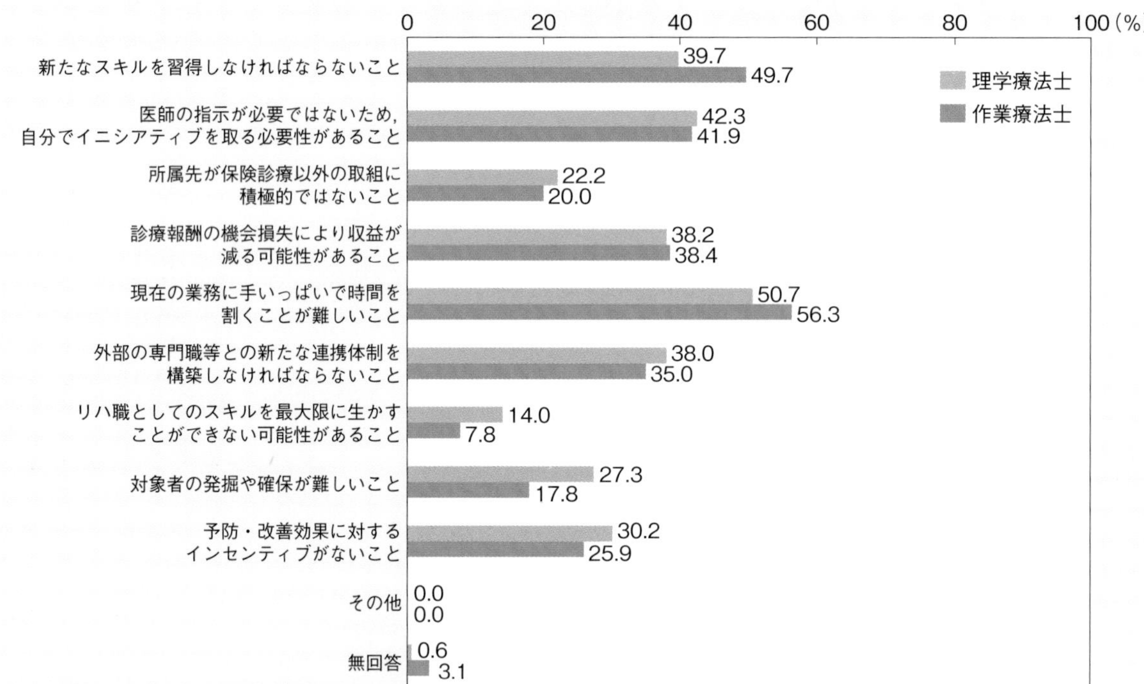

図 16　保険診療以外の高齢者介護予防への取り組み課題（職種別，複数回答）

高齢者の介護予防に関する関心は高いものの，本務先の業務との兼ね合いや，実際の活動に必要なスキル習得が課題となっている.
（北海道医療新聞社，2020.6[5]）

■引用文献

1）日本公衆衛生協会，日本理学療法士協会，日本作業療法士協会編：平成 21 年度地域保健総合推進事業「行政の理学療法士，作業療法士が関与する効果的な事業展開に関する研究」―地域保健への理学療法士，作業療法士の関わり．2009.

2）厚生労働省：介護予防のための生活機能評価に関するマニュアル（改訂版）．平成 21 年 3 月．p.5. https://www.mhlw.go.jp/topics/2009/05/dl/tp0501-1c_0001.pdf

3）大規模災害リハビリテーション支援関連団体協議会ホームページ. https://www.jrat.jp/

4）長寿社会開発センター：地域ケア会議運営マニュアル．平成 25（2013）年 3 月. https://nenrin.or.jp/regional/pdf/manual/kaigimanual00.pdf

5）北海道医療新聞社：北海道のリハ職の専門性を生かした地域リハ及びヘルスケア関連の保険外サービス創出に向けた調査研究①～北海道二十一世紀総合研究所報告書．北海道医療新聞社介護新聞，2020.6（5 月 28 日）.

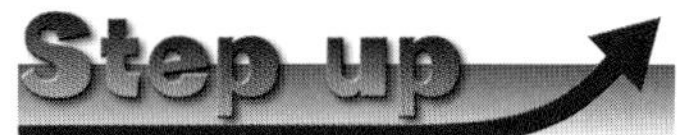

地域の健康課題に対応した関係機関との連携活動

筆者らが生活する札幌市では，冬季間に道路や歩道が凍結し（図1），人々の生活にさまざまな影響を及ぼす．一例として，毎年多くの市民や観光客が積雪凍結路面での転倒により救急搬送され[1]（図2），その半数以上を高齢者が占めている（図3）．転倒に伴い骨折することもあるが，骨折しなくても高齢者の生活や外出意欲に大きな影響を及ぼすことが明らかになっている[2]．須田と中川ら[3]は，寒冷積雪気候がその土地で生活する高齢者に及ぼす影響について検討を行い，非積雪期にウォーキングや散歩などを続けていた人の多くが積雪期には実行しなくなるなど運動実施頻度や外出頻度が減少すると報告している．このような積雪寒冷地特有の健康および社会生活に影響を及ぼす社会課題の可及的解決を目的に，高齢者を中心とした市民への普及啓発が積極的に行われている．この取り組み主体は，地域理学療法に携わっている専門職をはじめ，学識経験者，行政，気象協会，企業などにて構成される協議会（ウインターライフ推進協議会）であり，札幌市内の老人クラブや地域包括支援センターなど，関係組織と連携しながら転倒骨折予防および転倒後症候群に関する研修会やキャンペーンを実施している．

研修会では，積雪凍結路面における転倒や骨折の現状に関する講話，下肢筋力やバランス能力など身体機能の評価，簡単な運動プログラムや積雪凍結路面歩行時の注意や転びにくい歩き方の指導，滑り止めのついた靴や杖先のアタッチメント，衝撃吸収素材が織りこまれた帽子などの防滑用具を紹介する．これらの取り組みの際には協議会が作成したパンフレットが用いられる．パンフレットは市民向けと観光客向けを作成し，観光客向けのものは，日本語版を含め4か国語対応のものを作成している（図4）．

このような取り組みを毎年初冬に実施し，高齢の市民から観光客

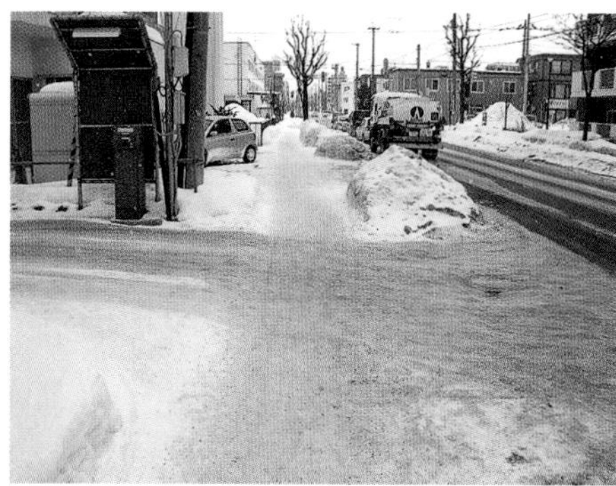

図1　札幌市内の冬の歩道（凍結し滑りやすいため歩きづらい）

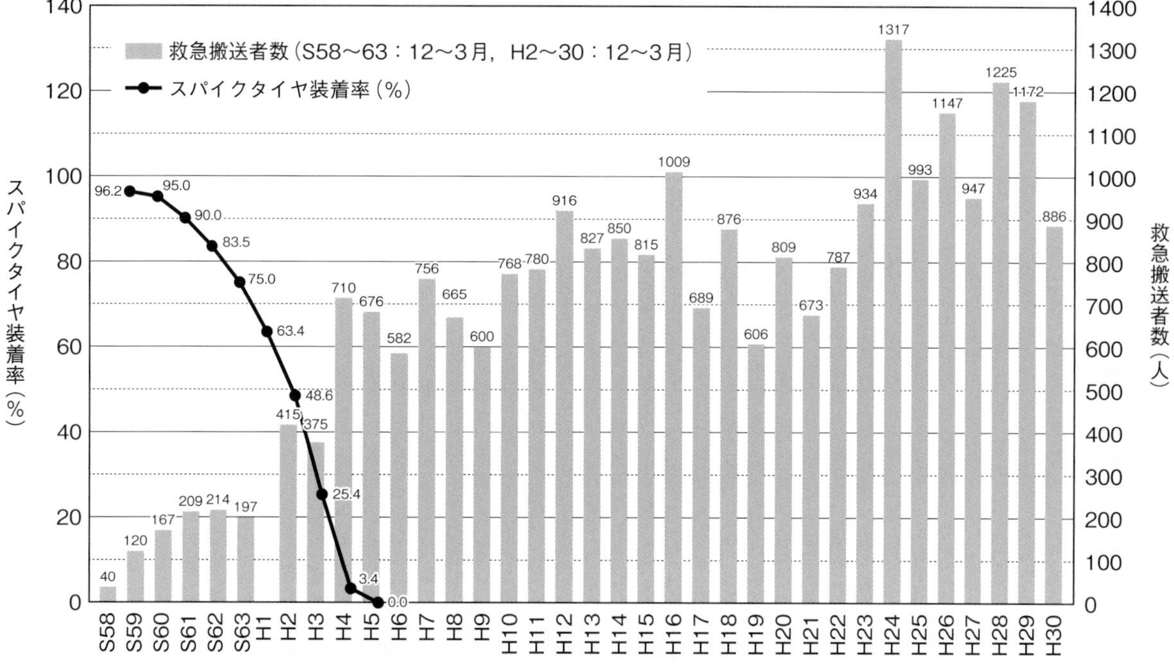

図2　札幌市内における積雪凍結路面での転倒による救急搬送者の推移

札幌市内では，スパイクタイヤが粉塵防止のため平成4（1992）年に条例で禁止された．その結果代わりに使用されるようになったスタッドレスタイヤにより，横断歩道などで滑りやすい凍結路面が多く出現し，これに伴い転倒者も増加している．

（ウインターライフ推進協議会[1]をもとに作成）

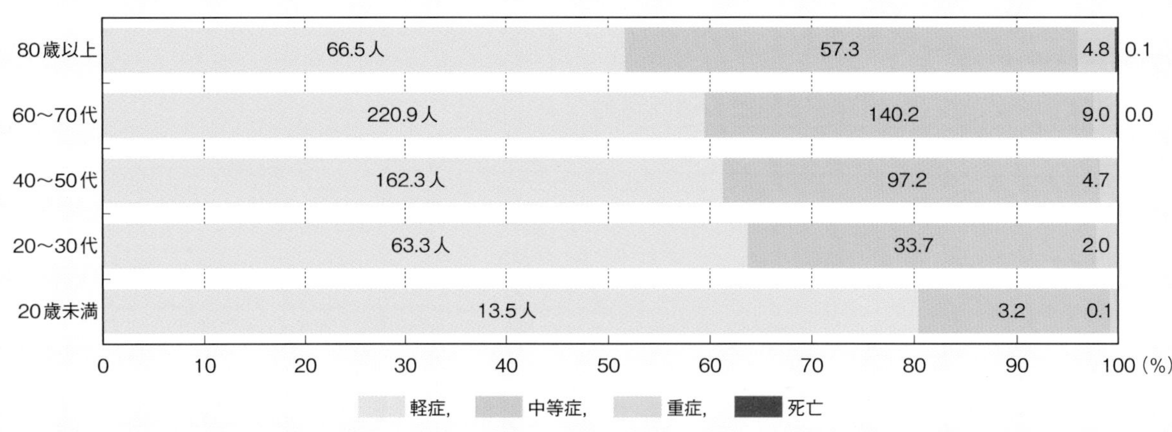

図３　年齢層別・けがの程度別の救急搬送者の割合（平成８年度〜平成 30 年度の平均）
（ウインターライフ推進協議会[1]）

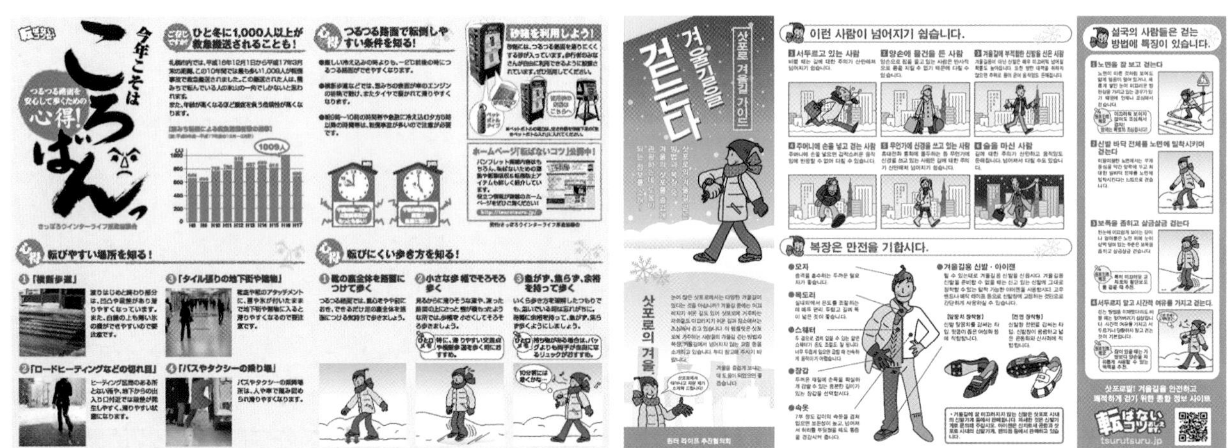

図４　啓発用パンフレット（左：札幌市民向け，右：観光客向け，韓国語版）
（製作：ウインターライフ推進協議会）

にいたるまで幅広い人々に情報提供や普及啓発を行っている．ここで大事な点は，イベントを広く周知し，一人でも多くの人々に参加してもらうことである．そのためには，①情報弱者とよばれる高齢者に対する周知媒体の活用（高齢者によく読まれている新聞やコミュニティ誌，ラジオ，市民広報，町内回覧，老人クラブ定例会での周知など），②高齢者とかかわりの深い関係機関（行政，地域包括支援センター，町内会役員，民生児童委員，地域に根ざしたスーパーや郵便局・銀行など）との連携，③観光客と関連の深い機関（ホテル，旅行業者，観光協会，交通機関など）との連携，といった企画意識が必要となる．また，使用するパンフレットも，転倒や骨折が生活機能に及ぼす危険性（転倒後症候群）をわかりやすく伝えられるような内容にし，配置する場所も工夫することで，当事者や関係者がそのパンフレットにアクセスしやすいような仕組み作りも大切である．

これらの取り組みを経て，札幌では毎年冬になると，翌朝の路面の滑りやすさを３段階に分け，「ツルツル予報」としてニュースや新聞などで報道し，多くの人々に対し転倒骨折予防の普及啓発を行っている．このように，生活に直結した健康課題の解決のため，保健医療福祉関連職種以外との連携も積極的に模索していく姿勢がこれからの地域理学療法実践に求められる．

■引用文献

1) ウィンターライフ推進協議会：札幌発！冬みちを安全・快適に歩くための総合情報サイト「転ばないコツおしえます.」 http://tsurutsuru.jp
2) Suzuki H, et al : Current of ambulance transport due to falls on snow-covered and icy streets and awareness of elderly in Sapporo city. Medicine and Biology 2013 ; 157 (3) : 269-76.
3) 須田　力，中川功哉：積雪地における高齢者の生活で発揮される体力に関する研究．平成４・５年度科学研究費補助金一般研究（C）報告書．1994．p.49-71.

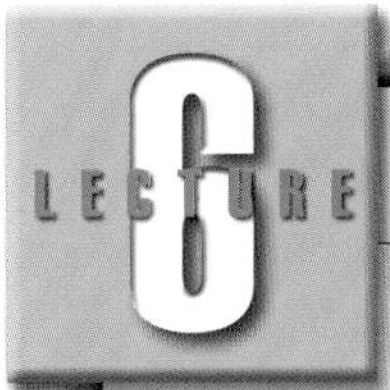

理学療法的支援（1）
起居動作・良肢位

LECTURE 6

到達目標

- 生活期における起居動作の意義を理解する．
- 生活期における起居動作制限の因子と制限による生活機能への影響を理解する．
- ベッド上の姿勢や移動の評価と介入方法を理解し実施できる．
- 生活期における車椅子座位姿勢の評価と介入方法を理解し実施できる．
- 生活期リハビリテーションにおけるサービス形態ごとの理学療法士の起居動作へのかかわりの特徴を理解する．

この講義を理解するために

この講義では，病院退院後の施設や在宅において，起居動作がどのような意義をもつかを理解するとともに，起居動作制限がもたらす影響について学びます．またその介入方法，特に姿勢調整や車椅子の適合調整についての基本事項の理解と実践について説明し，生活期における理学療法士のかかわり，多職種協働による具体的支援方法についても解説します．

この講義を理解するために以下の項目を事前に予習・復習しましょう．

□ 生活期とはどのような時期で，急性期や回復期とは対象者の状況がどのように異なるのか理解しておく．
□ 身体の不動が心身機能におよぼす影響（本文中でも解説する）について考えてみる．
□ 寝返り，起き上がり，座位保持，移乗，車椅子駆動などの基本動作練習の理論と実践について学習しておく．
□ 車椅子の各部の名称，種類と特徴について学習しておく．
□ ベッドおよび付属品の種類と名称について学習しておく．
□ 病院退院後の施設や在宅でのリハビリテーションサービスの種類（入所系，通所系，訪問系）と特徴について理解しておく．

講義を終えて確認すること

□ 起居動作制限が生活機能に与える影響を理解できた．
□ ポジショニングやシーティングの基本事項について理解できた．
□ 生活期の起居動作介入にかかわる理学療法士の役割を理解できた．

講義

1．生活期における起居動作と良肢位

1）生活期における起居動作と良肢位，良姿勢

（1）起居動作

起居動作とは一般に起居・移動動作といわれ，寝返り，起き上がり，ベッド上の移動，座位，立ち上がり（椅子・床）などがこれにあたり，それのみでは目的をもった行為ではなく，日常生活動作を遂行するための手段としての意義をもつ基本動作である[1]．この講義では，ベッド上での臥床姿勢，寝返り，起き上がりおよび座位保持（車椅子座位も含む）までを生活期の視点で解説する．

生活期における起居動作の意義は，寝床から離れて，家庭や地域での活動と参加につながる第一歩であると同時に，加齢や疾病の進行に伴い，生活圏が狭小化せざるをえなくなった際のQOLを維持するための要の動作でもある．急性期や回復期では，治療，リスク管理，機能回復を目的とした医療機関の定めたプログラム上にある動作であり，健康状態，心身機能・身体構造が大きく影響する．環境調整は医療機関の保有するベッドや関連する福祉用具，居室環境で対応される．一方，生活期においては利用者のライフスタイルを基盤に組み込まれる動作である．心身機能・身体構造の影響はもちろんだが，環境因子や個人因子の影響を強く受ける．対象者の生活環境やライフスタイルは千差万別である．したがって生活期における起居動作への介入は，より個別性が高いものとなる．

QOL（quality of life；生活の質）

LECTURE 6

MEMO
姿勢とは
理学療法の分野ではケンダル（Kendall）の考え方を基礎にした姿勢のとらえ方が多い．Kendallは「姿勢とは，運動に対する身体の全関節の肢位を合成したものである．理想的な骨格アライメントは，ストレスや緊張が最小限の状態で身体の最も効率的な状態である」としている．

（2）良肢位・不良肢位と良姿勢・不良姿勢

良肢位とは関節に拘縮や強直が生じ可動域制限が出現したとしても，日常生活動作を行ううえで機能的に最も支障が少ない肢位をいう[1]．これに反しさまざまな支障をきたすものが不良肢位であり，疾病や障害の種類によって引き起こしやすい不良肢位がある．

良姿勢の明確な定義はなく，力学的な側面，生理学的な側面，医学的な側面，心理学的な側面，美的な側面，エネルギー効率など，多面的にとらえる必要がある．また良姿勢はそれ自体が目標ではなく健康の一部であり，個別的な練習だけでなく，むしろ日常生活における姿勢管理が重要である．したがって，不良姿勢とはストレスや過剰な緊張を引き起こし非効率的な状態といえる．

ICF（International Classification of Functioning, Disability and Health）

気をつけよう！
治療やケアの都合で，対象者の行動を制限することのすべては身体拘束にあたる．転倒予防や認知症によるBPSDを防止するという名目で，短絡的に起居動作を支援者側が制限することは，基本的人権や人の尊厳を奪う行為となる．やむをえず抑制を行う場合は次の3つの状況においてである．
①利用者本人または他の利用者などの生命または身体が危険にさらされる可能性が著しく高い（切迫性）．
②抑制その他の行動制限を行う以外に代替する看護・介護がない（非代替性）．
③抑制その他の行動制限が一時的である（一時性）．

BPSD（behavioral and psychological symptoms of dementia；認知症の行動・心理症状）

2）起居動作制限の因子

起居動作を制限する因子をICF（国際生活機能分類）の構成要素で整理したものを**図1**に示す．ICFの生活機能構造モデルは，各構成要素の相互作用を示している．そのため起居動作の制限を引き起こす要因を考える場合や逆に起居動作制限が引き起こす生活機能障害を予測する際にも有用である．また構成要素のどこの課題にどの職種が役割分担してアプローチをするかを考える際にも活用できる．

3）起居動作制限による心身機能への影響

起居動作に制限を受け，ベッド上での生活を余儀なくされた場合は心身機能・身体構造にさまざまな影響を及ぼす（**図2**）．

2．起居動作および関連動作の評価とアプローチ

生活期，特に在宅生活期における起居動作は，その目的に応じてさまざまな環境で実施される．臥位も畳の上，布団，一般のベッド，介護用ベッド，ソファーと多様である．ここでは臥位姿勢や臥位での移動はベッド上の場合について解説し，座位姿勢

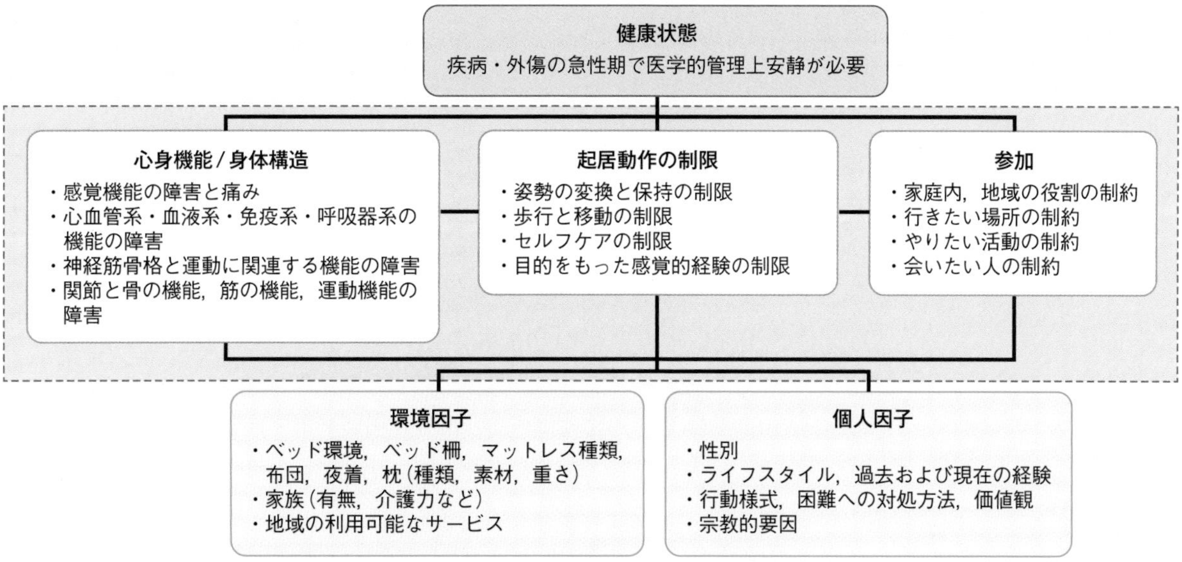

健康状態
疾病・外傷の急性期で医学的管理上安静が必要

心身機能／身体構造
・感覚機能の障害と痛み
・心血管系・血液系・免疫系・呼吸器系の機能の障害
・神経筋骨格と運動に関連する機能の障害
・関節と骨の機能，筋の機能，運動機能の障害

起居動作の制限
・姿勢の変換と保持の制限
・歩行と移動の制限
・セルフケアの制限
・目的をもった感覚的経験の制限

参加
・家庭内，地域の役割の制約
・行きたい場所の制約
・やりたい活動の制約
・会いたい人の制約

環境因子
・ベッド環境，ベッド柵，マットレス種類，布団，夜着，枕（種類，素材，重さ）
・家族（有無，介護力など）
・地域の利用可能なサービス

個人因子
・性別
・ライフスタイル，過去および現在の経験
・行動様式，困難への対処方法，価値観
・宗教的要因

図1　起居動作制限の因子をICFの生活機能構造モデルの構成要素ごとに整理

筋系の影響
・骨格筋が不活動状態を強いられると，筋構成蛋白質の合成と分解のバランスが崩れ，筋細胞の大きさが縮小し，筋容量が減少，筋力が低下する
・筋力低下と萎縮は安静3日後に始まる
・1日につき1～4%筋力低下
・筋タイプは遅筋が速筋化する．萎縮は遅筋に多い．相対的に速筋化する

脳神経系の影響
・脳細胞は20歳を超えると1日10万個死滅．何も刺激が入らない状態だとさらに早く脳細胞は死滅する（刺激が入る状態で1日6万個死滅）

骨格系の影響
・非荷重状態では骨芽細胞がアポトーシスに誘導される
・非荷重状態ではピエゾ効果による骨芽細胞の刺激がない
・尿中のカルシウム濃度が臥床してから2週間以内に3倍

関節への影響
・不動により皮膚，骨格筋，関節包，靱帯などの関節周囲軟部組織が器質的に変化，4週間を超えると不可逆性の変化が始まる．関節拘縮，関節強直，疼痛などを引き起こす

循環器系の影響
循環血液量の低下
・臥位で下肢の血液が上半身に流入．胸腔内の伸展受容器を介して，腎交感神経活動が抑制され，利尿が起こる．血漿成分が減少し，相対的に赤血球容積が増加し，ヘマトクリット値が上昇．血液粘稠度が増加して静脈血栓症の危険因子となる

心機能の低下
・1回心拍出量が著しく低下し，心臓にかかる負荷が低下して，心筋が著明に萎縮
・血管平滑筋の交感神経性収縮反応の低下
・長期臥床により大きな血圧変化が起こらず，圧受容器反射感度が低下
・筋萎縮に伴い筋ポンプ作用が減弱し，心臓への静脈還流量が低下

呼吸器系の影響
・胸郭が重力でベッドに圧迫され呼吸運動を制限
・横隔膜は4 cm程度挙上，FRCを15～20%減少
・分泌物貯留により，沈下性肺炎の原因となる．肺胞虚脱のために炭酸ガスが蓄積
・腹腔内臓器が頭側へ移動し背側横隔膜の上に載るため，横隔膜運動を妨げる

図2　起居動作制限が心身機能に及ぼすさまざまな影響
起居動作に制限を受け，ベッド上での生活を余儀なくされる場合，心身機能・身体構造にさまざまな影響を及ぼす．
FRC：機能的残気量．

はベッド上と車椅子上に限定して基本事項を述べる．

ベッド上の臥位姿勢でも椅子での座位姿勢でも，健康な人はその時々の活動や体の状況に合わせてさまざまな姿勢をとっている．一般的に不良姿勢と思われる姿勢であっても問題がない場合もみられる．その理由は一時的なものであり，いつでも自分で修正可能だからである．しかし車椅子上の生活を余儀なくされている生活期の障害者，高齢者は，ベッド上の自力での体位変換や起き上がり，座位保持などが困難である．長時間の不良姿勢は拘縮，変形，褥瘡などさまざまなリスク要因となる．

1）ベッド上での臥位姿勢，移動

(1) 臥位姿勢

臥位は支持基底面が広く安定した姿勢であり，同時に動きにくい姿勢でもある．

調べてみよう
褥瘡リスクの評価にはブレーデンスケール，OHスケールなどがある．ブレーデンスケールやOHスケールの評価項目を調べてみよう．

表1　ポジショニングの目的

1. 褥瘡予防
2. 筋の過緊張の緩和
3. 関節拘縮・変形の予防
4. 呼吸器・循環器機能の賦活・低下予防
5. 摂食・嚥下機能の賦活・低下予防
6. 不良姿勢による疼痛の予防
7. ベッド上動作の安定，機能的姿勢の確保
8. 安楽な姿勢の確保

MEMO

荷重がかかったときに発生する生体内の3つの応力

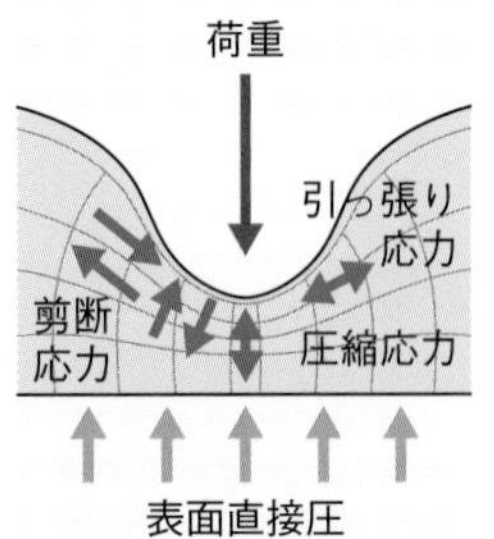

生体内では剪断応力，圧縮応力，引っ張り応力が組み合わさってさまざまなタイプの褥瘡を引き起こす

ベッド上での自力体位変換能力は，褥瘡リスクや寝心地などのQOLに重要である．

寝返りが自力で可能か，寝返り不可でも頭部，上下肢，体幹をどの程度動かすことが可能かを評価する．またベッドやマットレス，オーバーレイ，掛け布団，タオルケットなどの環境の違いによる動作の違いを観察する．体位変換能力にかかわる心身機能を理解し，また上記環境の特徴と与える影響についても理解する．自力での体位変換が困難な場合は適切なポジショニングが必要となる．ポジショニングの目的（**表1**）は多岐にわたる．不動による不良姿勢（**図3**）や褥瘡の好発部位（**図4**）を評価し，適切なポジショニングを実施する．ポジショニング例と基本事項を**図5**に示す．

(2) 臥位での移動

ベッド上で上下左右へ体をずらす動作は頻繁に実施される．自力や介助で実施するさまざまな方法がある．摩擦軽減用具や滑り止めの利用で自立や介助量の軽減に有用である（**図6**）．

(3) 起き上がり

起き上がりに伴い支持基底面が狭くなり，重力の影響をより強く受ける．

自力で実施する方法，ベッドの背上げ機能など環境を利用して自立する方法，介助で実施する方法がある．起き上がり動作の過程でどこに問題があるのか確認する．ベッド機能や福祉用具を利用する場合や介助する場合，動作過程のどこを補えばよいかを分析し，過剰な支援にならないよう配慮する．全介助の場合でベッドの背上げ機能を利用する場合，ベッドタイプと背上げの機構を理解して使用する．

生活期において冬場と夏場の掛け布団などの寝具の重さが，しばしば起き上がりを困難にする．運動療法室のプラットフォーム上での起き上がりだけでなく，布団をかけた状況での動作を確認する．

(4) ベッド上座位

ベッド上の座位が安定しないと起き上がりが自立しない．ベッド上の座位はベッド

脳卒中の背臥位（不良姿勢）例

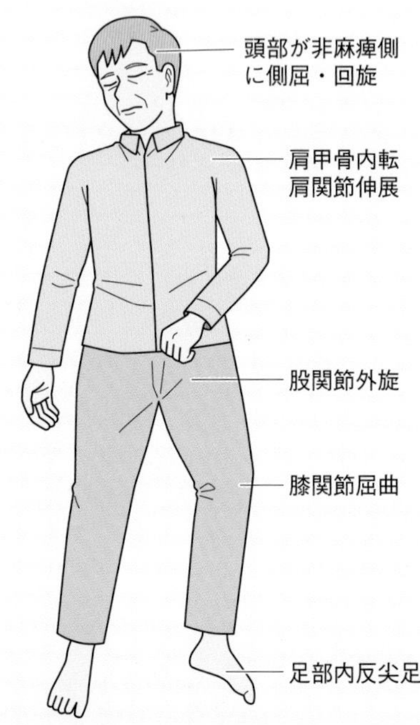

長時間の同一姿勢は，拘縮，痛み，褥瘡，過緊張の二次障害を引き起こす

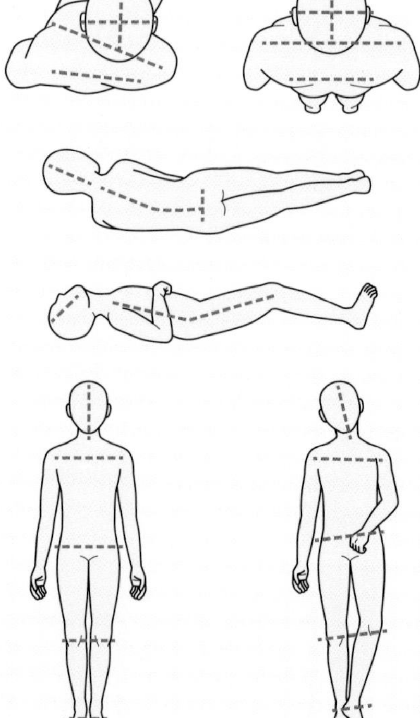

水平面での姿勢評価の指標

- 肩峰を結ぶ線
- 棘突起の向き，胸郭突出の程度
- 上前腸骨棘，上後腸骨棘を結ぶ線
- 大転子の向き
- 膝蓋骨，脛骨粗面，腓骨頭の向き
- 内・外果を結ぶ線，足尖の向き

矢状面での姿勢評価の指標

- 後頭隆起と頬骨弓下線を結ぶ線
- 肩峰の位置，胸郭の輪郭
- 脊柱の弯曲の程度
- 第12肋骨の高さ
- 上前腸骨棘，上後腸骨棘を結ぶ線
- 大転子の位置
- 膝関節の位置
- 下腿骨の傾き
- 内・外果の位置，縦アーチの形状

前額面での姿勢評価の指標

- 目，耳，顎関節の高さ
- 肩峰，肩鎖関節，胸鎖関節の高さ
- 胸骨の傾き，肘関節の高さ
- 第12肋骨の高さ
- 腸骨稜，上前腸骨棘，大転子の高さ
- 内外側上顆，膝蓋骨，腓骨頭の高さ
- 内・外果，各足根骨の高さ
- 横アーチの形状

図3　不動による不良姿勢

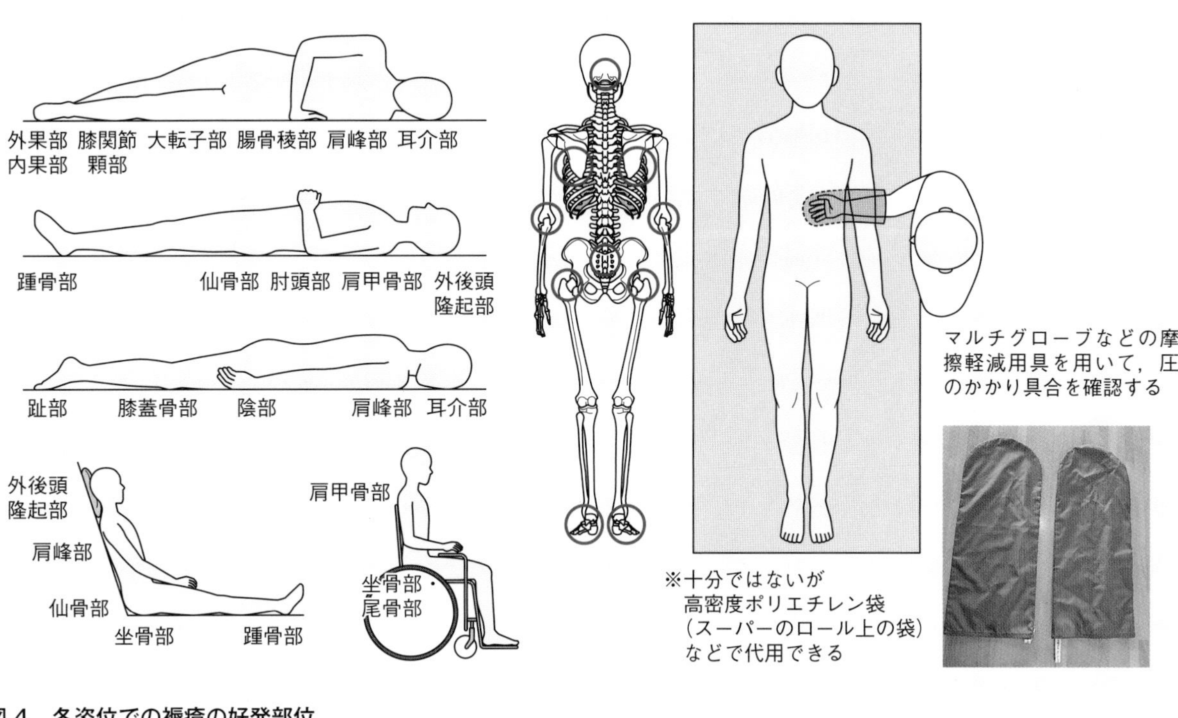

図4　各姿位での褥瘡の好発部位

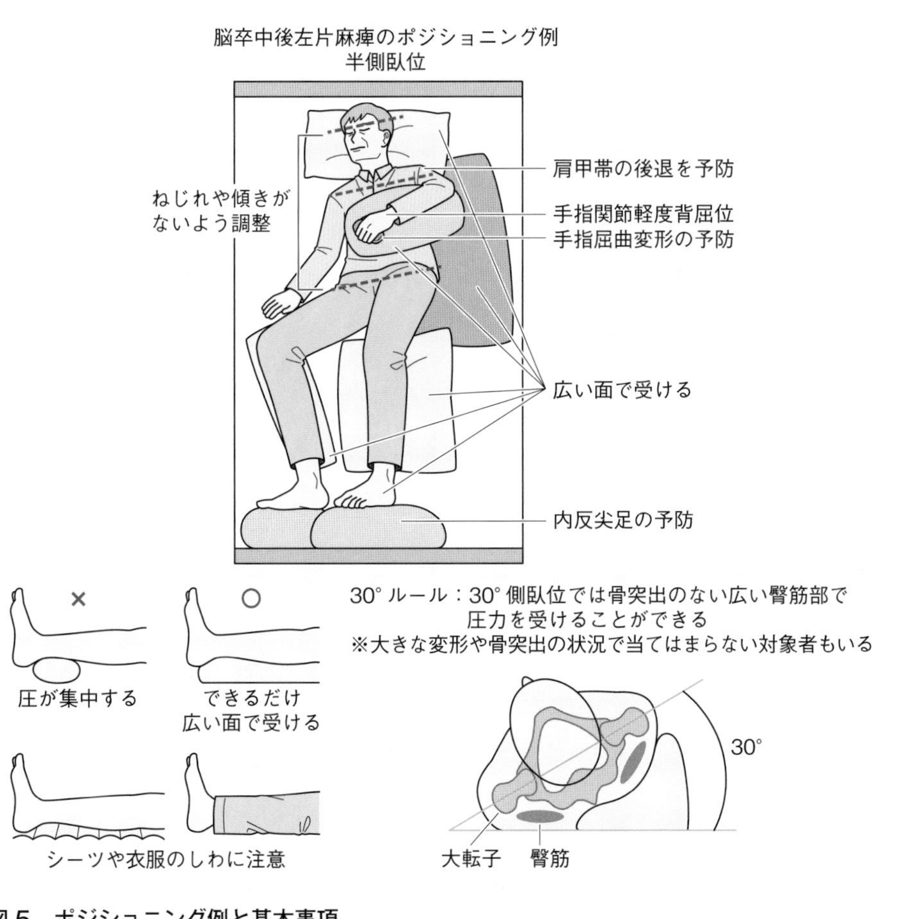

図5　ポジショニング例と基本事項

上での動作のための座位とベッドから離れる過程としての座位がある．特に前者の場合は座位姿勢の評価と姿勢調整への介入が必要となる．その際も**図3**の基準線を利用してアライメントを確認しアプローチする．

MEMO

体圧を簡易に測るものとして携帯型接触圧力測定器や超薄型センサーシートの座圧分布測定システムがある．

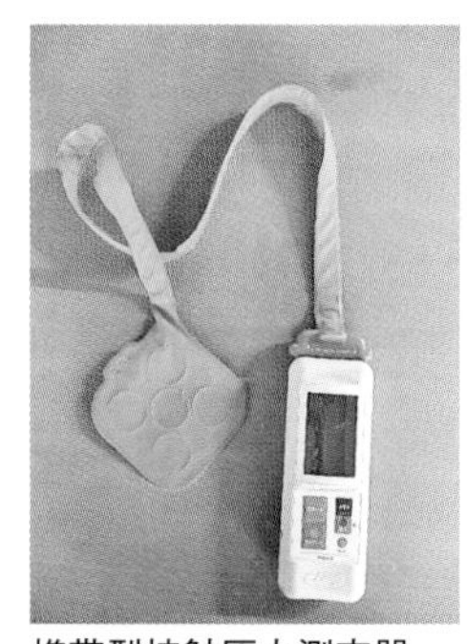

携帯型接触圧力測定器

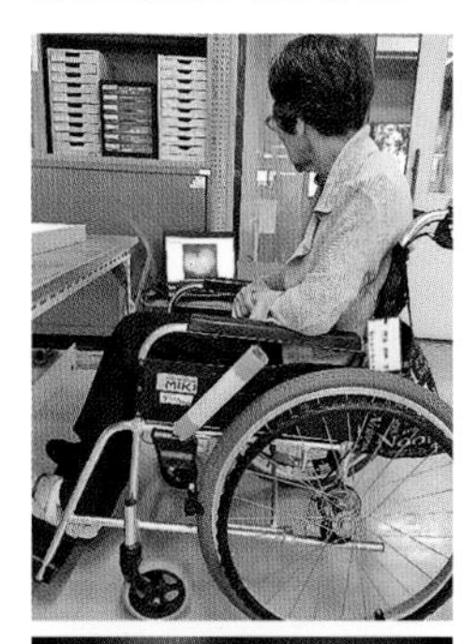

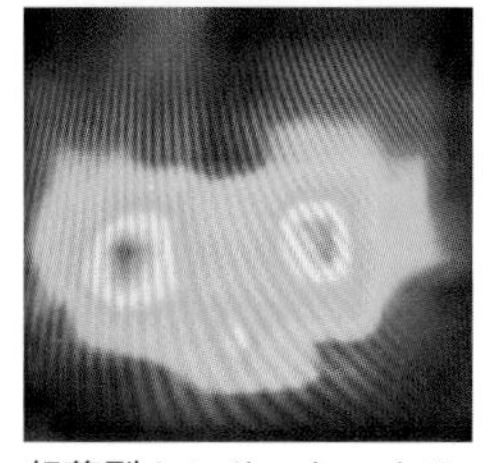

超薄型センサーシートの座圧分布測定システム

LECTURE 6

気をつけよう！
中枢性疾患の場合は，起き上がりに伴う力学的な変化だけでなく，網様体脊髄路や前庭脊髄路が筋緊張に与える影響を考えよう．

気をつけよう！
全介助で電動ベッドの背上げ機能を利用して起き上がる際の注意点を下に示す．

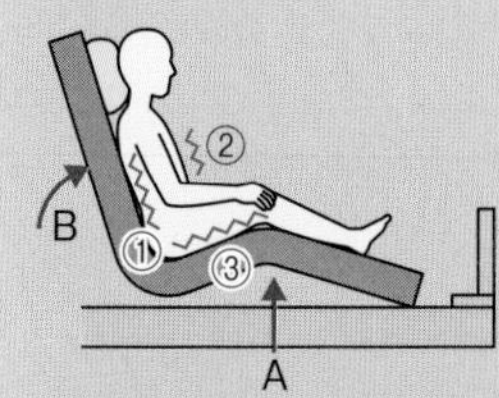

A: 膝上げして臀部のすべりを止める
B: 背上げをする方法で起き上がる
この方法で起き上がると①背部，②腹部，③大腿部後面に圧迫感，不快感を感じる．ボトムのタイプによっては食事もとれないほど圧迫感を感じる．

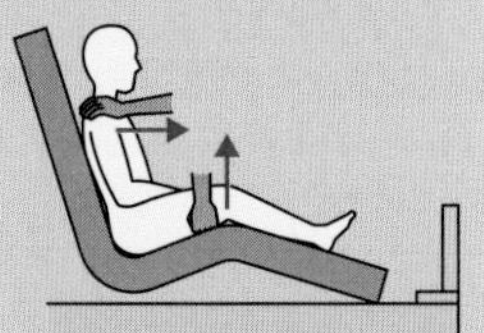

ベッドから背中を浮かす．大腿部を軽く持ち上げることで圧迫を取り除く．上の①③にマルチグローブなどを利用し介助者の手を挿入する方法もある．電動の背上げ機能を自動で制御し圧迫を起こしにくいベッドもある．

MEMO
布団の重さの目安

布団の種類	重さ
羽毛掛け布団	約 1 kg
真綿掛け布団	約 1.5 kg
羽根掛け布団	約 2 kg
羊毛掛け布団	約 2 kg
ポリエステル掛け布団	約 2 kg
木綿掛け布団	約 4 kg

ここがポイント！
足に合っていない靴は痛みを誘発し，歩行を困難にし，歩様を悪くする．その靴を長期間使用するとさまざまな部位のアライメントが壊れて変形をきたす．車椅子も同様である．

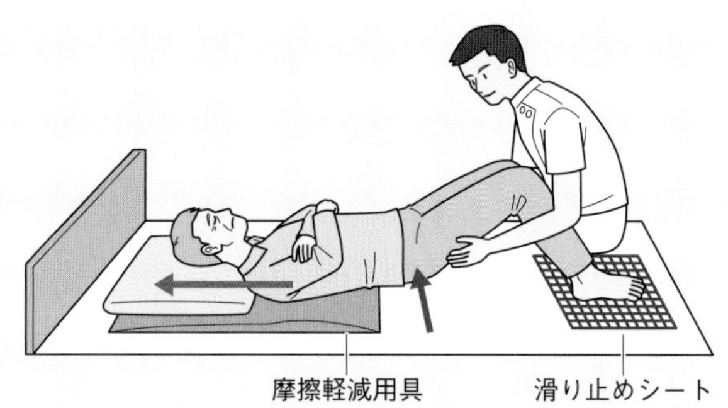

ベッド上の移動はさまざまな方法がある．摩擦軽減用具の利用や介助をする場合でも，残存能力をできるだけ利用しやすいよう工夫をする．移動する場合の抵抗となる部分に摩擦軽減用具を利用し，力点となる箇所へは滑り止めを利用するなどして力を発揮しやすい設定を考える．

図 6 ベッド上での移動

(5) 床上立ち上がり

和式生活では，床からの立ち座りの動作は，寝具がベッドでも布団でも必要度が高い動作である．例えば，ベッド利用の人が居間の掘りごたつに入る場合や布団利用の人が歩行車で移動する場合などである．垂直方向の動きとなるのでリスクも高い．脳卒中片麻痺や人工骨頭置換術の術後など疾病や障害のレベルにより方法が異なる．自力で困難な場合は，通常よりも低床に調整可能なベッド，昇降機能付きの座椅子や車椅子を利用する方法がある．

2) 車椅子座位姿勢の評価とシーティング

車椅子は「車」と「椅子」の機能をもつ福祉用具である．そのため車椅子を調整する際は，車であるドライビングユニットと椅子であるシートユニットの調整が必要となる．車椅子は環境因子であるためその調整は生活機能や健康状態に大きく影響を及ぼす．また調整の目的は，回復期と生活期では異なる．最も機能回復が期待できる回復期にあっては，一定期間，機能回復の段階に合わせて，回復を促進する環境因子としてのシーティングを施す．生活期にあっては対象者の生活のなかで主に車椅子がどのような役割を担うかによって調整が異なる．

高齢者の場合 1 台の車椅子で活動性と安楽な姿勢のバランスを図りながら，屋外用と屋内用で適合・調整をすることが多い．車椅子環境はユーザーの大きな環境因子であり，姿勢や動作だけでなく生活機能や健康状態に及ぼす影響は大きい．生活機能と車椅子の特性を理解し調整する技術を身につける必要がある（**図 7**）．

(1) 車椅子の分類

車椅子は ISO9999 をもとに財団法人テクノエイド協会が作成した CCTA（福祉用具分類コード）95 の分類で**表 2** のように整理されている．

(2) シーティング

a．シートユニット

a) 座面（シート）

座面は，標準型車椅子の場合 JIS 規格で 40×40 cm である．車椅子の座幅は臀部の幅プラス 2〜4 cm 程度がよい（**図 8a**）．座面のたるみは，骨盤が安定せず不良姿勢につながる（**図 8b**）．座面の奥行きは，深く座ったとき膝の裏側と座面の距離は 2.5〜4 cm 程度が適当である（**図 8c**）．幅や奥行きを決定する際は，季節による着衣の変化に配慮する．また座面の水平面に対する角度は，車椅子の駆動方法によって異なる．既製品では通常 5° 程度前方が高い．

理想的な座面は，利用者の臀部や大腿部後面の形状に適合したトータルコンタクト

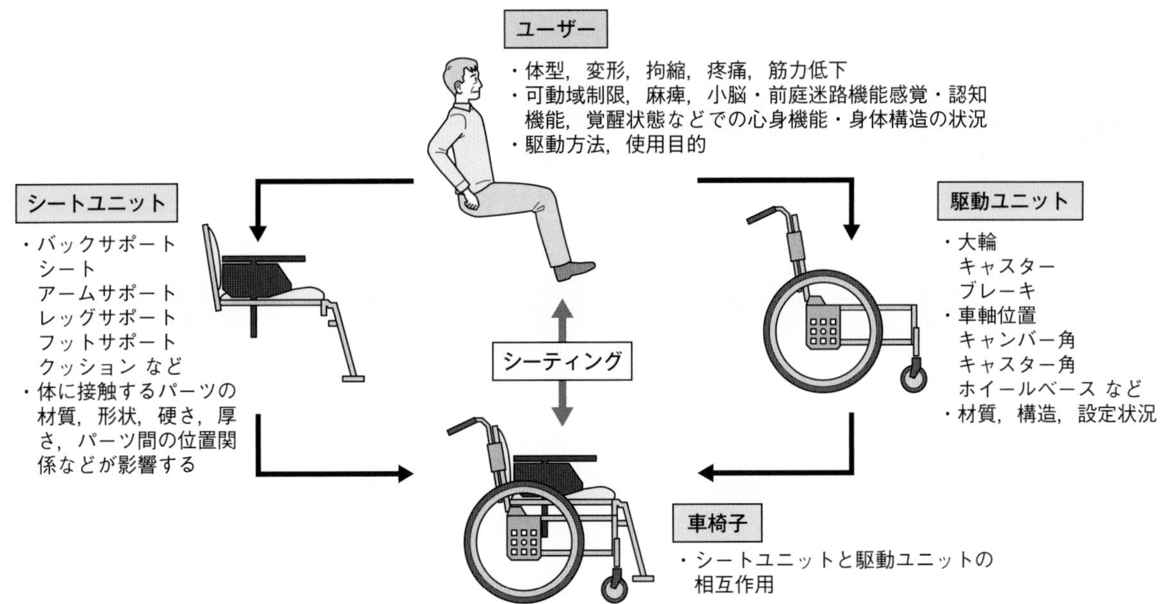

図7 車椅子シーティングで配慮する人と車椅子の相互要因

表2 CCTA95 車椅子分類

中分類	車椅子	使用者（介助者も含む）によって操作されるいわゆる車椅子．電動を含む．一般的に，固定輪が2輪で，1輪もしくは2輪のキャスタが付いている．
小分類	介助用車椅子	移動に必要な操作を介助者が行う車椅子．通常，ハンドリムはない．
小分類	後輪駆動式車椅子	一般的に，両手で後輪のハンドリムを駆動して操作する車椅子．室内用も含む．
小分類	前輪駆動式車椅子	一般的に，両手で前輪のハンドリムを駆動して操作する車椅子．
小分類	両手レバー駆動式車椅子	左右のレバーを前後に動かすことによって駆動輪を回転させ操作する車椅子．
小分類	片手駆動式車椅子	片手だけでハンドリムやレバーを駆動して操作する車椅子．
小分類	足駆動式車椅子	足だけで駆動し操作するためにつくられた車椅子．
小分類	電動介助用車椅子	電動で駆動し，介助者が操作する車椅子．
小分類	電動三輪車・電動四輪車	電動で駆動し，使用者が手で駆動スイッチやハンドルを操作する，3輪あるいは4輪の車椅子．
小分類	電動車椅子	電動で駆動し，使用者がジョイスティックレバーなどの操縦装置で操作する車椅子．パワーステアリング付きも含む．
小分類	原動機付き車椅子	エンジンで駆動する車椅子．
小分類	モジュラ車椅子	部品の組み換えができ，車輪やシートの位置を調整できるフレームをベースとした車椅子．システムの組み方によって，別の種類に変更できる．
小分類	姿勢変換機能付き車椅子	車椅子としての機能を持ち，かつ姿勢変換機能が付いている車椅子．スタンダップ車椅子や座席昇降車椅子，リクライニング車椅子などがある．
小分類	起立移動車	立位姿勢を保持することができ，両上肢を使って，車椅子と同様の移動をすることができる移動器．

（テクノエイド協会）

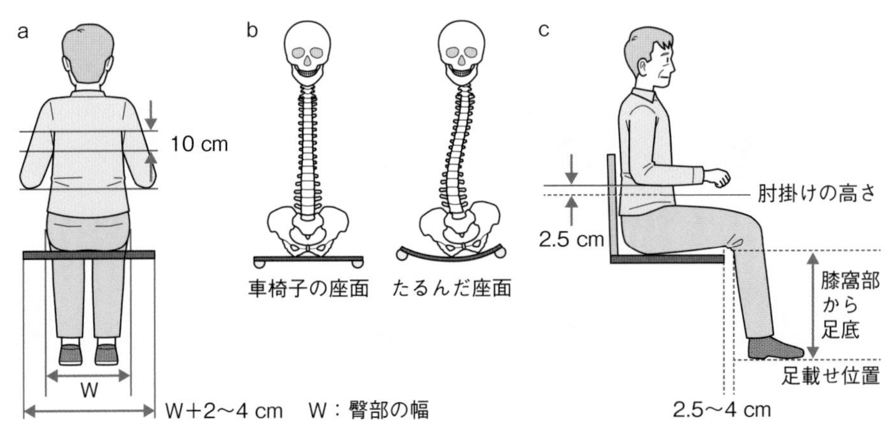

図8 座面

気をつけよう！
生活期では，起き上がり動作の自立に固執するあまり，生活全体でみたときに生活圏を狭小化させ，活動量を下げてしまう場合がある．自立のための練習と活動量を増やす支援のバランスをとる．すなわち時間をかけて自力での起き上がりを練習する場面とベッド機能を使って楽に起き上がり，趣味活動やイベント参加を促す頻度を調整する．

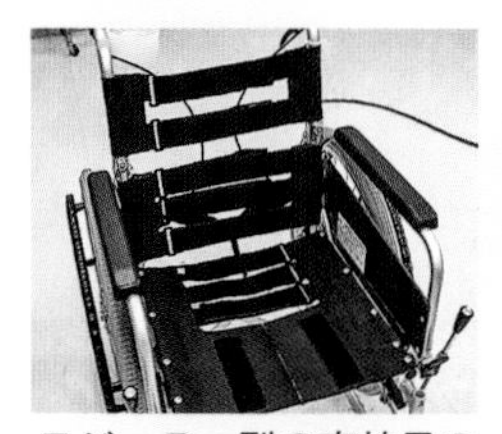

モジュラー型の車椅子の背もたれとシート
各部分の張り調整が可能（※写真はカバー，クッションを外した外観）

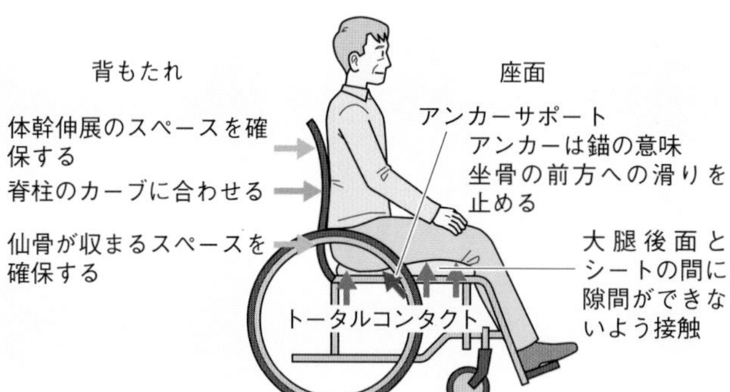

図９　トータルコンタクトの座面と背もたれ

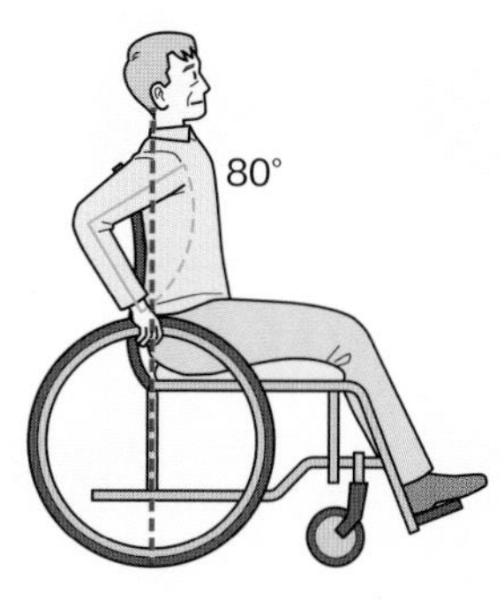

図 10　肩関節と大輪車軸の位置

覚えよう！
車椅子の各部の名称とサイズ選択の原則を覚えよう．

LECTURE 6

試してみよう
ソファー，パイプ椅子，ビニールシートの折りたたみ椅子などタイプの異なる椅子に座り，座面や背もたれから受ける圧，姿勢の変化を体験しよう．さらにそれぞれの椅子で前方にテーブルを置きノートに字を書いてみよう．その際の姿勢を観察し，動作の容易さあるいは困難さの要因を考察してみよう．

MEMO
背もたれの材質
素材によりウレタン，エアー（エアセル，エアパウチ），ゲル，およびそれらを組み合わせたハイブリッドタイプがある．

MEMO
滑り座（仙骨座り）
背もたれにもたれたときに，臀部や大腿部が前方に滑り，仙骨部に大きな体圧がかかった座位姿勢．

試してみよう
車椅子を手こぎ，片手片足こぎ，足こぎした際の背もたれ，座面にかかる圧を体験しよう．体幹で背もたれを押してこいだ場合，やや前屈してこいだ場合などを比べてみよう．

MEMO
適切な車椅子の利用には，心身機能への適合調整だけでなく，保守点検も重要である．介護保険制度での福祉用具貸与の場合はレンタル業者が実施するが，施設では委託するか，職員での保守点検が必要となる．使用中，保管中に定期的に実施しないと不慮の事故の原因となる．

の座面である（**図 9**）．座面の張り調整付きの車椅子やクッションで調整する．

b）背もたれ（バックサポート）

背もたれの高さは，自走の場合で肩甲骨下角の位置，あるいは腋窩（脇の下）から10 cm 下方くらいが適切である．介助の場合では肩甲骨中央付近に調整する．背もたれの張り調整は，座面同様に姿勢の調節に重要な役割がある．背もたれの下方は，骨盤を収めるスペースが必要となる．この部分が狭く，張っていると滑り座（仙骨座り）の原因となる．また背もたれの上部に余裕がない場合，車椅子を駆動する際に背中が背もたれに強く当たり，滑り座になりやすい．背もたれの調整機能が付いていない車椅子ではクッションなどを利用することがある．その際クッションの厚みは車椅子の駆動に影響し，肩関節の位置と大輪の車軸の位置関係を評価する（**図 10**）．

c）肘掛け（アームサポート）と足載せ（フットサポート）

肘掛けは，車椅子の用途に合わせてさまざまのタイプがあり，移乗や姿勢変換の補助，休息などの目的をもっている．姿勢が前へ崩れる利用者においては，肘掛けと肘掛けに渡して使うテーブルが重要となる．肘掛けの高さは，肘を 90° 曲げたときの肘頭までの高さ 2.5 cm に設定する（**図 8c**）．肘を載せる部分の面積や材質も，目的に応じて調整する．

足載せは，膝窩部から足底までの長さに合わせる（**図 8c**）．

b．ドライビングユニット

車椅子は通常大輪とキャスターの 4 つの車輪が地面と接触している（6 輪のタイプもある）．車椅子の操作性には大輪やキャスターの直径，厚み，材質，車軸の位置，キャンバー角，キャスター角，ホイールベースなどの要素が関連する．操作性が悪いと，不良姿勢や痛みを引き起こすため，適切な調整が重要である（**図 11**）．

シートユニットとドライビングユニットの状況に加え，車椅子の駆動方法も対象者の姿勢に影響を及ぼす．一例を**図 12** に示す．

車椅子シーティングは，1 回で終了ではなく，利用者の姿勢，生活状況や車椅子およびその付属品の状況を常に観察し，調整を継続していくことが重要である．

3．起居動作制限への介入

1）施設系サービスにおける介入

施設系サービスの利点は，理学療法士による個別の練習に加え，多職種協働で介入しやすいことと，夜間の状況を専門職の視点で確認できることである．夜間は，起居動作において日中の状況とは大きく異なる場合があるため，日勤帯の勤務を常とする理学療法士は，夜勤のスタッフから詳細な情報収集をする．日常より連携に努め，ケ

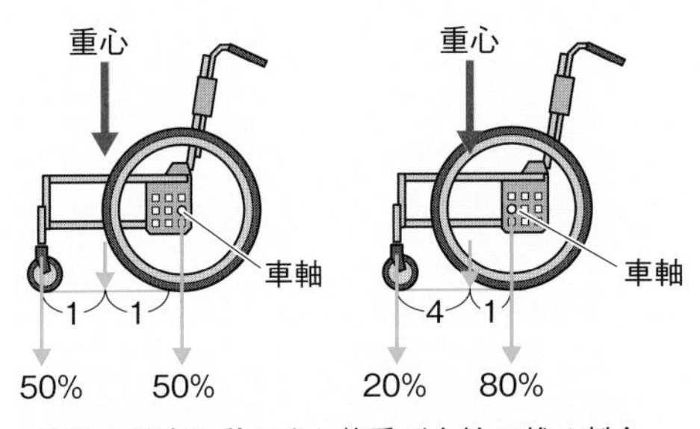

車軸を前方に動かすと体重が大輪に載る割合が増し駆動が楽になる．一方で後方に転倒しやすくなり，転倒防止バーなどが必要となる

図 11 駆動ユニットに関する基本事項

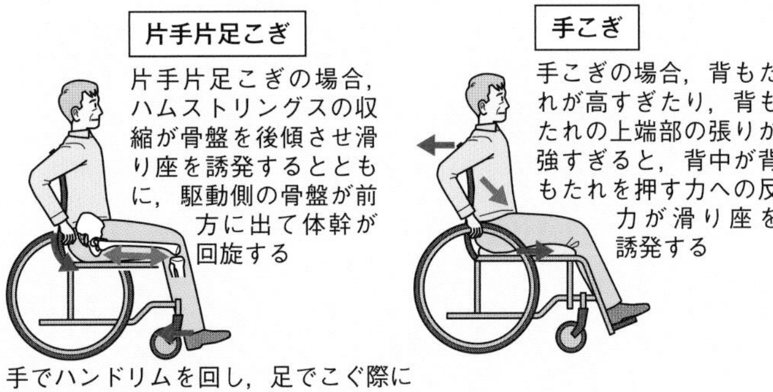

片手片足こぎ
片手片足こぎの場合，ハムストリングスの収縮が骨盤を後傾させ滑り座を誘発するとともに，駆動側の骨盤が前方に出て体幹が回旋する
手でハンドリムを回し，足でこぐ際に体幹を前屈する動作で骨盤後傾を防ぐ
手こぎ
手こぎの場合，背もたれが高すぎたり，背もたれの上端部の張りが強すぎると，背中が背もたれを押す力への反力が滑り座を誘発する

図 12 車椅子の駆動パターンにより滑り座になる例

アマネジメント，リハビリテーションマネジメント，栄養マネジメントのサイクルに積極的に関与する．頻繁に居室を訪ね，ケアスタッフとポジショニングやシーティングに関する情報を共有して検討し，技術移転することが重要である．

2）通所系サービスにおける介入

通所系サービスでの起居動作への関与の利点は，訪問指導で居宅を訪問し，アセスメントであげられた課題を施設に持ち帰り練習し，再度在宅で確認する過程を繰り返すことで，自立支援や介助量軽減が図れることである．また通所施設のチームと他の在宅サービスのチームにより，施設と在宅の両方の場面で検討できることである．

3）訪問系サービスにおける介入

在宅生活の状況を定期的に直視できるサービスであり，生活全般が本人，家族の管理下にあり，個人因子の影響を強く受ける．専門家の適切な提案に対し，本人家族の生活スタイルに合わず，受け入れが難しいことが多々ある．起居動作において，長年のこだわりや宗教的観点からベッド位置や家具の配置変更の提案が受け入れられない，日によって介護者が変わり介護力にバラつきがあり，指導する方法がそれぞれ異なるなど，多様な課題がみられる．定期的な訪問のなかで，本人や家族とラポールを形成し，生活スタイルにあった現実的な提案が可能となることが訪問系サービスの利点である．

4．生活期での起居動作，座位姿勢，睡眠における理学療法士の役割

生活期において，理学療法士はさまざまな場面で起居動作，座位姿勢，睡眠などに関与する．通所リハビリテーションでは，ケアプランと整合性をとったリハビリテーション計画をリハビリテーションマネジメントに基づいてアプローチする．専門職としての個別のリハビリテーションの時間帯はもちろん，サービス全体を通じて，多職種協働で多面的にアプローチする．理学療法士が起居動作，かかわる場面をイメージできるように，**図 13** に通所リハビリテーションを例に理学療法士の役割をまとめた．

■引用文献

1）奈良 勲監，内山 靖編：理学療法学辞典．医学書院；2006．p.182.

■参考文献

1）市川 洌ほか：福祉用具支援論―自分らしい生活を作るために．テクノエイド協会；2006.
2）ベンクト・エングストローム：車椅子のためのエルゴノミックシーティング．桂 律也ほか訳．ラックヘルスケア；2003.
3）野尻晋一：リハビリテーションからみた介護技術．山永弘明監．中央法規出版；2006.

MEMO
ケアマネジメント
利用者の「自立と生活の質の向上」を目的に，多職種がチームとして，個々のニーズに応じて必要とされるサービスを適切に結びつけ，調整を図りつつ，包括的かつ継続的にサービス供給を確保するプロセス管理システムである．

MEMO
リハビリテーションマネジメント
対象者の自立や生活の質を向上させるためのリハビリテーションが，心身機能，活動および参加について，バランスよく多職種協働のもと提供できているかを継続的に管理するシステムである．

MEMO
栄養マネジメント
対象者の栄養状態を改善し，生活の質を向上させるために，身体状況や栄養状態に応じた最適な栄養ケアを，効率的かつ系統的に行う管理システムのことである．

MEMO
介護保険施設ではケアプランを主軸とし，他の 2 つのマネジメントが整合性をとりながらバランスよく機能していることが重要である．

MEMO
提案の受け入れ困難な例として，北側を頭にしての就寝（北枕）を忌み嫌うことがある．

MEMO
ラポール（rapport）
相互に信頼できる関係を意味する．心理学，言語学の用語に由来する．ラポートともいう．

LECTURE 6

対象者宅

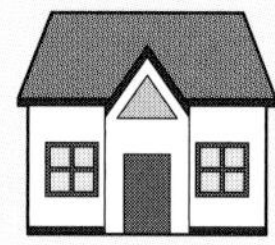

在宅生活の評価・助言・指導
居室やベッド上で実施する活動・環境を評価し，本人・介護者に助言・指導を行う
①起居動作，②ADL動作，③役割・趣味活動，④居室環境整備，⑤ベッド・椅子・車椅子，⑥介護方法，⑦睡眠状況

訪問

訪問指導
サービス担当者会議
リハビリテーション会議

起居動作，座位姿勢睡眠や日中の活動性についての課題とアプローチを検討

送迎

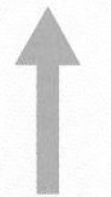

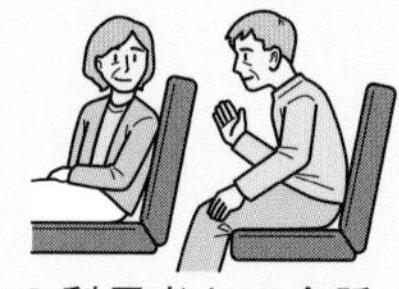

情報収集
車内での他の利用者との会話（愚痴や相談など）から起居・姿勢・睡眠にかかわる情報を収集

送迎への評価・指導
○車の座席と座位姿勢
○移動時の座位の安定性

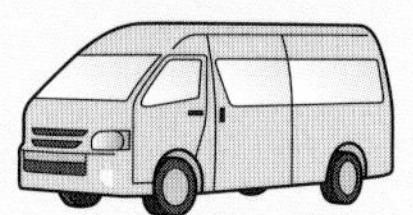

通所のリハビリ室

個別練習

リハビリ室での評価・指導・練習
○寝返り，起き上がり，座位
○ADL動作
○起居にかかわる可動域，筋力増強練習，バランス練習など

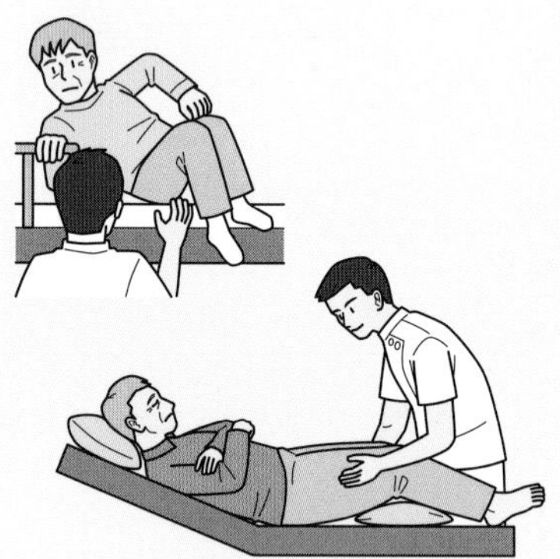

グループ指導
○グループ体操など
○家族への介護教室など

休憩室

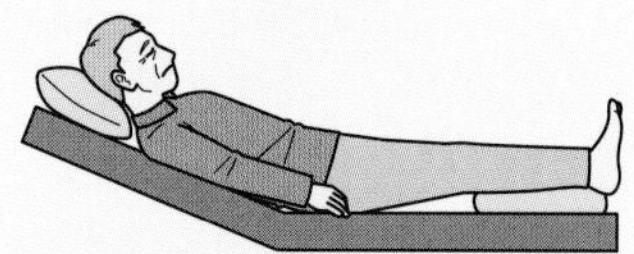

休憩室での評価・助言・指導
○ベッド上のポジショニング
○寝返り，起き上がり，座位
○ベッド環境（マットレスなど）
○睡眠状況

ホール

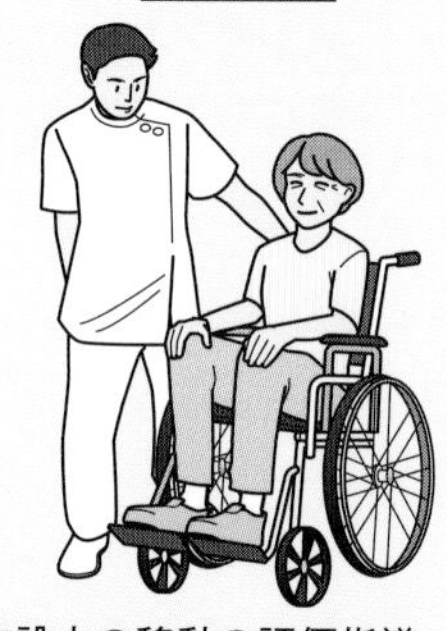

通所施設内の移動の評価指導
○車椅子駆動
○移動支援用具のチェック

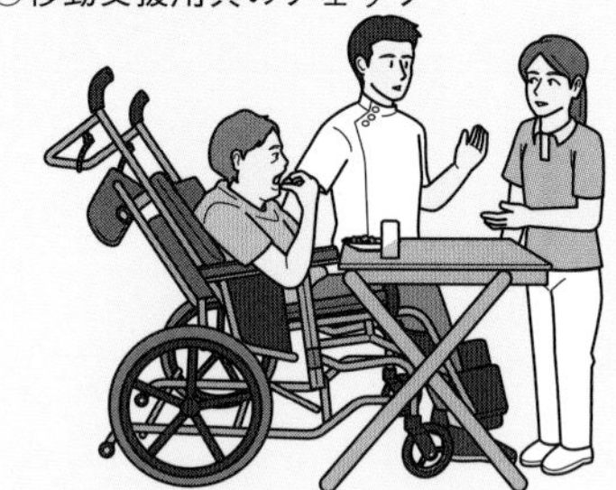

食事場面での評価・指導・練習
○摂食・嚥下機能
○食事動作・姿勢

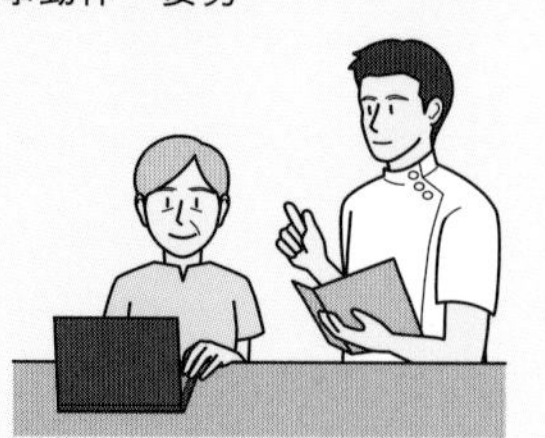

文化活動（パソコン操作など）などでの評価・指導・練習
○作業姿勢
○福祉用具の選定など

浴室・脱衣所

浴室・脱衣所での評価・指導・練習
○シャワー椅子上での座位
○更衣動作時の臥位・座位姿勢
○褥瘡などのスキンチェック

トイレ

トイレでの評価・指導・練習
○便座上での座位
○排尿・排便姿勢
○便座環境
○パウチ交換姿勢　など

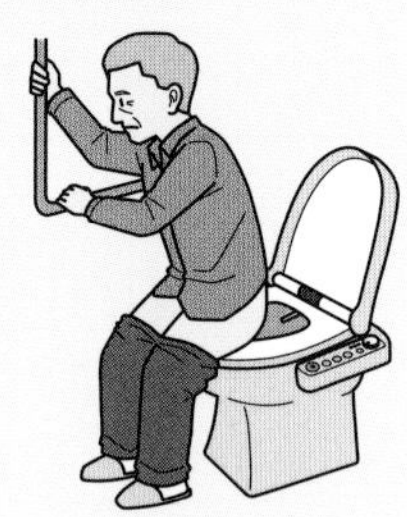

洗面所

洗面所での座位姿勢の評価・指導・練習
○座位での整容動作
○口腔ケア

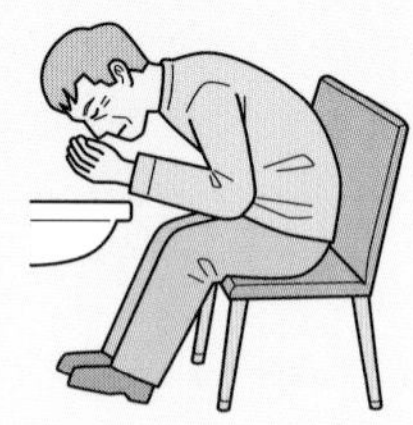

図 13　通所リハビリテーションサービス提供の場所と理学療法士の役割
起居動作，座位姿勢，睡眠への関与に特化して表現.

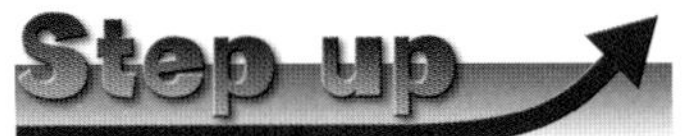

1．ベッド背上げの制御

起き上がりにベッドの背上げ機能を利用する場合に，関節の動きとベッドボトムの動きのずれにより，背部や腹部，大腿後面への圧迫が生じやすい．それを軽減するためのさまざまな背上げ機能をもったベッドが開発されている．

1）背上げと足上げ下げを組み合わせた動作制御システム

先に膝部が上がり，その後背上げが連動して始まる．膝部は26°で停止し背上げはそのまま継続する．背上げが40°に達すると今度は膝部が連動して下がり始める．背上げが75°になったところで膝部が0°まで下がる（図1）．

2）背上げと足上げ下げにベッドが傾斜する制御システム

膝上げ後に背上げが始まる．その後ベッド（足側）が下がりベッドが傾斜する．10°傾くと止まり，さらに背上げをしながら膝部が下がる（図2）．

3）背上げ時にマットレス下面を伸ばすシステム

背上げ時にマットレス下面を強制的に伸ばす機能（マットレスエクステンション機能）により，背上げ時の身体

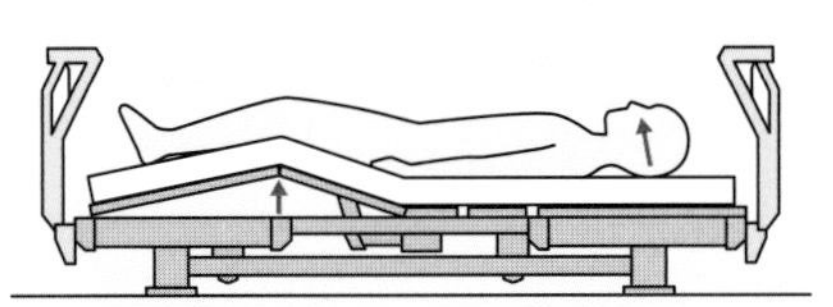
①膝上げが先行して上がり，連動して背上げが始まる

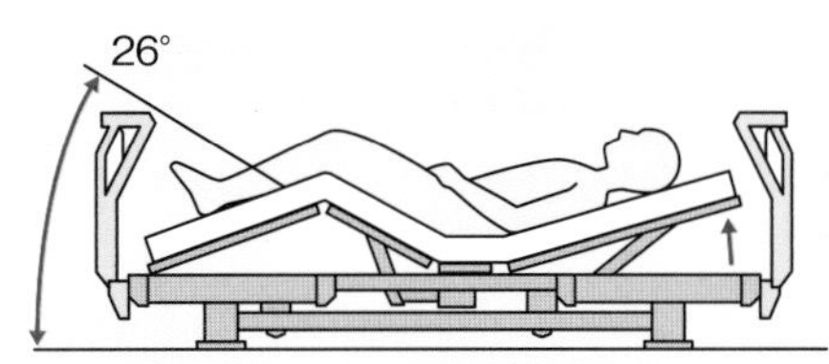

②膝上げが26°で停止し，背上げは継続する

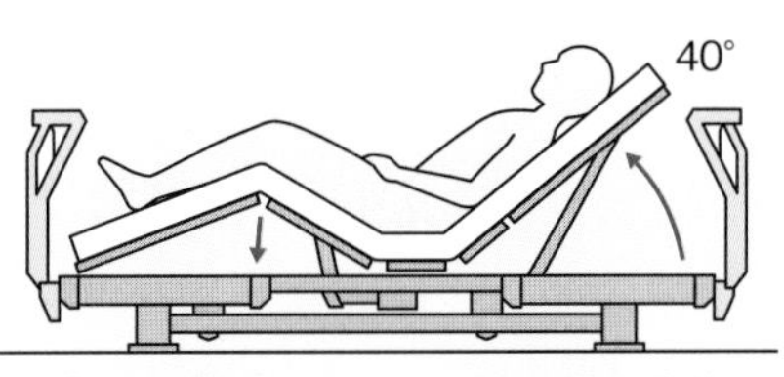

③背上げが40°まで上がると膝が連動して下がり始める

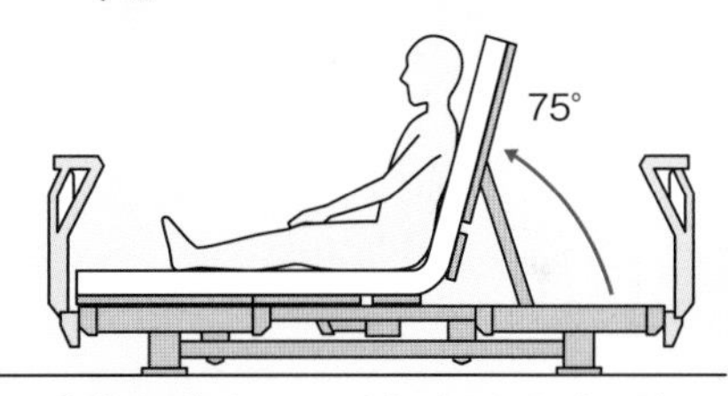

④背上げが75°まで上がると同時に膝が0°まで下がる

図1　背上げと足上げ下げを組み合わせた動作制御システム
パラマウントベッド：らくらくモーション

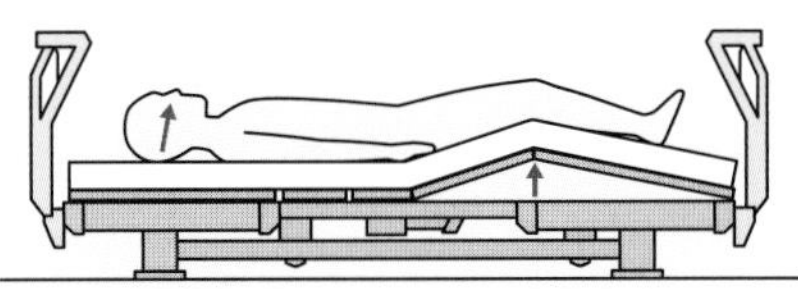
①膝上げが先行して上がり，連動して背上げが始まる

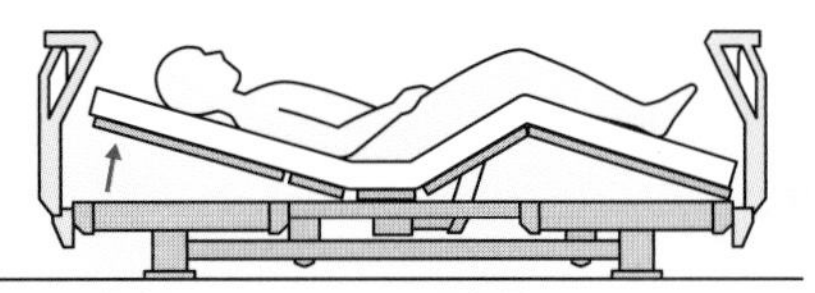
②背上げ後にベッドが傾き始める

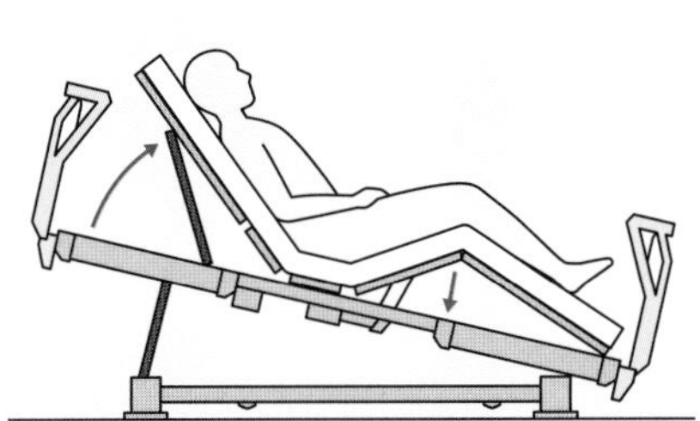
③ベッドが10°まで傾くと止まり，背上げは継続する

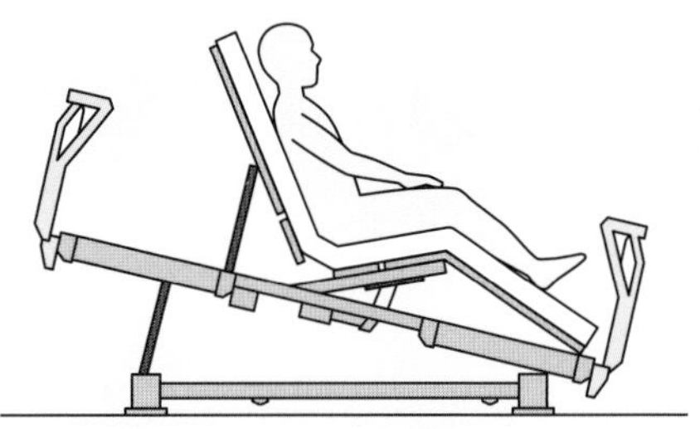
④背上げしながら膝を下げる

図2　背上げと足上げ下げにベッドが傾斜する制御システム
パラマウントベッド：ラクリアモーション

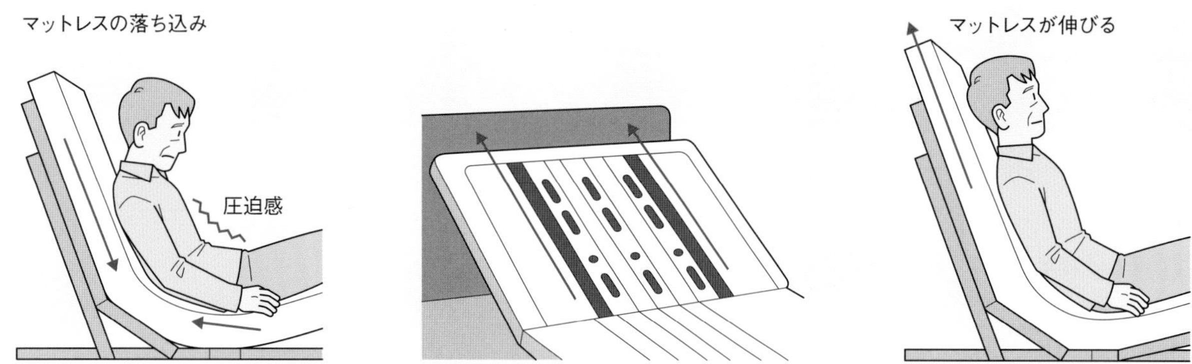

図３　背上げ時にマットレス下面を伸ばすシステム
フランスベッド：マットレスエクステンション機能

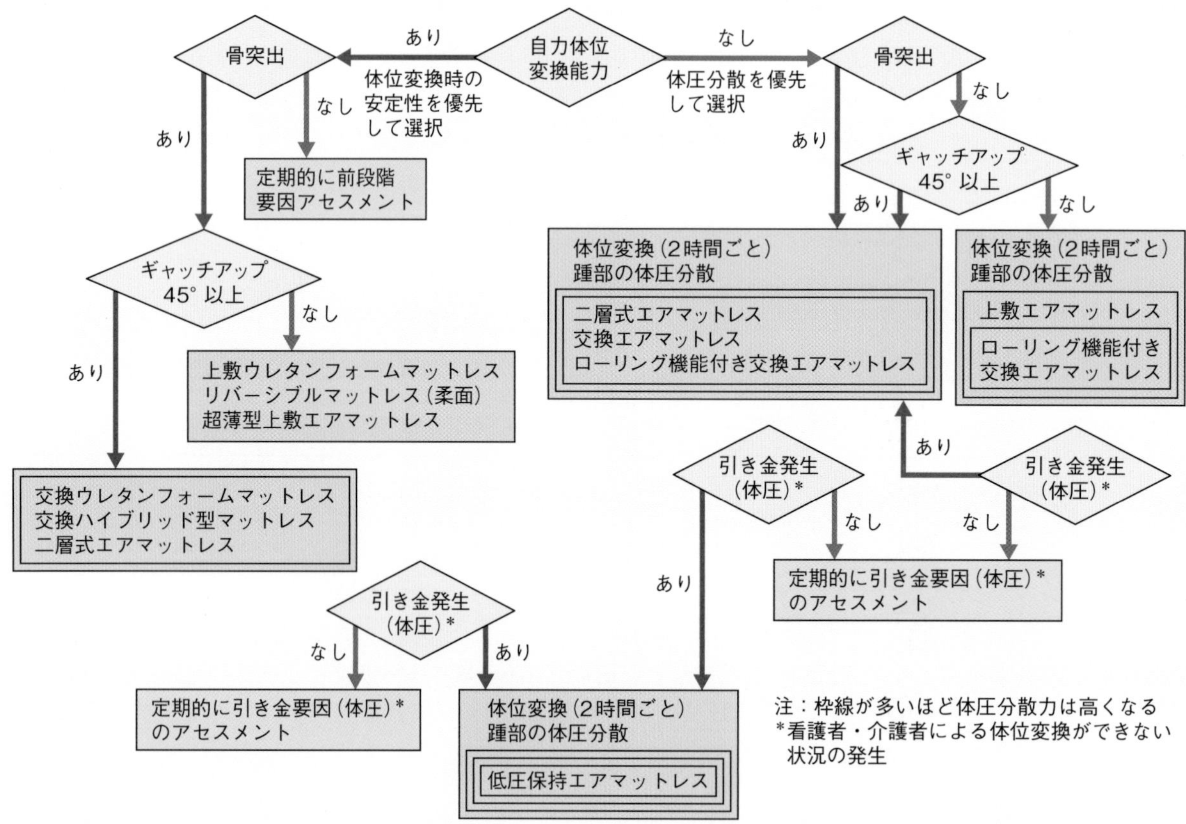

図４　マットレスの選定
（日本褥瘡学会編：在宅褥瘡予防・治療ガイドブック，第３版．照林社；2015．p.58[1]）
引用注：ギャッチアップは和製英語で，英語としてはティルトアップ（tilt up）またはヘッドアップティルト（head-up tilt）という．

のズレや腹部の圧迫感を軽減する（図３）．

2．マットレスの選定

マットレスの選定は，体圧分散機能による褥瘡予防だけでなく，寝心地感による睡眠状態の変化およびそれに伴う日中の活動性，マット上での動作，端座位のバランスなど理学療法実施上もさまざまに影響する．マットレスの種類や選定の指標を図４[1]に示す．

■引用文献

1）日本褥瘡学会編：在宅褥瘡予防・治療ガイドブック，第３版．照林社；2015．

理学療法的支援（2）

移乗・移動動作

到達目標

- 生活期における移乗・移動動作の意義と意味を理解する．
- 生活期における移乗・移動動作および移乗・移動動作の関連因子と制限因子を理解する．
- 生活期における移動動作で用いられる歩行補助具，歩行パターンの基本事項について理解する．
- 生活期における移乗・移動動作および関連因子の評価を理解する．
- 施設系サービス，通所系サービス，訪問系サービスにおける移乗・移動動作制限への介入について理解する．

この講義を理解するために

この講義では，生活期における移乗・移動動作の意義と意味，関連因子および評価について学習します．また，生活期における移動動作で用いられる杖や歩行車などの歩行補助具，歩行パターンの基本事項について解説します．加えて，移乗・移動動作制限への介入について，在宅復帰のための施設系サービス，在宅継続のための通所系サービス，訪問系サービスの視点より学習します．

理学療法的支援の移乗・移動動作を学ぶにあたり，以下の項目をあらかじめ確認・整理しておきましょう．

□ 各種運動療法について復習しておく．

□ 国際生活機能分類（ICF）について学習しておく．

□ 施設系サービス，通所系サービス，訪問系サービスについて学習しておく．

講義を終えて確認すること

□ 生活期における移乗・移動動作の意義と意味を理解できた．

□ 生活期における移動動作で用いられる歩行補助具，歩行パターンについて理解できた．

□ 生活期における移乗・移動動作および関連因子にかかわる評価を理解できた．

□ 施設系サービス，通所系サービス，訪問系サービスにおける移乗・移動動作制限への介入について理解できた．

講義

1. 生活期における移乗・移動動作

1）生活期における移乗・移動動作とは

(1) 移乗・移動動作

基本動作は，起居動作，移乗動作，移動動作に分類できる．このうち移乗動作とは別の目的物に乗り移ることであり，移動動作とは別の場所に移るための動作である．生活期における主な移乗・移動動作を**表1**に示す．

(2) 24時間・365日の一連（図1）

生活期における移乗・移動動作は，24時間・365日の一連で考えることが重要である．人は起床後からトイレや洗面所への移動，食前後の移動，入浴時の居間や部屋から脱衣所・洗い場・浴槽への移動などを行っている．このような連続する移乗・移動動作が24時間・365日繰り返される．

(3) 在宅生活の継続

人は住み慣れたわが家で住み続けたいと考えている．在宅での生活を継続するためには，生活の状況に応じた多くの調節能力や工夫が必要となる．

トイレへの移動において，排尿に間に合う時間で移動する，排尿に間に合いそうになければ移動速度を上げる，移動速度を上げられない場合は排尿に間に合うように余裕をもってトイレに移動するなどの対応が必要となる．

(4) 屋内・屋外

人の生活は，屋内・屋外とたえず関係し合って成り立っている．屋内では起床してから就寝し翌朝の起床までの一連の中に移乗・移動動作がたえず存在している．特に移動動作ではトイレなどの日常生活動作に加え，掃除・洗濯に関係する移動，電話に出るための移動，新聞や郵便物を取りに行く移動も含めて検討する．屋外では散歩，庭先の手入れ，買い物，知人宅への訪問，お墓参り，孫の運動会，会合などへの参加，映画・コンサート，旅行など余暇活動もある．

2）移乗・移動動作の環境因子・個人因子

(1) 環境因子

環境因子は，人的環境因子，物的環境因子および社会的環境因子に大別できる．生活機能の低下がみられても環境因子を整えることで，移乗・移動動作を遂行できる場合がある．

a. 人的環境因子

移乗・移動動作を介助する介護者，施設の職員など．

b. 物的環境因子

移動動作の障害を補う車椅子や杖，歩行器など．屋内の段差や屋外の路面・交通状況，雨・風・日差し・雪などの天候も移動動作に影響するため，住環境や生活圏の物的状況を広く考慮する．

c. 社会的環境因子

障害者には状況に応じて受けられるさまざまな社会サービスがあり，これが社会的環境因子に該当する．

(2) 個人因子

生活期における移乗・移動動作では，生活機能および環境因子の評価だけでは不十分で，個々の生活歴や価値観を聴取し可能な範囲で対応することがQOLの維持向上のために重要である．

表1　生活期における移乗・移動動作の内容

移乗動作
床-車椅子間，ベッド-車椅子間，ベッド-ポータブルトイレ間，車椅子-トイレ間，車椅子-自動車間，ほか
移動動作
肘這い，四つ這い，いざり，膝歩き，歩行（屋内・屋外），階段昇降，車椅子駆動，ほか

	365日
24時間	移動動作は連続

図1　24時間・365日の一連で考える

ここがポイント！
一人暮らしの高齢者で100mの自立歩行が可能でも，トイレへの移動で段差越えや扉の開閉に失敗し転倒し入院となった場合，在宅生活の継続が困難となる．

ここがポイント！
生活機能低下によりトイレへの移動が困難であっても，施設職員の介護や車椅子があれば可能となる．これは介護保険などの公的制度が整備されているからである．

ここがポイント！
個人的な関心から特に行きたい場所，生活機能が高く移動動作はできるがあえて行こうとしない場所などがある．このような場合は生活機能からだけでは課題を発見できない．

ここがポイント！
個人因子は，臨床経験の中から学習することが多い．人は「こころが動けば体も動く．体が動けばこころも動く」ことを覚えておく．

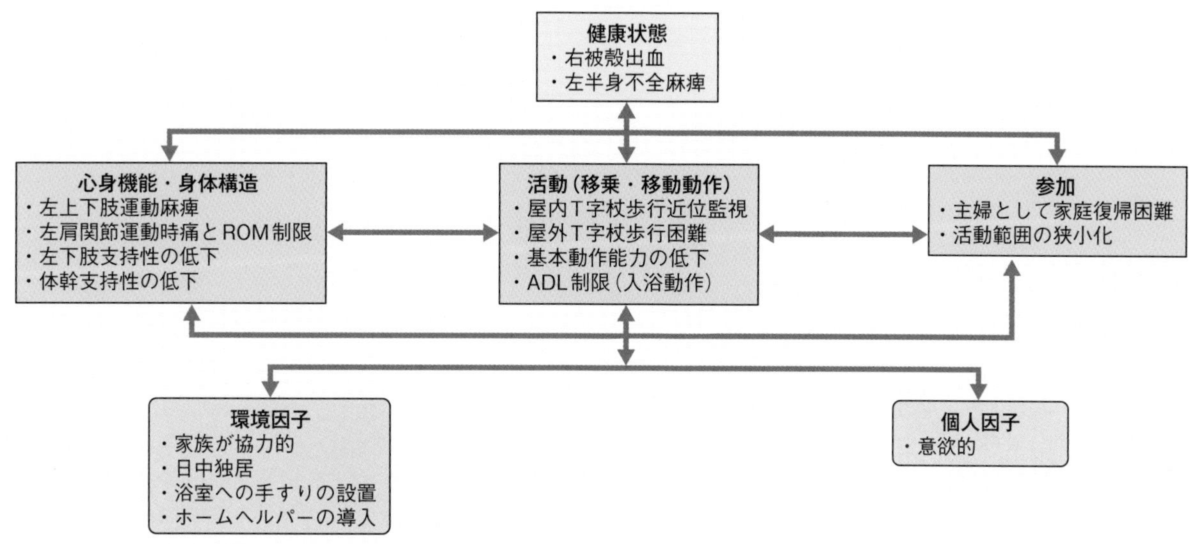

図2　脳血管障害患者でのICFによる生活機能と障害モデル例

3）移乗・移動動作の制限因子（ICF分類）

国際生活機能分類（ICF）において，移乗・移動動作の制限は，「心身機能・身体構造」により発生し，「活動」に制限が生じ，「参加」に制約をきたす．しかし，ICFの概念では，移乗・移動動作の制限は心身機能・身体構造のみではなく，社会を含めたさまざまな因子が相互に作用している．したがって，移乗・移動動作は心身機能・身体構造の問題から活動の制限を有していても，歩行補助具の使用や介護者の参加，環境の改善などにより，活動と参加の制限を取り除くことが可能である．

ICF (International Classification of Functioning, Disability and Health)

ICF分類における移乗・移動動作の制限因子と他の構成要素との関係について，脳血管障害患者を例として**図2**に示す．右被殻出血，左半身不全麻痺という健康状態が，家族が協力的，日中独居という環境因子と意欲的という個人因子のもと，心身機能・身体構造では左上下肢運動麻痺，左肩関節運動時痛とROM制限，左下肢と体幹支持性の低下という状態である．移乗・移動に関した活動では屋内T字杖歩行近位監視，屋外T字杖歩行困難，立ち上がりなどの基本動作能力の低下，ADL制限では入浴動作で浴槽の出入りや洗体に要介助という状態であり，参加としては主婦として家庭復帰困難，活動範囲の狭小化という状況となっている．これらに対し，環境因子において，浴室へ手すりの設置などの住宅改修や日中のホームヘルパーの導入により，活動の制限を軽減している．

ここがポイント！
単脚杖（T字杖やステッキなど）は，介護保険の対象とならないため注意する．

ここがポイント！
T字杖と松葉杖は下図のような使い方を考慮して調整する．

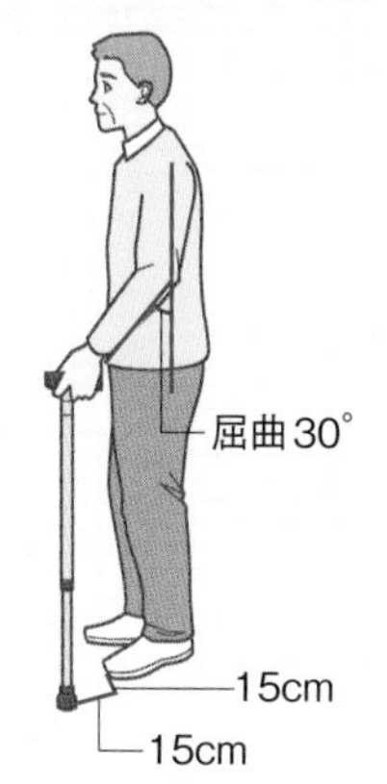

2．移動動作の基本事項

生活期における移動動作で用いられる杖と歩行車などの歩行補助具，歩行パターンの基本事項について解説する．

歩行補助具の種類と適応を，**表2**に示す．

1）杖の種類　（図3）

（1）単脚杖（図3a）

T字，C字，L字などがある．T字杖が一般的で，示指と中指のあいだに支柱を挟んで荷重する．大きな免荷を得るものではないが，バランス機能を補える．

（2）多脚杖（図3b）

多脚杖は，単脚杖に比べ荷重をかけても安定性が高く，疼痛や筋力低下，麻痺などで下肢への免荷を必要とする場合に適応となる．一方，不整地では不安定となり，重

表２　歩行補助具の種類と適応

歩行補助具の種類	適応と特徴（◎：強度　○：中等度　△：軽度）			介護保険の給付対象（貸与）
	荷重制限	バランス障害	上肢の筋力低下	
歩行車	使用されない	◎	◎	○
歩行器	◎	◎	◎	○
松葉杖	◎	○	◎	○
ロフストランドクラッチ	○	○	○	○
多脚杖	△	△	○	○
単脚杖	△	△	△	×

（木下和昭：歩行動作．石川朗ほか編．ADL・実習．15 レクチャーシリーズ─理学療法・作業療法テキスト．中山書店；2021[1]）

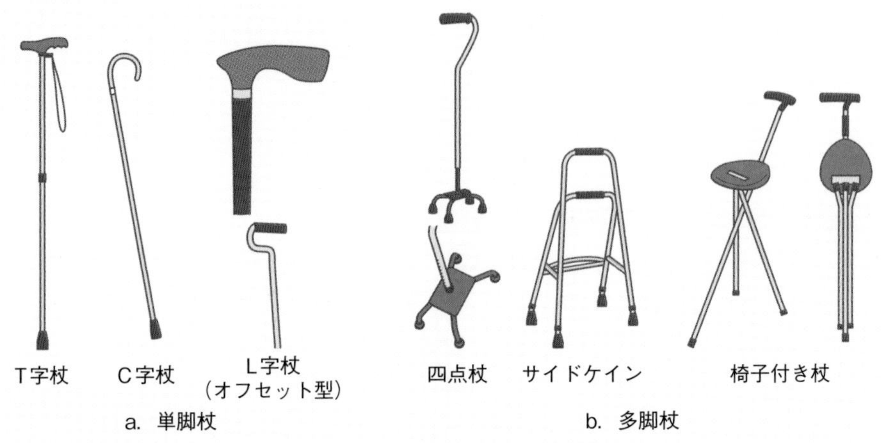

図３　杖の種類

いことも欠点である．また，安定性の高い杖としてサイドケインがあり，立ち上がり動作の補助具としても使用可能である．

2) 歩行器・歩行車の種類（図４）

歩行器・歩行車は，杖より安定性があり，下肢や体幹の筋力が低下した高齢者，バランス不良や協調性障害などの患者において使用される．歩行器は両上肢で操作する車輪のない歩行補助具であり，歩行車はフレームの下端に２個以上の車輪がある歩行補助具である．幅や奥行などの大きさにより自宅で使用可能なものもあるが，廊下などの広いスペースがあって床が平坦な施設内などで多く使用される．

(1) 歩行器

歩行器には固定型（**図 4a**）と交互型（**図 4b**）がある．固定型は両上肢での荷重が可能であり，立ち上がりを助けるタイプもある（**図 4a** 下）．上肢や体幹に一定の筋力が必要であり，歩行器を持ち上げて移動する．交互型は左右交互に押し出しながら移動し，歩行器を持ち上げる必要はない．

(2) 歩行車

歩行車には，二輪（**図 4c**），三輪（**図 4d**），四輪（**図 4e, f, g**），六輪（**図 4h**）がある．二輪歩行車は前方脚に車輪，後方脚にストッパーがあり，前方脚の車輪を転がしながら移動する．三輪歩行車の多くはブレーキがあり，スピードが調整できる．バッグなどが付いているものもある．四輪歩行車のうち，前腕支持タイプは安定性が高く，施設や医療機関で多く使用されている．

3) 歩行パターン

脳血管障害などによる片麻痺の場合には一本杖は健側で把持し，高齢者で一本杖を

ここがポイント！
歩行車とシルバーカーの違い
シルバーカー（下図）使用の目的は，歩行可能な人が荷物を運びやすくするためであり，疲れたときに休息するための椅子が付属している．

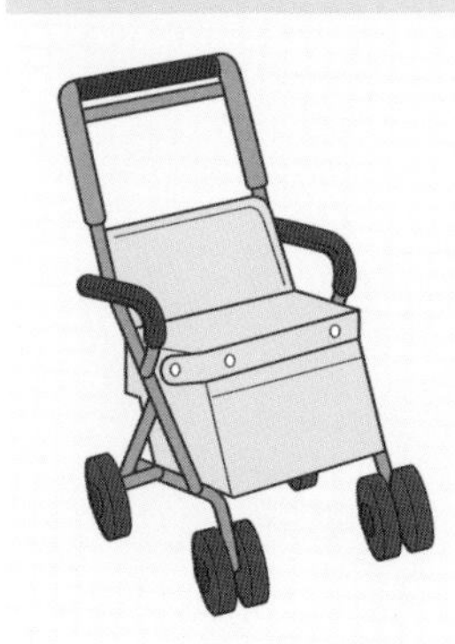

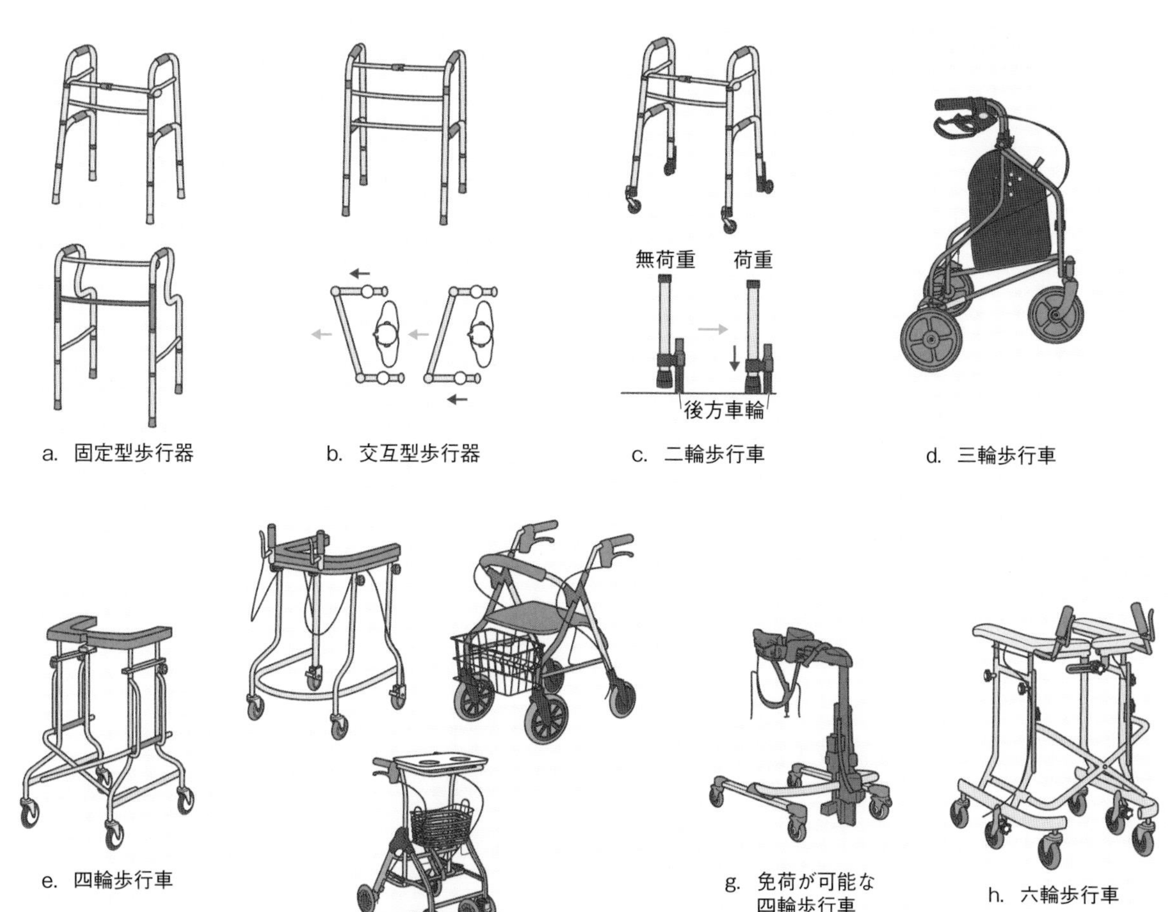

a. 固定型歩行器
b. 交互型歩行器
c. 二輪歩行車
d. 三輪歩行車
e. 四輪歩行車
f. ブレーキやテーブル，椅子付きの四輪歩行車
g. 免荷が可能な四輪歩行車
h. 六輪歩行車

図４ 歩行器・歩行車の種類

使用する場合は，利き手で把持することが多い．

一本杖歩行は，2点1点交互支持歩行（二動作歩行；**図5**）と常時2点支持歩行（三動作歩行；**図6**）に分類される．

2点1点交互支持歩行は，杖と反対側下肢を同時に振り出し，次に杖側下肢を振り出す．常時2点支持歩行は，杖，反対側下肢，杖側下肢の順に振り出す．杖側下肢の接地には，後型，揃い型，前型がある（**図7**）[1]．

3．移乗・移動動作および関連因子の評価

1）評価の留意点

移乗・移動動作の評価は，量的評価と質的評価に大別できる．量的評価では，Timed Up & Go Test，10 m歩行テストや6分間歩行試験などがある．しかし，生活期における移乗・移動動作では，実際に行っている動作が重要となる．また，質的評価として動作分析が重要であり，関節可動域に制限があるのか，筋力が低下しているのかなどの原因の考察が必要である．

2）移乗・移動動作および関連因子の評価

（1）移乗・移動動作の評価

移乗・移動動作を評価する場合，どこからどこへ移動するのかを最初に確認する．次に，立つ座るなどの上下移動では距離や回数を，歩行などの前後左右移動では距離に加え，左右足への重心移動の回数などを，動作を分解し具体的に評価する．また認知機能，運動耐容能などの評価も行い，移乗・移動動作が自立しているか，環境因子

MEMO
Timed Up & Go Test
椅子に座った状態から立ち上がり，歩いて3 m先の目印を回り，折り返してから再び深く着座するまでの所要時間を評価するテスト．

MEMO
6分間歩行試験
6分間平地をできるだけ長く歩行させて，歩行距離，心拍数，呼吸困難，疲労感などから運動耐容能を評価するテスト．

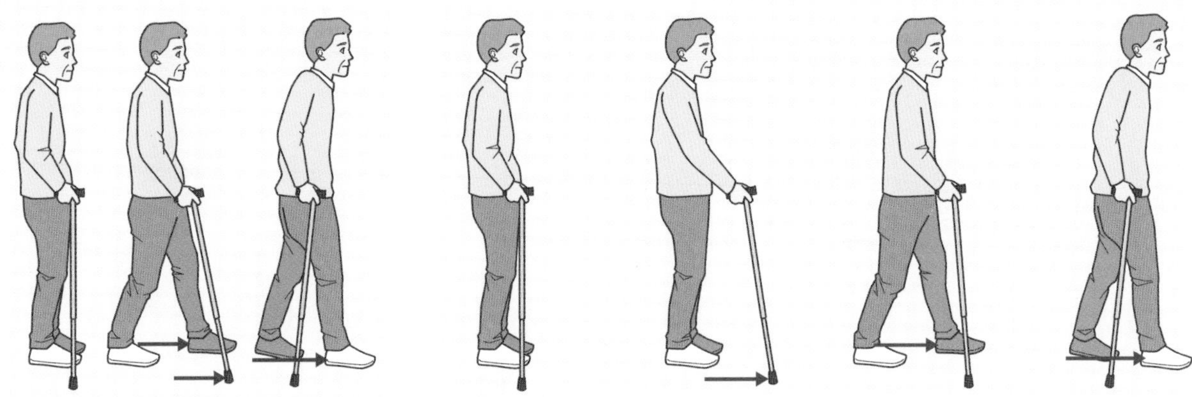

図5　2点1点交互支持歩行（二動作歩行）
（木下和昭：歩行動作．石川朗ほか編．ADL・実習．15レクチャーシリーズ—理学療法・作業療法テキスト．中山書店；2021[1]）

図6　常時2点支持歩行（三動作歩行）
（木下和昭：歩行動作．石川朗ほか編．ADL・実習．15レクチャーシリーズ—理学療法・作業療法テキスト．中山書店；2021[1]）

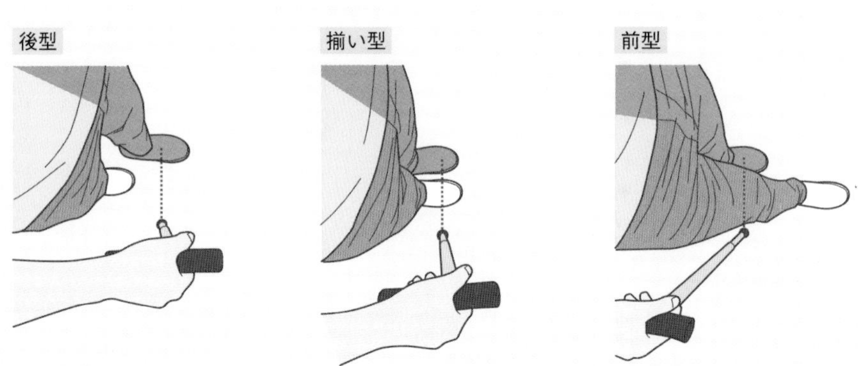

図7　健側下肢の接地方法
（木下和昭：歩行動作．石川朗ほか編．ADL・実習．15レクチャーシリーズ—理学療法・作業療法テキスト．中山書店；2021[1]）

ここがポイント！
患者を評価する2つの目
移動を評価するうえで，虫の目（狭い）にならず鳥の目（広い）で社会的環境因子を評価することが重要である（下図）．

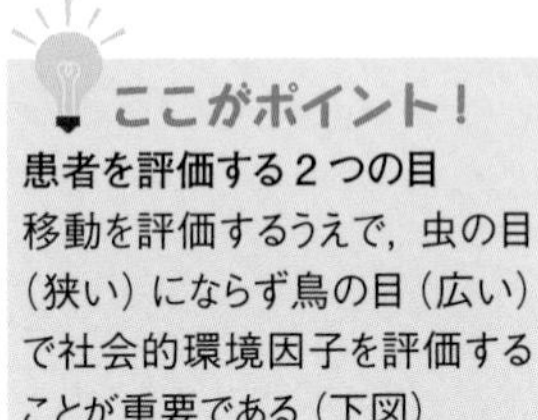

の活用が必要なのかを評価する．

(2) 環境因子の評価

a. 人的環境因子

一人では移動できなくても介護者がいると可能となる場合，介護者の能力評価を行う．介護者の能力が低い場合は，介護能力を高めるよう指導する．

b. 物的環境因子

物的環境因子では福祉用具・住宅改修の必要性を念頭に評価を行う．また屋内では室温・湿度，屋外では路面，交通状況，天候の評価も行う．

c. 社会的環境因子

社会的環境因子は人的・物的環境因子に比べると見えにくい因子であり，人的・物的環境因子と密接に関係している．例えば，理学療法士（人的環境因子）が移動動作能力を高めるため介入に対しより多くの時間を公的保険（社会的環境因子）で認められたり，車椅子（物的環境因子）の購入を公的保険（社会的環境因子）で認められたりすれば，本人一人で移動可能となる場合もある．

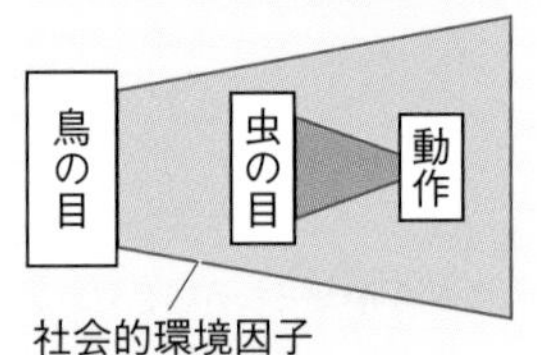

ここがポイント！
生活環境における評価は，理学療法士だけではなく，対象者，介護者，多職種との連携により総合的に確認しながら行う．

3) 生活環境の評価

(1) 屋内移動

a. 布団・ベッドからの移乗・移動

移乗・移動動作の制限は臥床時間の延長や生活機能の低下に影響する．生活機能の具体的かつ正確な評価が求められ，生活への影響を評価する．布団・ベッドからの移

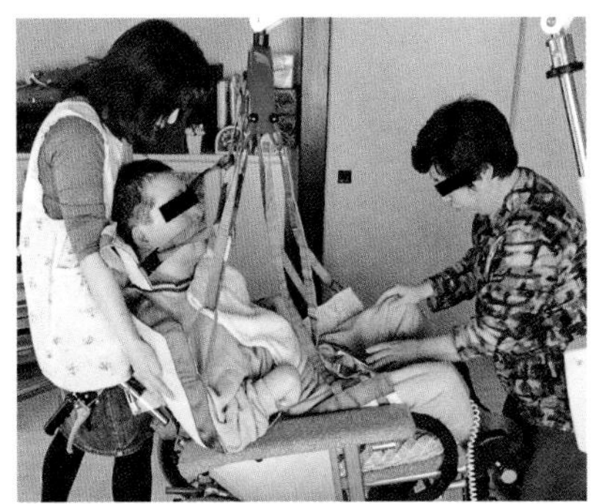

図８ ベッドから車椅子への移乗動作

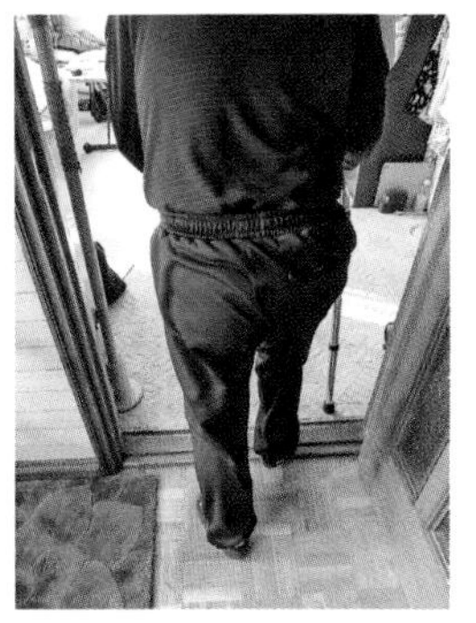

図９ 部屋から部屋への移動動作（段差あり）

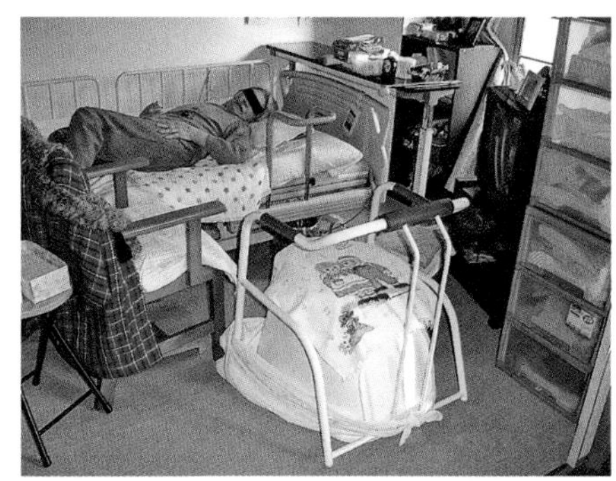

図 10 ベッドからのさまざまな移動

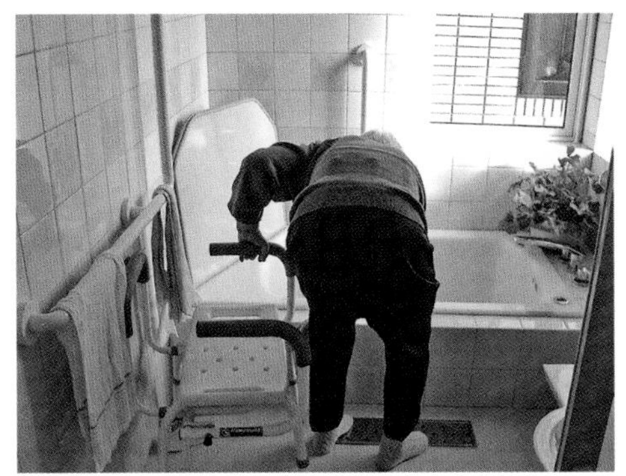

図 11 浴槽への出入り動作

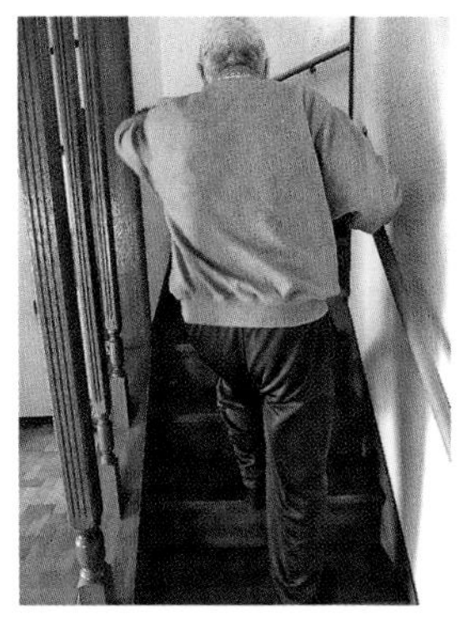

図 12 階段昇降動作

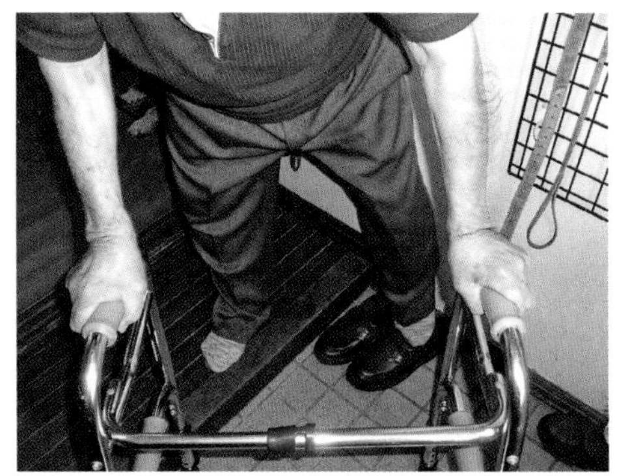

図 13 玄関への出入り動作

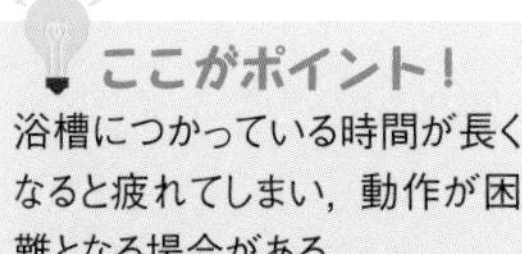

動に時間や労力を費やすと，排泄での失禁や食欲低下に影響する．また寝間着の取り替えや洗顔が面倒になると，来客対応や屋外移動もやめてしまい生活機能低下につながる．夜間の移動状況についての評価も重要である（**図 8〜10**）．

b. 入浴に関連する移乗・移動

入浴は移乗・移動が多い．①居間・部屋から脱衣所までの移動，②脱衣所から洗い場までの移動，③洗い場から浴槽への移動（**図 11**），のように３つに分けて評価すると整理しやすい．

入浴は１日１回もしくは１週間に数回である．入浴を行う時間，浴槽につかっている時間，脱衣所や洗い場の室温，浴槽内やシャワーのお湯の温度なども評価する．

c. 掃除・洗濯などの家事に関する移乗・移動動作

家事は日常生活を衛生的・機能的に保つとともに，家庭内での仕事を役割分担し遂行することで，意欲向上にもつながる．掃除・洗濯などは移乗・移動動作が多く，関連する家庭内での状況を具体的で正確に評価する．独歩が困難でも，掃除機の柄につかまりながら移動が可能である，洗濯物や食器類は歩行車に乗せながら移動している，一度には困難な家事も何回かに分けて行うと可能である，などの例もみられる．

d. 階段などの段差の移動

日常生活のなかで段差は移動の制限，生活の制限になる．病気や怪我でいざり移動したり，足を引きずる，車椅子を使うなどの状態では，段差を越えての移動が困難となる．それが 1〜2 cm でも移動と段差の関係性を評価する．階段や玄関の上り框(かまち)などには，そこで暮らす人の使いやすさがあり，段差の数値だけで判断せず，生活の様子をみながら移動の制限について検討する（**図 9，12**）

e. 玄関付近への移動

玄関付近への移動は屋外移動の始まりであり（**図 13**），困難な場合は閉じこもりにつながる．玄関付近への移動が自立してから屋外移動という順に考えず，玄関付近へ

ここがポイント！
浴槽につかっている時間が長くなると疲れてしまい，動作が困難となる場合がある．

ここがポイント！
家事は，本人のこだわりが強いことが多い．納得が得られなければ，受け入れられないこともあり，丁寧な提案が必要である．

ここがポイント！
段差は小さければ制限が少ないとは限らず，3 mm の段差により移動が制限される場合もある．段差の先には生活拡大がある反面，つまずいてしまうと転倒などにより生活縮小となる．理学療法士は段差の先を予測しながら評価を進める．

ここがポイント！
屋外移動は自立しているのに玄関付近への移動は介助されている場合もあり，柔軟に評価する．

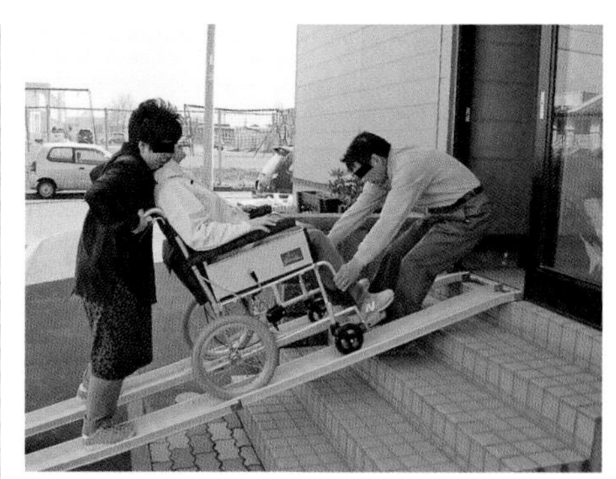
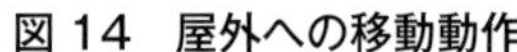
図 14　屋外への移動動作

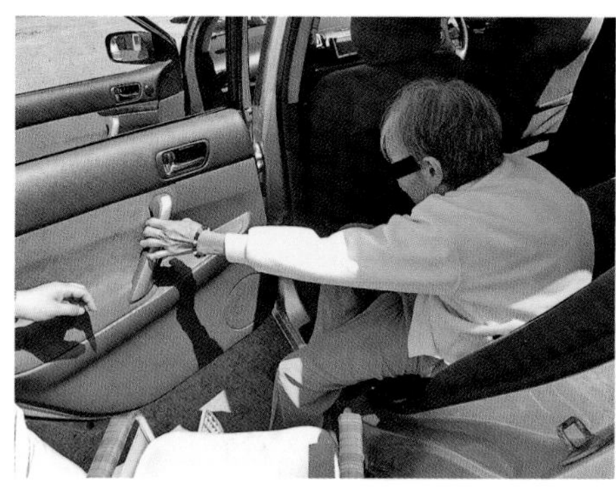
図 15　車への移乗動作

の移動に介助が必要でも屋外移動を視野に入れて評価することが重要である．

玄関付近への移動は，配達される新聞や郵便物を取りに行く場合，宅配など急な来客に対応する場合に分けて整理する．想定内と想定外とでは移動時の身体の動きは異なり，想定外の場合は精神的な焦りにより動作などが異なる場合がある．

ここがポイント！
想定内の移動が可能になってから，想定外の移動を行う，想定外の移動は介護者が同行するなどの提案を行う．

(2) 屋外移動

屋外への移動は，生活機能の拡大ばかりでなく人と人とのつながり，生きる意欲向上にもつながる．移動の制限要因には，生活機能の能力，路面や交通状況，移動距離などがあり，加えて雨・風・日差し・雪などの天候も重要である．評価は対象者と一緒に実施する（図 14，15）．

ここがポイント！
屋外移動の制限は生活機能低下，生きる意欲低下につながる場合がある．

LECTURE 7

4. 移乗・移動動作制限への介入

1) 施設系サービス，通所系サービス，訪問系サービス

移乗・移動動作制限への介入について，施設系サービス，通所系サービス，訪問系サービスの視点より解説する．

施設系サービスは，「特別養護老人ホーム」「介護老人保健施設」「介護療養型医療施設」「介護医療院」に入所した要介護状態にある高齢者に対し提供されるサービスである．特別養護老人ホームにおいては主に食事・排泄・入浴などの介護が提供されるのに対し，介護老人保健施設や介護療養型医療施設，介護医療院では，医学管理下における介護やリハビリテーション，療養上の管理や看護などのサービスも提供される．理学療法士・作業療法士・言語聴覚士が施設での生活継続支援，または在宅復帰支援としてリハビリテーションを行う．

通所系サービスは，自宅で暮らす要介護者・要支援者が施設に通い日中を過ごし，食事や排泄などの介護，健康管理や衛生管理指導などの看護，リハビリテーションなどを提供するサービスである．通所系サービスの中には，通所介護（デイサービス）・通所リハビリテーション（デイケア）があり，理学療法士・作業療法士・言語聴覚士が介護士・看護師と協働し在宅生活継続支援を行う．

訪問系サービスは，自宅で暮らす要介護者・要支援者を訪問し，買い物や掃除などの生活支援，食事や排泄などの介護，健康管理や衛生管理指導などの看護・リハビリテーションなどを提供する．訪問系サービスの中に訪問リハビリテーションがあり，理学療法士・作業療法士・言語聴覚士が在宅生活継続支援を行う．

MEMO
外出・外泊時に対象者・介護者だけで階段の評価を行う際は，施設内で介入した情報を丁寧に伝えておくことが大切である．

2) 施設系サービスにおける介入

(1) 屋内移乗・移動動作制限

施設からの在宅復帰支援での介入では，在宅復帰先の詳細な情報があればより具体的に介入できる．繰り返し介入もでき，外出・外泊での効果検証も可能で，それらの

MEMO
移動能力を正確に評価できると，同行しない場合でも対象者，介護者，他職種に提案できることは理学療法士の強みである．

結果をもとに再度介入する．また，自宅内の日常生活動作や家事のことを想定しながら動線を確認し，福祉用具のレンタル・購入や住宅改修の検討などの介入を行う．

(2) 屋外移動動作制限

屋外移動動作制限に対する介入では，自宅周囲や自宅復帰後の外出先などの情報が必要である．病院通院，散歩，買い物，外食，旅行などさまざまな機会がある．行き帰りの移動動作での疲労に注意する．理学療法士が介入できることは，具体的な移動動線や疲労状況，使用可能な福祉用具の選定，介護者の介護方法などを総合的に評価し，本人にあった移動方法を提案することであり，その役割は重要である．

ここがポイント！
対象者・介護者の「慣れているから大丈夫です」との話をそのまま受け止めてしまうと転倒事故につながる可能性がある．玄関付近の状況は病気や怪我以前と変化はないが，対象者の生活機能は変化していることを十分に把握しておく．

3) 通所系サービスにおける介入

(1) 屋内移乗・移動動作制限

杖歩行，車椅子活用に限らず，自宅の状況を想定し，そこからの移動について対象者と検討する．動き方の修正，機能向上．福祉用具の体験などの介入を行う．また，自宅内の段差・階段を把握しておくことは大切である．段差に対しては，本人の生活機能向上の予測・評価をしながら福祉用具・住宅改修も視野に入れて移動動作制限に対する介入を行う．直ちに福祉用具の導入や住宅改修を実施しない場合でも，将来的な必要性を評価する．

通所系サービスでは送迎があり，実際の場面でかつ経時的に，さらにはさまざまな天候の状態で移動を確認できる．その中で動作制限を評価することで，介入の効果を実感できる．単なる送迎と考えず，評価・介入・効果実感の貴重な機会とする．

ここがポイント！
通所系での介入の特徴として，通所者同士で動き方を確認しあうことができる．自宅での実際の評価，介護者・多職種との情報共有・確認作業への介入は必須である．

(2) 屋外移動動作制限

通所系サービスでは，工夫により屋外移動動作を評価でき，動作制限を取り除くための介入が可能である．一方，自宅からの屋外移動動作の制限を取り除くことが介入の目的であるため，通所場面での介入に終わらず自宅での実際の評価や介護者・多職種との情報共有は必須である．

4) 訪問系サービスにおける介入

(1) 屋内移乗・移動動作制限

訪問系サービスにおいて，短時間にて制限を取り除く介入は，移動する場所の明るさや床の状態を含めた動線の確認，動き方の伝達，介護者・多職種に対する介護方法の伝達などである．一方，時間をかけて制限を取り除く介入には，福祉用具のレンタル・購入，住宅改修などがある．福祉用具は多数あり，理学療法士の知識・工夫により移動動作制限を取り除くことが可能となる．

(2) 屋外移動動作制限

屋外では足や手の位置に対して指導・介入すると，移動動作制限により諦めていた屋外移動が可能となることがある．また，天気のよい日に車椅子介助で屋外移動し，屋外に出たくなる意欲を高めることもその後の動作制限を取り除くことにつながる．訪問系サービスでは，屋外移動に結びつく何らかのきっかけを提示することも重要である．

ここがポイント！
屋外移動の制限を取り除く介入において，その中で鍵になるのは「心が動く」介入である．

■引用文献

1）木下和昭：歩行動作．石川朗ほか編．ADL・実習．15レクチャーシリーズ―理学療法・作業療法テキスト．中山書店；2021.

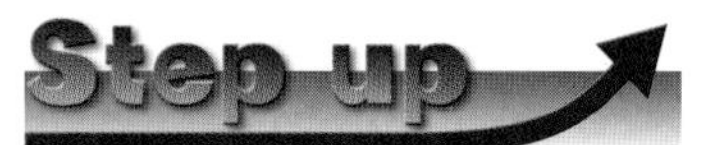

1．屋内移乗・移動，屋外移動についてのグループ学習

屋内移乗・移動，屋外移動に関し，グループ学習をしてみよう．

1）屋内移乗・移動

(1) 布団・ベッドからの移乗・移動

布団・ベッドから移動する場所や順番は，人それぞれで多様である．休日の朝を想定し，布団・ベッドから起きて最初に移動する場所はどこか，その次は，さらに次は，と報告してみよう．

(2) 入浴関係の移乗・移動

入浴前後で行うこと，移動する場所や順番は，人それぞれで多様である．洗顔か，歯磨きか，脱衣か，洗体か，浴槽か，お互いに報告してみよう．

(3) 階段などの段差の移動

屋内にはさまざまな階段や段差がある．自分の家の中にある階段などの段差の数や高さ，手すりの有無などを報告しよう．

(4) 玄関付近への移動

日常生活の中で，玄関付近に移動することは多々ある．例えば，どのようなことがあるのか報告しよう．

2）屋外移動

LECTURE 7

学校から一番近くの駅まで車椅子自走で移動する場合，移動が大変な場所などの障壁について報告しよう．

2．排泄と食事の移乗・移動動作制限による影響・評価

1）排泄関係 （Lecture 9 参照）

排泄は人間の尊厳に影響する．「下の世話をされるようになれば，生きて行けない」という．また，同居する家族からは「一人でトイレに行けないようでは，一緒に暮らせない」などといわれる場合がある．そのため，トイレ関係の移乗・移動は自宅での生活を継続するキーとなる動作の一つである．

トイレ関係の移乗・移動を評価するうえで，布団・ベッドからの移動の評価を振り返りながら考える必要がある．布団・ベッドからの移乗・移動に時間や労力を費やしていないか，寝間着を着替え，洗顔や整髪を行っているかなどである．昼間になっても寝間着のままであれば，本人の心身機能・身体構造・活動能力低下が生じている可能性があり，排泄に間に合わず失禁や転倒のおそれがある．寝間着が着替えられ，洗顔も終わっているようであれば，落ち着いてトイレ関係の移動の評価が可能である．

トイレ関係の移乗・移動の評価は，①A 地点から便座までの移動の評価，②トイレ内の評価，③便座から A または B 地点までの移動の評価，のように 3 つに分けて評価すると整理しやすい．尿意から排尿の時間が短い場合は，①の距離を短くしておくと失禁は少なくなる．尿意から排尿までの時間を知っておくことで，その後の生活を快適に過ごせる．

2）食事関係 （Lecture 8 参照）

食事は人間の生命に影響する．食事関係の移動が困難であれば，食欲がなくなってしまう．食事を楽に，おいしくとれるように移動動作を考えたい．食事の場所まで移動するときに，本人の労力を費やすと食欲低下につながる．また，食事の後は排便につながる場合があるが，食事関係で疲労すると便意があってもトイレまでの移動で失禁したり，トイレまでの移動を諦めたりする．その結果，便秘につながる場合もある．また，食事は人生の中での楽しみの一つである．その食事が移動関係で疲れると，楽しみが一変して不快になる．食事は生活だけではなく，生きることそのものに影響する．

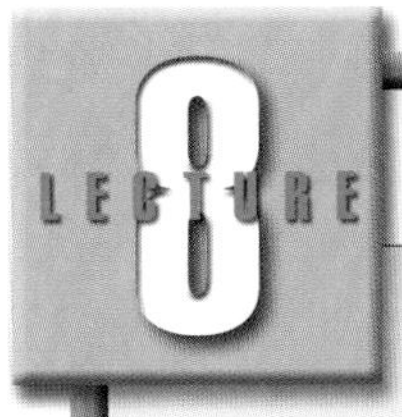

理学療法的支援(3)
食事

到達目標

- 生活のなかで「食事動作」のもつ意味について理解する.
- 食事動作の制限はどのような場合に生じるのかを理解する.
- 食事動作の制限を評価するポイントを理解する.
- 食事動作の制限に対するアプローチについて理解する.
- 多職種連携の重要性について理解する.

この講義を理解するために

この講義では，地域理学療法において食事動作の制限に対し，理学療法士がどのように対応していくかを学習します．食事動作の制限に対しては，理学療法士はポジショニングまでが役割で，嚥下障害は言語聴覚士，食事摂取の動作は作業療法士の担当と考えがちですが，在宅や施設という地域の現場では，リハビリテーション専門職による役割分担が明確に行われていないため，理学療法士も幅広い範囲をカバーする必要があります．

この講義では食事動作を，食事の場所や姿勢，何をどのように食べるかという視点に分け，それぞれの評価とアプローチについて学習します．講義を理解しやすくするために，以下の項目を確認しておくとよいでしょう．

- □ 自宅や学校，外出先で食事をとる際の自分の姿勢や環境（机や椅子の高さ）ついて確認しておく．
- □ 自分が食事を行いにくいと感じた場面（姿勢，使用する食器）を思い出し，原因を考えてみる．
- □ 自分だけでなく，高齢者がむせたり，食べにくいと感じる飲み物や食べ物について想像してみる．
- □ 食事の楽しさと，食事をとることができなくなる辛さについて想像してみる．

講義を終えて確認すること

- □ 食事動作の意義について理解できた．
- □ 食事動作が制限されやすい疾患や状態について理解できた．
- □ 食事動作の制限を 4 つの視点に分けて評価と介入方法を考えることができるようになった．
- □ 食事動作の制限に対する多職種連携の必要性を理解できた．

講義

1．生活期における食事

1）食事の意義

食事には，健康維持・増進や疾病の予防・治療に必要な栄養素を過不足なく摂取するという栄養学的目的と，それぞれの食習慣や食文化を背景に，おいしく食べることで心の豊かさや満足感をもたらし，食事を通じて人間関係やコミュニケーションの形成など，食べる人のQOLや社会性を高める目的という大きく2つの目的がある．特に体に障害をもち，自由に活動を行えなくなった高齢者や障害者は，在宅でも施設でも食事を楽しみにしていることが多い．さらに「食べる」ということが，単に食欲を満たす行為であるだけでなく，「食べないから元気がない」「食べて元気になる」というように，直接的に身体の具合を表す指標となる．

近年，リハビリテーションと栄養の関連性は重要視されており，介護予防の観点からも，効果的なリハビリテーションを行うためにも，栄養管理について検討する必要性がある．

また，「食べること」は，家族で食卓を囲む，友人と食事に行く，会合で食事をするなど，その行為を行う場面が楽しい出来事であることが多い．「ごはんを食べにいかない？」とは，「一緒に楽しい時間を過ごしましょう」という誘いであり，社会参加の重要な目安となる．

2）食事動作の制限

日常の生活のなかで「食べること」を食事にかかわる活動と考えると，単に摂食・嚥下の機能だけではなく，食事の準備や献立を考えること，もしくは何を食べるか選択すること，食事場所までの移動，食事姿勢，摂食・嚥下，後片づけなど種々の要素が含まれる．本講義では，食事場所までの移動，食事の姿勢，摂食・嚥下について解説する．

LECTURE 8

MEMO
食事動作
本講義では食事場所までの移動，食事姿勢，摂食・嚥下に絞る．

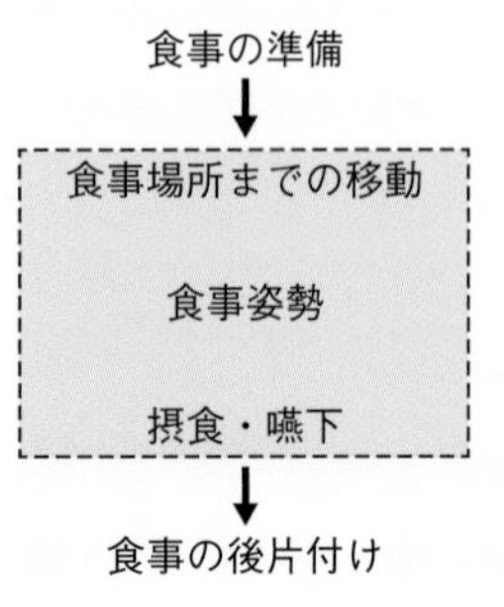

3）食事動作の制限へのかかわり

食事動作の制限は，移動が困難な場合，座位保持が困難な場合，利き手の機能が低下した場合，摂食嚥下機能が低下した場合などに生じる．対象となるのは特別な疾患ではなく，在宅や施設などの地域でリハビリテーションを提供することの多い疾病や高齢者に多く，理学療法士として対応できることも多い．**表1**に食事動作が制限されやすい疾病や状態を示す．

また食事は日常の生活のなかで，排泄や睡眠とならび生活の根幹をなすものであり，地域理学療法では，早急に介入が必要な項目である．食事動作を「摂食・嚥下」

表1　食事動作が制限されやすい疾病や状態

形態的	先天的な要因	口蓋裂，その他の顎形成不全など
	後天的な要因	口腔・喉頭・咽頭の術後（腫瘍など） 口腔～食道の障害 歯の欠損やかみ合わせの障害
神経・筋系	先天的な要因	脳性麻痺，発達遅延など
	後天的な要因	脳血管障害，脳外傷，脳腫瘍 パーキンソン病，筋萎縮性側索硬化症，多系統萎縮症，重症筋無力症など
その他		加齢に伴うもの，各器官の機能低下 全身状態の悪化 認知機能の低下など

表２ 食事動作評価の視点とチェックポイント

評価やアプローチの視点	チェックポイント
①食事の環境	日常過ごしている場所と食事場所，動線の確認
	移動方法（所要時間や安全性も含め）の確認
	机（テーブル，座卓，オーバーテーブル）
	椅子，車椅子，床上座位，ベッド上
②食事姿勢	姿勢保持能力（筋力，可動域，バランス，体力）
	ポジショニングの必要性
③食事内容	嚥下機能（どの相が障害されているか）
	食形態
	食事制限，嗜好，食欲
④食事摂取の方法	上肢機能，認知機能
	食器，自助具，補助具
	介助の必要性の有無

の問題で，理学療法士の仕事の範疇ではないと狭義にとらえるのではなく，広い視野をもってのアプローチが重要である．

2. 食事動作の評価と介入

1）評価の視点

食事動作のどの部分に解決すべき問題があるのかによりアプローチは異なり，栄養障害や誤嚥性肺炎などのリスクの判断も重要である．食事動作を評価する際の具体的な視点とポイントを**表2**に示す．本講義では，地域理学療法における介入に関し4つに分類した．一方，疾患名やリスクを含め，食事動作をICFに沿って分析していく方法もある．

2）評価と介入

（1）食事の環境

「どこで食べるのか」の評価に関し，対象者が普段どのような生活をしているのかを把握しておく．日常はどこで過ごしているのか，その場所から食事場所までの移動手段，動線の確認を行う．

移動能力へのアプローチは，評価点を考慮したうえで，Lecture 7に準ずることとする．パーキンソン病の場合は，目標物があることによりすくみ足が生じてしまうことや，片麻痺の場合，麻痺側から机や椅子に近づくことが難しいなどの，疾患による動きの特性も考慮する．

（2）食事姿勢

「どのような姿勢で食べるのか」について，病院や施設とは異なり在宅では座卓を使用し床に座って食事をとる習慣の人もいる．椅子座位，車椅子座位にかかわらず姿勢の崩れにより，上肢の使いにくさ，食物や水分の飲み込みにくさが生じる．円背姿勢は胃や腹部を圧迫することから，食事摂取量が減少しやすく，誤嚥しやすい（**図1**）．

安定した座位姿勢は，食事摂取の基本となる．良好な座位保持が可能であれば，机と椅子の高さを考慮するだけでも十分であり，姿勢の保持が困難な場合では適切なポジショニングが重要で，その効果で食事量が増すケースもある（**図2**）．食事姿勢へのアプローチは，理学療法士にとっては特に重要である．

ポジショニングのポイントとして，背もたれの角度は90°，頸部はやや前屈，背もたれや座面はトータルコンタクトが基本であり，足部は床に接地し重心を安定させ，加えて少し前に重心を移動しやすくする必要がある．そのため，車椅子の場合，可能

ここがポイント！
誤嚥性肺炎
肺炎は高齢者の死亡原因の上位にあげられる．なかでも誤嚥性肺炎は誤嚥した食物や雑菌を含んだ唾液などにより，肺に炎症が起きる．通常，気道内に異物が侵入すると反射的に「むせ」が起きるが，嚥下障害によりむせないことがある．高齢者の特徴として，誤嚥性肺炎になっていても，高熱や激しい咳が出ないことも多く注意が必要である．

LECTURE 8

MEMO
口腔ケア
口腔ケアが不十分なことも誤嚥性肺炎の原因となりやすいため，口腔ケアは重要である．
- 歯，歯茎，頬，上顎舌などの汚れも見逃さない．
- 入れ歯や歯がなくても，手入れは必要．
- 特に夜は口のなかの菌が繁殖しやすいため，寝る前の手入れはしっかり行う．

ICF（International Classification of Functioning, Disability and Health；国際生活機能分類）

ここがポイント！
多様な食事の環境
食事場所が居間のテーブルという人もいれば，自室のベッドサイドという人もいる．施設の食堂などを利用する場合は，食事時間に合わせて目的地まで行くという行為も含まれる．

パーキンソン（Parkinson）病

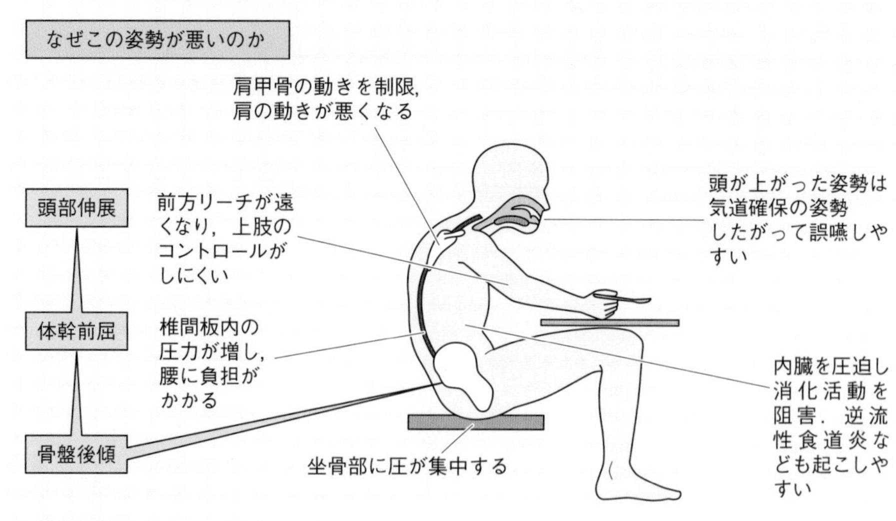
なぜこの姿勢が悪いのか
肩甲骨の動きを制限,
肩の動きが悪くなる
頭部伸展
前方リーチが遠くなり，上肢のコントロールがしにくい
頭が上がった姿勢は気道確保の姿勢
したがって誤嚥しやすい
体幹前屈
椎間板内の圧力が増し，腰に負担がかかる
内臓を圧迫し消化活動を阻害．逆流性食道炎なども起こしやすい
骨盤後傾
坐骨部に圧が集中する

図1　誤嚥しやすい姿勢

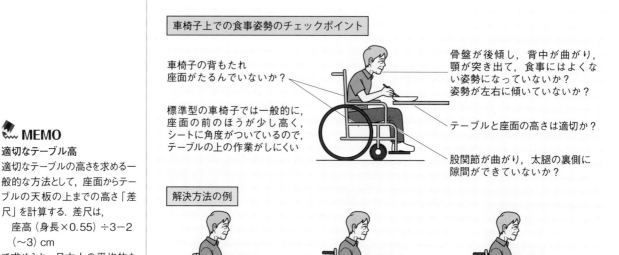

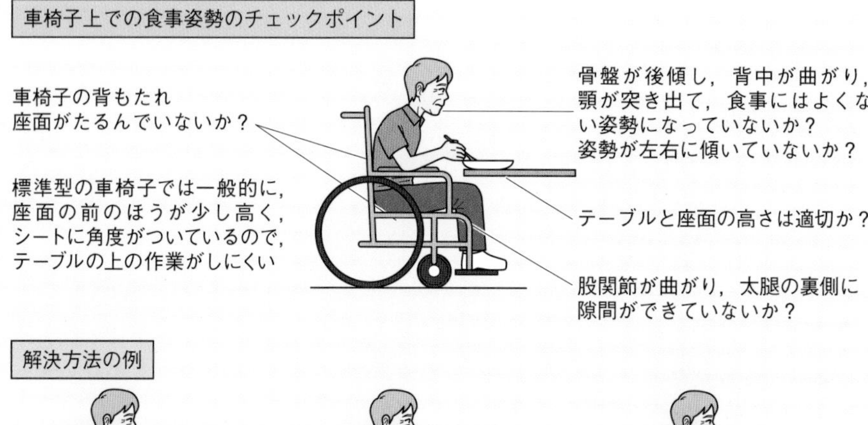
車椅子上での食事姿勢のチェックポイント
車椅子の背もたれ
座面がたるんでいないか？
標準型の車椅子では一般的に，座面の前のほうが少し高く，シートに角度がついているので，テーブルの上の作業がしにくい
骨盤が後傾し，背中が曲がり，顎が突き出て，食事にはよくない姿勢になっていないか？
姿勢が左右に傾いていないか？
テーブルと座面の高さは適切か？
股関節が曲がり，太腿の裏側に隙間ができていないか？

解決方法の例

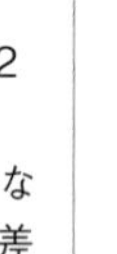

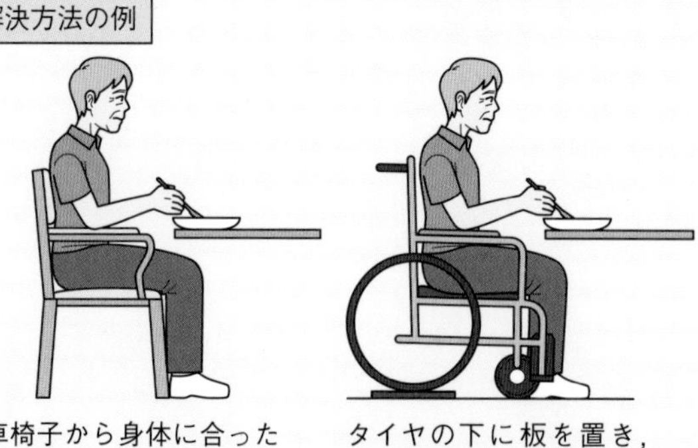

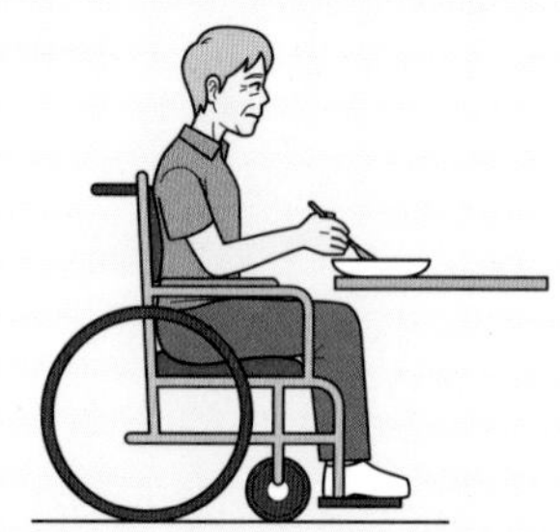
車椅子から身体に合った普通の椅子に座り直す
タイヤの下に板を置き，車椅子のシートを水平にし，足載せから足を下ろす
トータルコンタクトの背もたれと座面で車椅子を体に合わせる

図2　食事姿勢の工夫

な限り肘掛け付きの椅子に座り直す，座面の前後の高低差をなくすなどのアプローチが必要である．良好な座位姿勢については Lecture 6 を参照．

(3) 食事内容

a. 評価方法

「何を食べるか」を評価する際には，栄養のバランスや好き嫌いなどの嗜好の問題，糖尿病など治療のための制限，宗教上の制限などを事前に確認する．基本的に摂食嚥下障害の疑いがある場合，医療機関で VF や VE を行い治療方針を検討する．一方，在宅や施設入所の場合，受診して検査を行うことは困難なことが多い．その場合，実際の食事場面から「食べることのできるものの性状」の食形態を把握し摂食嚥下機能

LECTURE 8

MEMO

適切なテーブル高

適切なテーブルの高さを求める一般的な方法として，座面からテーブルの天板の上までの高さ「差尺」を計算する．差尺は，

座高（身長×0.55）÷3−2（〜3）cm

で求められ，日本人の平均的な差尺は 28〜30 cm である．差尺に椅子の高さ（下腿長）を足したものがテーブルの高さとなる．

MEMO

VF（videofluoroscopic examination of swallowing；嚥下造影検査）

造影剤を含んだ検査食を飲み込み，口腔内から咽頭，食道を通過していく様子を動画で撮影し，分析を行うもの．誤嚥の有無や食物の残留しやすい場所などがわかる．動画撮影が可能な X 線透視装置が必要．

VE（videoendoscopic examination of swallowing；嚥下内視鏡検査）

内視鏡を鼻から挿入し，咽頭や喉頭の様子，唾液や分泌物のたまり具合を評価する検査．実際に食物を使うこともある．食道の様子は確認できない．大がかりな検査装置は不要で，在宅や施設でも実施可能．

表 3　嚥下障害を疑う症状

- 食事に時間がかかるようになった
- 食事内容や食べ方，好みが変化してきた
- お茶や水でむせるようになった
- フライの衣やパンなどパサパサしたものでむせるようになった
- 食事中に話をしたり，よそ見をするとむせるようになった
- 食事後に声が聞き取りにくくなった
- 口の中に食べかすが残る
- 胸のつかえを感じるようになった
- 発熱や痰の量が増えている

の程度を確認する．また，**表 3** に示す症状がある場合に，嚥下障害を疑う．

スクリーニングテストとして，反復唾液嚥下テストや改訂水飲みテスト，頸部聴診法やパルスオキシメーターによる血中酸素飽和度を参考にする．

摂食嚥下障害に対する介入は，言語聴覚士が専門であるが，地域では医療機関のように常に専門職が配置されているとは限らない．理学療法士が「食べる機能」に対してアプローチを行う際には，食べる機能の仕組みについての理解が重要である．

b．嚥下機能

食べること（摂食・嚥下）を行う過程は，食物を認識する先行期（認知期），口へ持ってきて取り込み，咀嚼し食塊を形成する準備期，咽頭への送り込みを行う口腔期，嚥下反射の咽頭期，食道通過の食道期の 5 相に分けられる．このなかで，先行期，準備期，口腔期の随意的な運動に対し，咽頭期以降は反射であり，セラピストが直接的にかかわることが難しい．

食べられない，嚥下障害があるといっても症状はさまざまである．認知機能の低下により，飲み込みには支障がなくても先行期の段階で，目の前にある食物を食べられるものだと認知できずに，食事を拒否してしまう場合もある．また，フレイルの状態にある高齢者では，準備期や口腔期に必要な筋力の低下により咀嚼や食塊の送り込みが困難となる．ALS で球麻痺がある場合，主に咽頭期の嚥下反射に支障が生じ，食物の喉頭侵入が起き，むせや誤嚥が著明となる．疾病や病態により，この 5 相のどの部分の障害が大きいか確認し対応する．

c．嚥下機能の改善のためのアプローチ

嚥下障害の改善のために行う介入には，食物を使う直接的介入と食物を使用しない間接的介入がある．直接的介入は，リスク管理の観点から検査や緊急対応ができる状況で行うことが原則である．地域理学療法で積極的に取り組むことには限界があり，食べ方の工夫として食事姿勢への介入のほか，誤嚥予防のための嚥下の方法を指導する．

食形態のアドバイスとして，主治医や栄養士からの指示を守ることが原則であり，とろみややわらか食などの工夫を紹介できることが望ましい．

間接的介入は，食事の際に必要な筋肉の緊張を緩和し，動かしやすくすることや，低下している筋力を強化することを目的に行う（**表 4**）．嚥下障害が表面化していなくても，高齢者の場合は食事の前に行う習慣をつけることで，誤嚥の予防になる．介護予防の観点からも生活のなかで習慣化できるように介入する．**図 3** に顔の体操を，**図 4** に舌の体操を示す．

表 4　間接的介入の一例

表 4　間接的介入の一例
顔面のマッサージ
アイスマッサージ
頭部挙上練習（背臥位）
おでこ体操
舌の筋トレ
痰を出しやすくする方法（ハッフィング）
呼吸をコントロールする方法（深呼吸）

試してみよう

反復唾液嚥下テスト

飲み込みの力が保たれているかどうかをチェックするテスト．

①楽な姿勢で座る
②口の中を湿らせる
③のどぼとけに手を当てる
④ 30 秒間，つばの飲み込みを繰り返し，飲み込めた回数を数える

30 秒で 3 回以上なら正常．

MEMO

フレイル

フレイルとは加齢とともに運動機能や認知機能が低下し，複数の慢性疾患の併存などの影響もあり，生活機能が障害され，心身の脆弱性が出現した状態であるが，一方で適切な介入や支援により，生活機能の維持向上が可能な状態像をさす．

MEMO

ALS（amyotrophic lateral sclerosis；筋萎縮性側索硬化症）

主に運動神経系が変性し，上位運動ニューロンと下位運動ニューロンの両方が障害される．筋力低下により日常生活が大きく障害されるが，呼吸，コミュニケーション，嚥下の問題も大きい．進行の個人差はあるが，急速に進行する場合もあるため先を見通した対応が必要となる．

MEMO

球麻痺

嚥下中枢のある延髄の損傷で起きる．臨床症状として，流延，嚥下困難，コミュニケーション障害が生じる．嚥下反射が障害され，重傷となると水も唾液も飲めない状態となる．呼吸では拘束性の換気障害に加え，誤嚥や気道クリアランスを保つことが難しくなる．

仮性球麻痺

脳血管障害など延髄より上部の脳の損傷によって起きる．準備期や口腔期の障害が強く現れるが，嚥下反射そのものは障害されにくい．

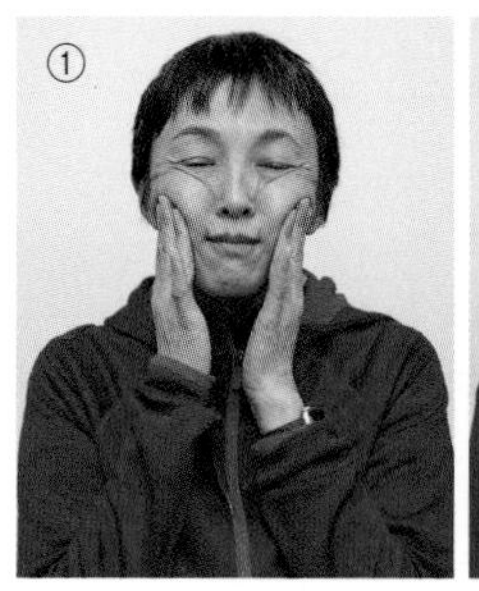
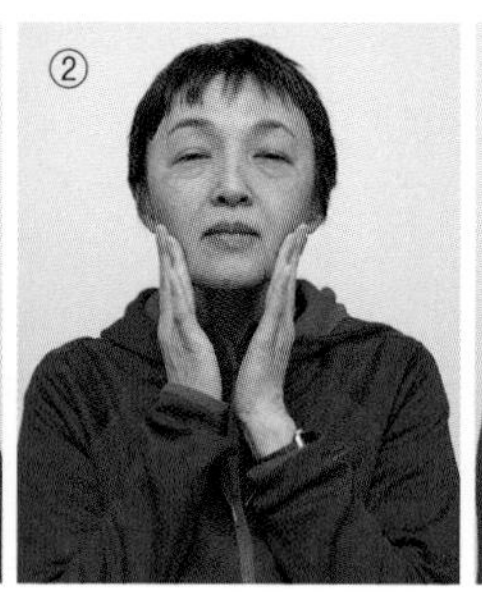
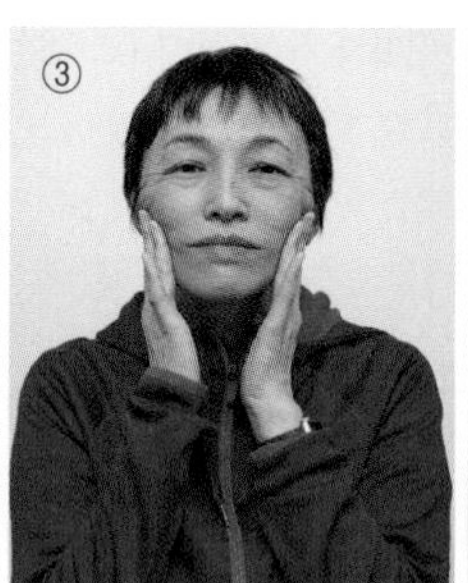
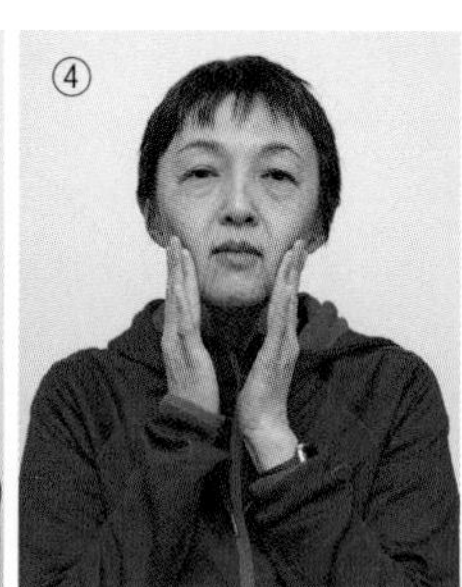

図3　顔の体操
目的：唾液が出て，飲み込みやすくなる．
手で頬を，①持ち上げる，②引き下げる，③外側に引っ張る，④内側に寄せる．

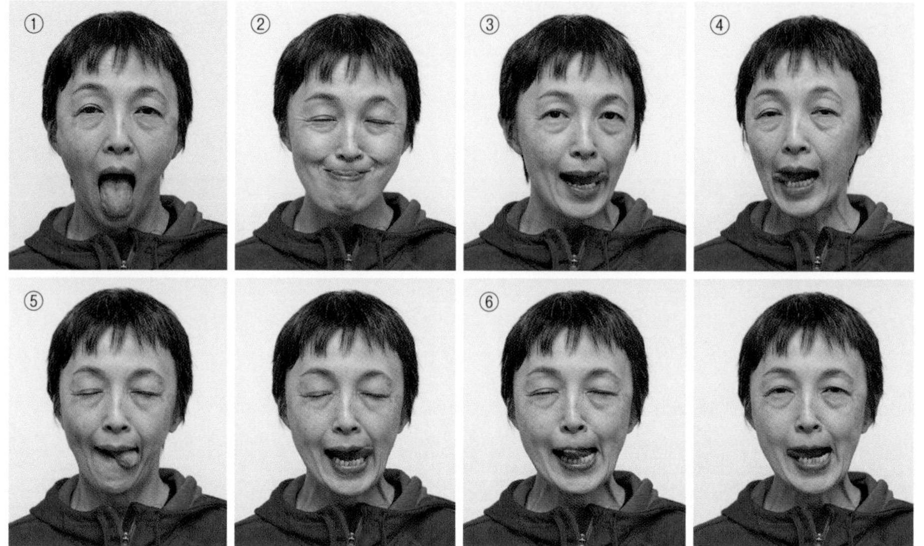

図4　舌の体操
目的：舌の動きを鍛える．
舌を，①下，②上，③左，④右，に出す．次に唇に沿って舌を，⑤時計周り，⑥反時計周り．

MEMO
とろみ
水やお茶など粘性の低い液体でむせる場合の対処法としてとろみをつけるという方法がある．とろみをつけることにより，液体の落下速度が低下しまとまりやすくなり，飲み込みのための準備が間に合うことになる．飲み込みの準備とは，喉頭蓋，声門，声門前庭の閉鎖が瞬時に起き，同時に食道入り口が開くというものである．ただしとろみをつけすぎると，粘性が増しべたつくため，食道への送り込みが難しくなる．

ここがポイント！
誤嚥予防のための嚥下の方法
- 空嚥下：一口食べたら，何も口にせずに何度かごくんとする．
- 交互嚥下：一口食べたら，ごく少量の水やゼリーなどを口に入れて飲みこむことを繰り返す．
- 横向き嚥下：右下を向いてごくん，左下を向いてごくんとする．食道の入り口の梨状窩にたまった食塊を下に落ちやすくする方法．
- うなずき嚥下：頸を前屈させて空嚥下．奥舌と喉頭蓋のあいだのくぼみにたまった食塊を嚥下する方法．

(4) 何を使って食べるか

a. 上肢の動き

食事姿勢のポジショニング後，箸やスプーンなどの把持，食物をはさむ，刺す，すくうなどの操作，口まで運ぶという上肢の動きの評価と対応が必要となる．確認は，実際に食事をする場面にて，テーブル上の食器と上肢の位置関係などを確認し，上肢が無理なく動かせる位置に食事をセッティングする．また，食事摂取のための機能的な改善が望めない場合，もしくは将来的に機能が低下していく可能性が高い場合，道具や環境の工夫で食事動作が改善することがある．認知症では白い食器に白米が盛り付けられていると白米をはっきり認知できないが，色の濃い食器に盛り付けると食が進む場合もあり，食器の選択も重要となる（**図5**）．

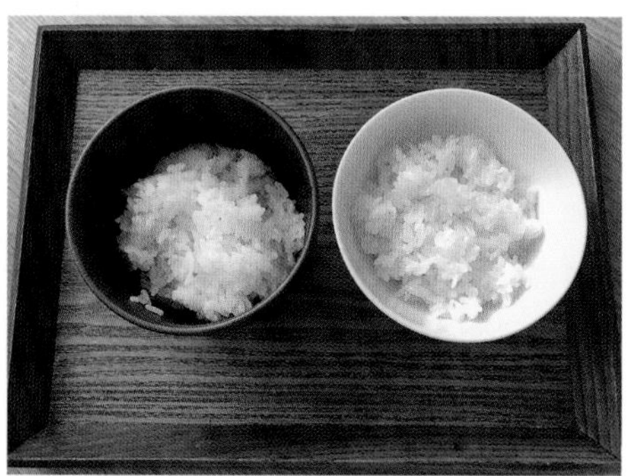

図5　盛り付けた白米を認識しやすくする工夫
認知症患者では，白米を白い食器に盛り付けると認識がしにくいため，色の濃い食器を用いるとよい．

b. 食事介助

自分で食事をとることができず，食事介助をしてもらう場合は，食形態の工夫のほ

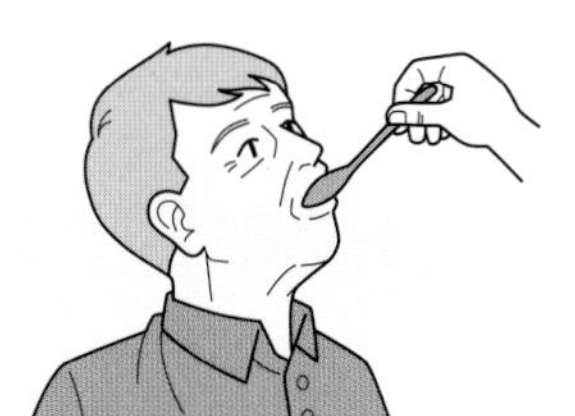

上から介助して，スプーンを上に抜くような介助は誤嚥しやすくなる

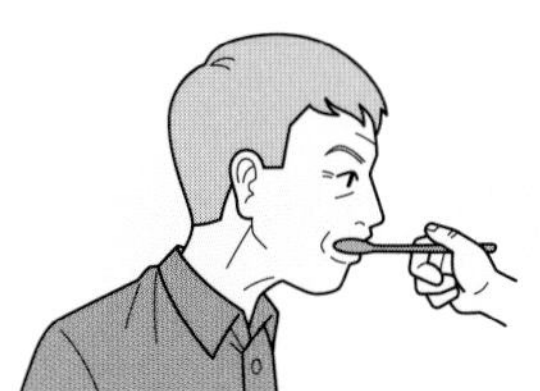

やや前屈位で少し顎を引いた姿勢で，スプーンは水平に抜く

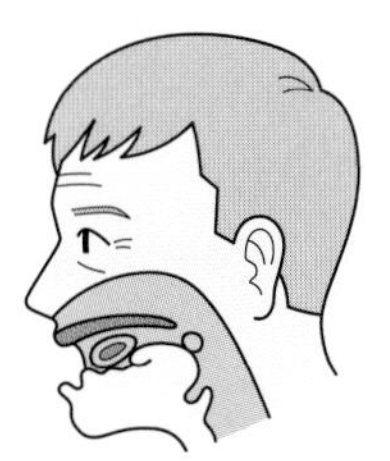

パーキンソン病では舌のすくみや寡動の影響で食塊形成，送り込みが難しいため，食物を少し奥のほうに入れてあげるとよい

図6 食事介助の指導
食事介助の際には，食物を対象者が認知できるような働きかけや声掛けが大切である．一口量が多くなったり，スピードが速くなると口腔内に食物が残りやすく，誤嚥の原因にもなるので，ティースプーン一杯程度の量を一口ずつ介助する．原則は正面から食べものが口の中に入るようにするが，図のように対象者が上を向いてしまうことなく，やや顎を引いた状態になるように，スプーンを抜くようにする．

か，スプーンの形状や介助者の位置，口にスプーンを入れる角度などの工夫をする（**図6**）．

3. 食事動作の制限と関連事項

1）多職種との連携

地域理学療法では，嚥下障害が疑われる場合にVFを行うことは難しいが，近年は訪問歯科診療の際に在宅でVEを実施できる医療機関もみられるようになった．しかし詳細な検査を行うには制約があり，現状に対応するためには，家族も含めた関係する多職種との連携が重要となる．

対象者が退院後であれば，入院時の検査内容や食事形態についての情報収集を行うことで，再度の検査が困難でもおおよその状態を把握できる．入院時の情報がない場合，対象者の食事動作や実際の食べにくさ，むせ，咳の有無などから嚥下障害の程度を判断する．その場合，自分一人で判断するのではなく，本人，家族，ヘルパーや施設の職員などから日常の食事の様子を確認し，さらに主治医（医師，歯科医師）の判断，言語聴覚士，栄養士などからの評価や，実際の食事内容について多職種からの情報を総合し，障害の程度とアプローチ，役割分担を検討する．

同様に，食事姿勢や上肢機能の障害，認知機能の問題などについても，日頃から対象者の介護にかかわっている職種からの情報が重要である．情報のなかから課題と解決策を見出し，多職種で役割分担を行う「リハビリテーションマネジメント」が不可欠である（**図7**，**表5**）．

2）介入事例

在宅生活の95歳女性．転倒による腰痛のため，ベッドから起き上がることも困難となった．かかりつけ医と家族，本人が相談し，積極的な検査や入院は行わないこととしたが，ベッド上全介助での食事は進まず，体力の低下と便秘が続いた．これに対し訪問リハビリテーションが開始された．

食事の環境，食事姿勢，食事内容，食事摂取の方法の評価が行われ（**表6**），腰痛緩和の処置を続けながら，以下のようなアプローチを行い，改善を得た．

- ベッドから食卓テーブルまでの移動と座位保持練習を実施．
- 食卓テーブルと椅子を本人の身長に合わせるために，クッションなどでの座面のアップと足台を作成（足底接地のため）．

覚えよう！
誤嚥防止の手術
- 声門閉鎖術：声門をふさぎ気管に唾液や食塊が流れ込むのを防ぐ．
- 気管分離術/気管食道吻合術：咽頭と気管を切り離す/切り離した気管の上と食道をつなげる．
- 喉頭摘出術：喉頭を取り除き，気管と咽頭・食道を完全に分ける．

ここがポイント！
リハビリテーションマネジメント
リハビリテーションマネジメントとは，質の高いリハビリテーションを提供するためのプロセス管理のことをさす．多職種でかかわることの多い食事動作の制限に対するリハビリテーションは，本人や家族の意向を尊重し，目標と情報を多職種で共有しながら役割分担をして取り組む必要があり，定期的な振り返りや新たな課題への対応など，計画的に行うことが大切である．

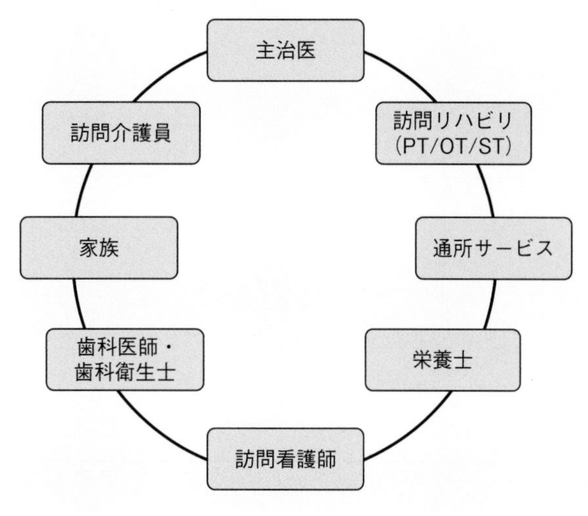

図７　食事動作の制限にかかわる多職種の例

表５　食事動作の制限にかかわる多職種の役割の例

主治医（医療機関）	病気の治療，全身管理，嚥下機能検査，リスク管理，食形態などの指示
訪問リハビリテーション	全身状態の維持向上，姿勢管理，環境設定，嚥下訓練
通所サービス	食事場面の観察，環境設定，嚥下体操，実際の食事提供
栄養士	症状に合わせた食事内容のアドバイス
訪問看護師	体調管理，安全な食事についてのアドバイス，口腔ケア
歯科医師・歯科衛生士	歯科治療，口腔ケアの指導，入れ歯や補助具の作成
家族	本人の嗜好や毎日の様子の観察，食事の準備，介助
ヘルパー	在宅や施設での食事介助，観察

表６　事例の食事動作の評価

評価やアプローチの視点	チェックポイント
①食事の環境	以前は座卓で正座，腰痛発症後はベッド上
②食事姿勢	ベッド上端座位は両手支持必要
	小柄で円背あり
③食事内容	嚥下機能は問題なし，入れ歯のため硬いものは×
	好き嫌いなし
④食事摂取の方法	ベッド上では全介助
	上肢の筋力低下はあるが食事動作に問題なし

①と②にアプローチを行い，課題が解決すれば④もクリアできる．

LECTURE 8

MEMO

経管栄養

経管栄養とは手術で消化管に孔を開け，チューブやカテーテルを使用し栄養を直接送る方法．胃の場合は「胃ろう」，腸の場合は「腸ろう」という．誤嚥などのリスクが減少し消化器官の働きを維持することができ，在宅での介護者による管理も比較的簡便．経口から楽しみ程度に食物摂取も可能．手術をしない方法としては，鼻の穴から食道や胃にチューブを通して栄養を送る「経鼻経管栄養」もある．鼻や喉の違和感や感染のリスクもある．

経静脈栄養

経静脈栄養には，「中心静脈栄養法」と「末梢静脈栄養法」がある．中心静脈栄養法は鎖骨下静脈などの中心静脈にカテーテルを留置し，高カロリー輸液などの生命活動や成長に必要な栄養素を点滴により投与する．末梢静脈栄養法は，腕や脚などの末梢静脈にカテーテルを留置し，主に水分電解質，糖分などを１日あたり1,000 kcal程度を点滴で投与．カテーテル挿入による感染のリスクや行動の制限が生じる．

- 座位の安定により，上肢が自由に動かせるようになり，自力で食事摂取可能となる．
- 食卓に移動しての食事の回数を１日１回から３回に変更．食欲が増し，体力がつき，便秘も解消された．

3）経口摂取が困難な場合

食事は楽しみである一方，経口摂取が難しくなってきた場合，低栄養や脱水の危険が生じ，生命にかかわる問題となる．食事で十分な栄養や水分を摂取することが難しい場合，主治医の判断，および本人家族の希望で，経管栄養や経静脈栄養の選択が行われる．この選択は，本人の「生きること」に対する価値観を問うものであり，さまざまな方法の利点と欠点を対象者に説明し，納得した選択ができるように，丁寧に支援をする．

■参考文献

1）山永裕明，野尻晋一：訪問リハビリテーションの評価とアプローチ―食事．訪問リハビリテーション清雅苑編．図説訪問リハビリテーション．三輪書店；2013．p.45-55．
2）野尻晋一：施設リハビリ―食事へのアプローチ．漫画でみる生活期リハビリテーション．三輪書店；2017．p.39．
3）島田裕之，荒井秀典：老化に伴う代表的要介護要因―サルコペニア・フレイル．藤本篤士ほか編．老化と摂食嚥下障害．医歯薬出版；2017．p.32-9．

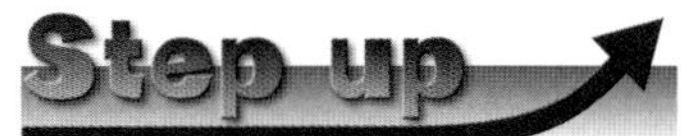

摂食嚥下障害への在宅生活支援

1）食事動作の制限が生じてきた事例への介入

（1）日々のアセスメントの重要性

在宅での支援を継続しているなかで，日常生活動作（ADL）に関して定期的にアセスメントを行っていく必要があるが，その際に食事の摂取内容や姿勢について本人や家族に確認し，状況の変化を早めにとらえていくことが重要である．

「箸が使いずらくなった」「スプーンを口に運ぶときにこぼすことがある」「食欲がない」「体重が減っている」「揚げ物が食べにくい」「お茶でむせる」など，意識をして話を聞くと，食事にかかわる訴えは非常に多い．この場合，すべてのケースにおいて医師や看護師，言語聴覚士や栄養士などの専門職が周囲にいるわけではないため，理学療法士であっても，最低限の知識や情報を知っておく必要がある．

（2）食べやすい食材や食形態

食べやすい食形態として医療機関や施設で提供される「ペースト」や「裏ごし」などの対応は，介護者にとっての負担も大きくなる．介護者は，食事に加えて生活のさまざまな場面でケアを行う必要があり，自分の食事の時間もないほど忙しく過ごしていることもある．現在は，病院で処方される栄養剤のほかにも，多くの栄養補助飲料や調整食が市販されているが，在宅で生活している高齢者などは，なかなかその情報が手に入らずに困っている．支援が必要なケースの場合，情報提供やサポートできる職種や機関への橋渡しも役割として重要である．

嚥下食のさまざまなレベルに対応した嚥下調整食（咀嚼後の状態に調整された食物で，水分が多めでまとまりやすいもの）を，わかりやすく分類した嚥下調整食学会分類 2013 を表 1[1)] に示す．

2）重度の摂食嚥下障害事例への多職種での介入

LECTURE 8

食事動作が，高齢者や障害者にとって地域で生活するうえで，栄養摂取や健康維持の面だけでなく，楽しみとして重要な意味をもつ．この点に地域理学療法の立場からかかわる際，本人や家族，支援する関係者とのあいだで大きな問題にぶつかることがある．支援には多職種多機関でかかわることが望ましいが，医療機関から在宅へと療養生活の場が移行する場合，両者の考え方や食事の内容，食形態の統一がなされずに，在宅サービス側や家族が悩むことがある．

食事は楽しみなことである一方，摂食嚥下障害がある場合，誤嚥や窒息というリスクを伴う．医療機関ではリスク管理の観点から，経口摂取の禁止や食形態の変更が指示されることが多い．治療やリハビリテーションにより，摂食嚥下障害の改善が見込まれる場合を除き，神経難病などの進行性疾患やがん（特に口腔，咽頭・喉頭，食道）の場合，誤嚥が生命予後に影響を与える可能性が高く，特に慎重にならざるをえない．

一方，在宅では，本人や家族が「リスクがあってもできる限り食べたい，飲みたい」と希望する際，チームの力を総動員してその希望にどうこたえていくかを検討する．医師を中心にリスクを丁寧に説明し，誤嚥防止の手術を含めたあらゆる方法を提案，本人や家族の納得，同意を得る努力をする．手術は選択できないが，好きなものをたとえ少量でも食べさせたいと希望することがある．またリスクを理解し，もう経口摂取はしないと諦める対象者もいる．理学療法士は，直接的に摂食嚥下の訓練やその場面に携わることは限られているが，チームの方向性を理解し，理学療法士としてできることを行う．摂食嚥下障害がある場合，多くのケースで呼吸機能の障害を併せもっている．排痰や呼吸機能維持のための呼吸リハビリテーションは重要である．たとえ少量であっても口から摂取する際，嚥下しやすいベッド上や車椅子，椅子上でのポジショニング，環境整備，頸部のリラクセーションや顔面，舌の運動など，介入できることはたくさんある．何より食べることのできなくなった辛さ悔しさ，食べることができた喜びを一緒にわかち合うことに価値を有する．

■引用文献

1）日本摂食・嚥下リハビリテーション学会医療検討委員会：日本摂食・嚥下リハビリテーション学会嚥下調整食分類 2013．日摂食嚥下リハ会誌 2013；17（3）：255–67．

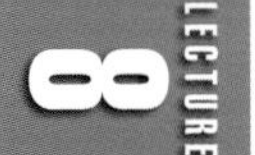

表1　学会分類2013（食事）早見表

コード【I-8項】		名称	形態	目的・特色	主食の例	必要な咀嚼能力【I-10項】	他の分類との対応【I-7項】
0	j	嚥下訓練食品0j	均質で，付着性・凝集性・かたさに配慮したゼリー 離水が少なく，スライス状にすくうことが可能なもの	重度の症例に対する評価・訓練用 少量をすくってそのまま丸呑み可能 残留した場合にも吸引が容易 たんぱく質含有量が少ない		（若干の送り込み能力）	嚥下食ピラミッドL0 えん下困難者用食品許可基準I
0	t	嚥下訓練食品0t	均質で，付着性・凝集性・かたさに配慮したとろみ水 （原則的には，中間のとろみあるいは濃いとろみ*のどちらかが適している）	重度の症例に対する評価・訓練用 少量ずつ飲むことを想定 ゼリー丸呑みで誤嚥したりゼリーが口中で溶けてしまう場合 たんぱく質含有量が少ない		（若干の送り込み能力）	嚥下食ピラミッドL3の一部（とろみ水）
1	j	嚥下調整食1j	均質で，付着性，凝集性，かたさ，離水に配慮したゼリー・プリン・ムース状のもの	口腔外で既に適切な食塊状となっている（少量をすくってそのまま丸呑み可能） 送り込む際に多少意識して口蓋に舌を押しつける必要がある 0jに比し表面のざらつきあり	おもゆゼリー，ミキサー粥のゼリーなど	（若干の食塊保持と送り込み能力）	嚥下食ピラミッドL1・L2 えん下困難者用食品許可基準II UDF区分4（ゼリー状） （UDF：ユニバーサルデザインフード）
2	1	嚥下調整食2-1	ピューレ・ペースト・ミキサー食など，均質でなめらかで，べたつかず，まとまりやすいもの スプーンですくって食べることが可能なもの	口腔内の簡単な操作で食塊状となるもの（咽頭では残留，誤嚥をしにくいように配慮したもの）	粒がなく，付着性の低いペースト状のおもゆや粥	（下顎と舌の運動による食塊形成能力および食塊保持能力）	嚥下食ピラミッドL3 えん下困難者用食品許可基準II・III UDF区分4
2	2	嚥下調整食2-2	ピューレ・ペースト・ミキサー食などで，べたつかず，まとまりやすいもので不均質なものも含む スプーンですくって食べることが可能なもの		やや不均質（粒がある）でもやわらかく，離水もなく付着性も低い粥類	（下顎と舌の運動による食塊形成能力および食塊保持能力）	嚥下食ピラミッドL3 えん下困難者用食品許可基準II・III UDF区分4
3		嚥下調整食3	形はあるが，押しつぶしが容易，食塊形成や移送が容易，咽頭でばらけず嚥下しやすいように配慮されたもの 多量の離水がない	舌と口蓋間で押しつぶしが可能なもの 押しつぶしや送り込みの口腔操作を要し（あるいはそれらの機能を賦活し），かつ誤嚥のリスク軽減に配慮がなされているもの	離水に配慮した粥など	舌と口蓋間の押しつぶし能力以上	嚥下食ピラミッドL4 高齢者ソフト食 UDF区分3
4		嚥下調整食4	かたさ・ばらけやすさ・貼りつきやすさなどのないもの 箸やスプーンで切れるやわらかさ	誤嚥と窒息のリスクを配慮して素材と調理方法を選んだもの 歯がなくても対応可能だが，上下の歯槽提間で押しつぶすあるいはすりつぶすことが必要で舌と口蓋間で押しつぶすことは困難	軟飯・全粥など	上下の歯槽提間の押しつぶし能力 以上	嚥下食ピラミッドL4 高齢者ソフト食 UDF区分2およびUDF区分1の一部

学会分類2013は，概説・総論，学会分類2013（食事），学会分類2013（とろみ）から成り，それぞれの分類には早見表を作成した.
本表は学会分類2013（食事）の早見表である．本表を使用するにあたっては必ず「嚥下調整食学会分類2013」の本文を熟読されたい.
*上記0tの「中間のとろみ・濃いとろみ」については，学会分類2013（とろみ）を参照されたい.
本表に該当する食事において，汁物を含む水分には原則とろみを付ける.
ただし，個別に水分の嚥下評価を行ってとろみ付けが不要と判断された場合には，その原則は解除できる.
他の分類との対応については，学会分類2013との整合性や相互の対応が完全に一致するわけではない.

0j　0t
1j
2-1
2-2
3
4

（日本摂食・嚥下リハビリテーション学会医療検討委員会：日本摂食・嚥下リハ会誌 2013：17（3）：255-67[1]）

引用注1：表中【　】は学会分類[1]の本文との対応を示す.
2：表中「他の分類との対応」の嚥下食ピラミッドは2004年に発表された介護食の分類で，嚥下訓練食（L0）から普通食（L5）まで分けられている.

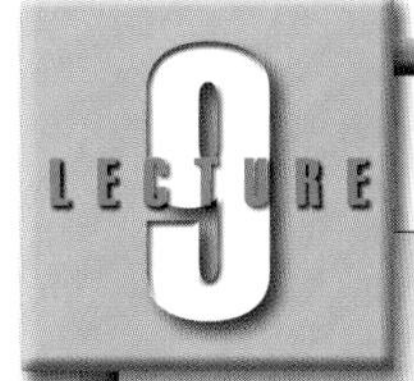

理学療法的支援(4)
排泄

到達目標

- 生理現象としての排泄を理解し，行為としての一連のプロセスをイメージできる．
- 理学療法の視点から排泄に関連する運動機能と動作を理解し，分析と説明ができる．
- 習慣や価値観による個別性と身体機能によるバリエーションについて知ることができる．
- 誰にも見られたくない，かかわってほしくないなどの排泄特有の「当たり前」に共感することができる．

この講義を理解するために

排泄は食事とならんで生命を維持するための最も基本的で重要な要素であり，毎日必ず繰り返されています．社会生活という観点では，子供の成長過程でオムツが外れて一人でトイレへ行けることは，自立へ向けてのはじめの一歩とみなされ，学童期以降はすべての人がごく当たり前にできなければならない行為と考えられています．それでいて他のADLと異なり，他人と共有されることがきわめて少ないプライバシーの強い行為であり，個人差や男女差もあり，表立つ話題にはなりません．排泄が不自由になった状態と支援方法を知り，人が尊厳をもって自立するためにリハビリテーションの視点から，これらを直視することが重要です．

- □ 自宅や学校など，身の回りのトイレの構造（ドア，トイレ内の空間の広さ，便器，ペーパーホルダー，スイッチ類など）を確認しておく．
- □ 大便，小便を行う際の自分自身の動きを確認し，他者に説明できるようにしておく．
- □ 衣類や周囲を汚さないで排泄を行うために気をつけていることを考えておく．
- □ どうしても人に手伝ってもらう場合，自分がどの部分を受け入れることができるか想像してみる．

講義を終えて確認すること

- □ 準備や後始末を含め，排泄に関連する諸動作をピックアップして表現することができた．
- □ 排泄に必要な身体の動きをイメージすることができた．
- □ 動作方法と環境のバリエーションを知ることができた．
- □ 失禁の心に共感することができた．
- □ 運動機能の低下があった場合でも自力で排泄を行うための対策や工夫を考えることができた．
- □ 誰かに手伝ってもらう場合の配慮や方法を考えることができた．

講義

1．生活期における排泄

1）全生物共通の生理現象

地球上のすべての生物は海から発生し，進化の過程で現在の多様性に至っている．それぞれの生物が自己の生存に必要な水分と栄養分を体内に取り込み，代謝の結果不要になった老廃物を体外に排出している．われわれの食事と排泄に相当する営みは，生物の根底を支える重要な機能である．

生物として当たり前の機能にもかかわらず，人間社会においては，他人の目に触れずに個々に処理される．行為だけでなく排泄物を目にすることや他人に見られることすら疎んじられ，音や匂いも嫌がられる．排泄による衣類の汚れはもちろん，着衣の乱れもだらしないことと受け取られる．

医療従事者は排泄について，生理機能としての側面から冷静な観察と分析の目をもち，さらに理学療法士は「尿意や便意を感じて，起き上がり，立ち上がり，トイレまで移動し，ドアを開閉し，トイレに入り，便器を確認し，下着を下ろし，排泄を行い，後始末をし，手を洗い，再びドアを開閉し，トイレから出て，部屋に戻る」という一連の流れを姿勢，運動，動作という側面でとらえ，自立できるように介入しなければならない．また，リハビリテーションの観点は社会の中での個人の尊厳と自立であり，排泄特有の羞恥心に配慮しながら，環境や人との関係性，個々の価値観やQOLを念頭においたアプローチが重要である．

2）排便と排尿

排便は1日数回～数日に1回，排尿は1日数回行われるのが普通であり，健康なときも体調が悪いときも繰り返される．トイレに間に合うことが非常に重要で，時間の要素が他のADLよりも大きい．急な尿便意を催した際は速足や手際のよい衣類の操作が必要になり，手足が不自由な場合は転倒や失禁の可能性が増える．特段の身体的障害がない場合でもウイルス性胃腸炎などで想定外の急激な便意により失禁する可能性は誰しもはらんでいる．体調が非常に悪いときや泥酔しているとき，傷病や障害で余裕がない状態であれば通常より失禁のリスクは高い．また，任意の時間帯で排泄を行えるとは限らず，早朝や夜間では覚醒状態や照明環境などの面で労力が大きくなり，介助が必要な場合は介助者の負担が大きくなる．

排便は，消化管で吸収された後の食物残渣や体内の老廃物が便として肛門から排出される現象である．通常，便は粘性のある半固体であるが，その性状は身体の状態や生活習慣，食事，体調，体質などによって変動がある．医療の現場ではブリストル便性状スケール（**図1**）[1]が一般的に活用されており，健康状態を知る目安となっている．ちょうどよい固さのとき，便秘で便が固いとき，下痢のとき，ほとんど水のようなとき，生きている以上はさまざまな状態を経験する．便の性状による動作への影響は，主に肛門の洗浄や拭き取りである．介護が必要な場合，水分の多い便や飛散するような便は身体だけでなく衣類や周囲を汚染し，本人の不快感とともに介護者の大きな負担になる．

排尿は，尿道からの液体の排出である．水は人体に必要不可欠であり，一定量保持しなければならない重要な物質である．水は腎臓でろ過した残りが体外に排出される．水分摂取の状態や体調，天候や運動などにより量や頻度は左右される正常な排尿とされる目安を**表1**[2]に示す．

一般的に，朝起きてから就寝までの排尿回数が8回以上の場合を頻尿という．排便

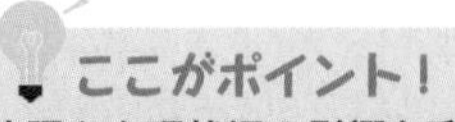

調べてみよう

さまざまな状況での排泄の行いやすさ

排泄の意志を他者に伝えたり，行動を起こす際に影響を及ぼす要因の一つに「状況（シチュエーション）」があげられる．どんなときに排泄を言い出しにくいか，または排泄を億劫に感じるか考えてみよう（公園の公衆トイレはあまり使いたくない，デパートのトイレは安心して使える，など）．

QOL（quality of life；生活の質）

ここがポイント！

体調や心理状況の影響を受けやすい尿意や便意

交通機関を利用している際や急いでいるとき，不安なときなど，急な便意や尿意を催して焦った経験はないだろうか．

ADL（activities of daily living；日常生活動作）

LECTURE 9

MEMO

尿失禁

尿失禁についてはそのメカニズムにより，腹圧性尿失禁，切迫性尿失禁，溢流性尿失禁，機能性尿失禁の，大きく4つに分類されている．

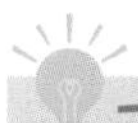

MEMO

ブリストル便性状スケール（Bristol stool scale）

英国のブリストル大学のヒートン（Heaton KW）博士により1997年に提唱された便の医学的指標．便の性状により7つのカテゴリーに分類される．

ここがポイント！

汚染の問題

汚染により，美的な問題と衛生的な問題が生じる．とりわけ，医療や介護の現場においては汚染に伴う不衛生が感染症発生など二次的な問題につながることから重要視されている．

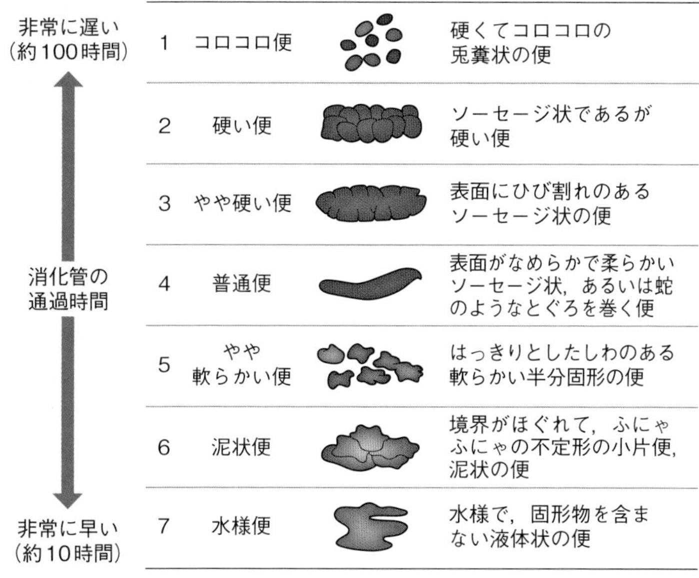

1 コロコロ便		硬くてコロコロの兎糞状の便
2 硬い便		ソーセージ状であるが硬い便
3 やや硬い便		表面にひび割れのあるソーセージ状の便
4 普通便		表面がなめらかで柔らかいソーセージ状，あるいは蛇のようなとぐろを巻く便
5 やや軟らかい便		はっきりとしたしわのある軟らかい半分固形の便
6 泥状便		境界がほぐれて，ふにゃふにゃの不定形の小片便，泥状の便
7 水様便		水様で，固形物を含まない液体状の便

図1 ブリストル便性状スケール
（排便ケアナビ：ブリストルスケールによる便の性状分類[1]）

表1 正常な排尿の目安

1回の排尿量	200〜400 mL
1回の排尿時間	20〜30秒
1日の排尿量	1,000〜1,500 mL
1日の排尿回数	5〜7回
排尿間隔	3〜5時間に1回（起きているあいだ）

（室田卓之：男女ともに見られる尿漏れ，頻尿．関西医科大学第10回市民公開講座．2008[2]）

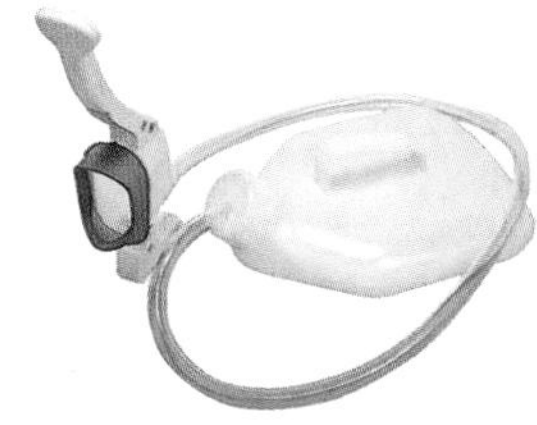

図2 集尿器（写真は女性用）
トイレまでの移動やポータブルトイレへの移乗が困難な場合，ベッド上で臥位のまま排尿する際などに使用する．尿の自動吸引が可能なタイプもある．

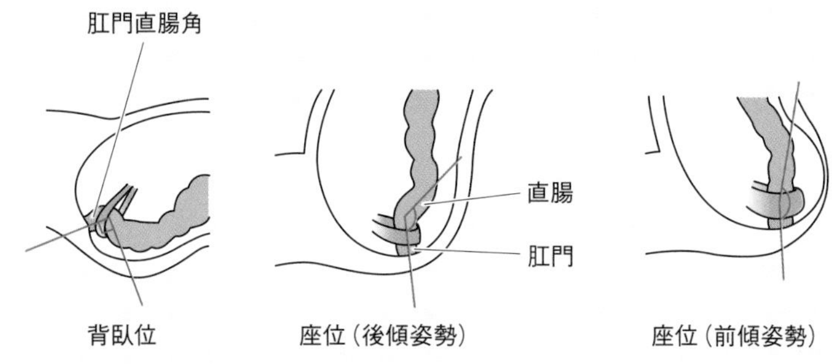

図3 肛門直腸角
直腸から肛門への走行は恥骨直腸筋の牽引により曲がっている．この角度を肛門直腸角という．背臥位（仰臥位）では肛門直腸角は約90°であるが，前傾姿勢をとることで鈍角となり，排泄がしやすくなる．

と比較すると，回数が多い点と就寝後の夜間の排尿が比較的多くありうる点で異なる．回数が多いことは，繰り返し立ち上がり移動する体力を必要とする．夜間排尿については，照明や覚醒状態という要素も重要で，いわゆる「おねしょ」の対策も必要となる．トイレでの排泄が基本ではあるが，総合的判断として安眠を優先し夜間のオムツや集尿器（**図2**）を使用する場合もある．また，排泄物が液体であることから，周囲に浸潤あるいは飛散しやすく，便器内に収め，衣類や周囲を汚染しないような工夫が必要である．

オムツや尿取り吸収パッドは多数販売されており，医療介護現場向けの排泄セミナーが行われている．これらを適切に使用することで，排泄にかかわる本人や介護者の負担を軽減し，自立や社会参加を促進することができる．

3）排泄の姿勢，習慣と男女差

排便は姿勢・動作としてみた場合，男女でおおむね共通している．便器は洋式が主流になっているが，環境によっては和式の場合もある．腸管には解剖学的に肛門直腸角（**図3**）というカーブがあり，前傾姿勢で垂直に近づき排便がスムーズになる．和式便器は姿勢や動作的に難易度は高いが，排便の点では理にかなっている．洋式便器は座位保持ができれば排便可能で，幅広い状態の人に対応している．肛門直腸角を考

MEMO
夜間排尿
40歳以上の男女で約4,500万人が夜間1回以上排尿のため起きていて，加齢とともにその頻度は高くなる．原因として夜間多尿（夜間の尿量が多いこと），膀胱容量の減少，睡眠障害に分けられる．（日本泌尿器科学会HPより https://www.urol.or.jp/public/symptom/03.html）

MEMO
オムツ，尿取り吸収パッド
パンツタイプのもの，固定テープにより装着するタイプのもの，局部に当てるタイプのものなどさまざまである．いずれの商品にも吸収性ポリマーが用いられており，高い水分保持機能を有している．製品によっては1,000 mL近くの保水機能を有する商品もある．

ここがポイント！
ロダン作の彫刻「考える人」の姿勢は排泄姿勢として理にかなっている？

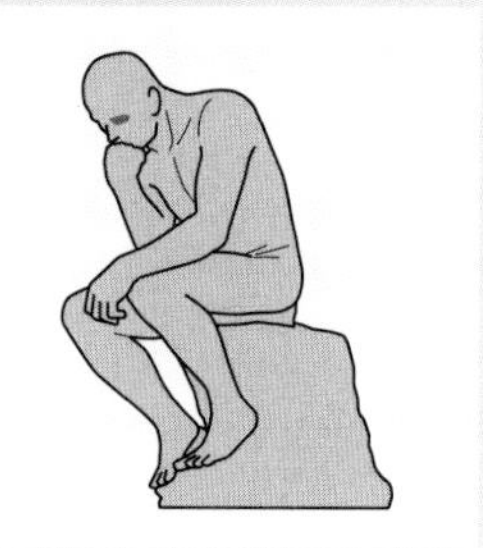

LECTURE 9

慮すると前傾姿勢が排便には適しており，前傾姿勢を保つためのテーブルや，逆に足台を置いて排便に適切な姿勢を保つ方法もある（**図4**）．

排尿は排泄器官が男女で異なることから，姿勢・動作や段取り，習慣に差がある．女性の場合，姿勢や後始末は排便とほぼ同様の手順になる．尿が飛散しないような配慮を各自の身体特性に合わせて工夫している．男性は立って行うか，座って行うかの選択肢があり，通常，立って行う場合は排尿後の拭き取りは行われない．学校や公衆トイレでは男性用小便器（立ち便器）が設置されていることが多く，排尿は立って行っている．オープンスペースに並んで設置してあり，知人友人と雑談をしながらすることは普通で，排尿する姿を見られることに比較的抵抗が少ない．排尿器官である陰茎を取り出す際，下着を膝あたりまで下ろす場合と，ジッパーを下ろす場合があり，各自の習慣や衣類によって異なる．洋式便器の場合，便座を跳ね上げて立って行う場合と，座って行う場合がある．座ったほうが身体の不自由な場合も安全で，かつ尿の飛散や便座の汚染を防げるが，習慣的に立って行うことを好む人も多い．

2．行為としての排泄

1）自立と尊厳

昔から「年をとっても下の世話だけはされたくない（したくない）」という言葉がある．ほかのことはどうにか助け合っても，排泄だけは夫婦でも親子でもかかわり合いたくないということである．失禁を他人に見られることは通常耐え難く，はなはだしくプライドを奪い去る．生きがいや楽しいことに対しても，排泄の不安が付きまとうと消極的になる．理学療法士は動作面での介入が主であり，加えてオムツやパッドの適切な利用は失禁に伴う汚染を防ぎ，排泄の自立も念頭におく．リハビリテーションの目標はICFにおける「参加」のレベルが最も重要であり，自尊心などを保障するために排泄が自立できるように支援する．

2）失禁

行動拡大の鍵は排泄にあることが多い．理学療法など対人援助の過程において，対象者の主訴や希望を聴取することはアセスメントの第一歩である．高齢者に限らず，外出や社会参加，行動の拡大を支援する場合，排泄を円滑に行えるトイレの場所を具体的に確認し，提示することは非常に重要である．生活期を支える理学療法士は，対象者の心身機能だけでなく，生活環境や地域のアセスメントが必要である．トイレの情報提供だけで，「あそこに行ってみよう！」と思えることも多い．

3）自宅での排泄

自宅は最も人目を気にせずリラックスして過ごせる場所である．アパートか一戸建かという環境の差異はあるが，プライベートスペースである．特に一人暮らしの場合は，排泄特有の羞恥心に配慮する必要がなく，本人がよければそれでよい．トイレのドアを閉めなくてよいとか，下着で過ごすなどが習慣であれば，排泄にまつわる動作はそれだけ少なくなる．社会交流の程度にもよるが，衛生状態についての価値観も異なる．手すり設置や住宅改修などの環境整備は，本人の状態に合わせて行う．

同居家族がいる場合は，家族には無数の関係性がある．同居家族と排泄の能力や課題を共有し，前向きに対策を講じることが在宅生活を支える．環境を整える場合は，同居家族の利便性も検討する．愛情や思いやりだけでなく，物理的な影響や負担を考慮し，納得と理解が必要である．

4）外出先での排泄

外出先の排泄は，トイレまでの移動距離が長いことと，使い慣れない設備であること，不特定多数が利用していることなどの留意点がある．衣類も着脱に手間がかかる

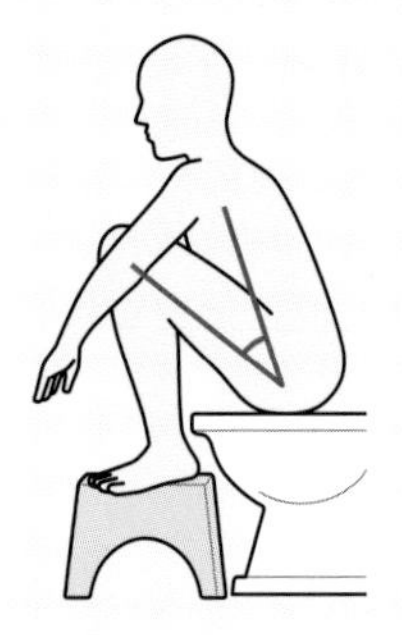

図4　前傾姿勢を保つための足台
足台を使用することで，肛門直腸角が変化し，排便に適した姿勢となる．

ここがポイント！
自尊心に配慮を
高齢者施設入所中の女性で認知機能はやや低下していたが排泄や歩行は自立と施設職員は評価していた．身だしなみに気をつかうなど上品な人であった．その人が，ある日，トイレで自分が失禁して汚した下着を洗っていた．介護職員に失禁したことを伝えることも，ましてや汚れた下着を洗ってもらうことなど，本人の選択肢にはなかったようである．私たちが考える以上に排泄や排泄された汚物に対する羞恥の気持ちは強いことを覚えておきたい．

LECTURE 9

MEMO
生活上の失敗体験
他の失敗とは異なり，排泄に関する失敗や嫌なエピソードは簡単には記憶から消え去らないことに留意しよう．

ICF（International Classification of Functioning, Disability and Health）

気をつけよう！
「何もしたくない」と答える背景にはどのような想いが隠れているのか？
「（日々の生活の中で）何かやってみたいことはないですか」という質問に対して，「とくにない」と答える高齢者に対し，排泄に問題があることを念頭に，その原因を把握するための質問（本人の自尊心を傷つけないように工夫しながら）をいくつか考えてみよう．

ことが多い．リハビリテーションの過程で外出を考える場合，屋外歩行練習などを行うだけでなく，地域のトイレについての情報を把握することが行動の拡大に直結する．

外出をしない閉じこもりは，寝たきりにつながる．外出の機会をもつこと，できれば拡大することは心身機能を保つだけでなく，QOL にもかかわる重要な課題である．

事前に外出先のトイレの場所を具体的に確認しておく．設備や使いやすさに加え，時間帯による混雑状況や使用時の注意も確認する．公共施設の車椅子用駐車場の使用上の注意も同様である．商店やホテルなど，実地での確認が理想的であるが，電話で確認するなど，安心してトイレが使えるように対応する．

5）学校や仕事先での排泄

外出先の一つでもあるが，集団行動の場であることが他の場合と異なる．特定の集団と特定の設備の中で，過ごし方のスケジュールやルールが決まっている．社会生活を送るうえでは，それに従うのが普通であり，昼休みなどトイレに行けるタイミングが決まっており，突然の尿便意をきたさないように定時ですませておく．

しかし，歩行や排泄機能になんらかの課題がある場合，就学就業といった社会参加を実現するために安心して排泄を行えるような周囲の理解と協力が必要である．個人の状態を社会に合わせるアプローチと並行して，参加する社会の側への働きかけも重要である．

3. 排泄動作の評価

1）排泄の一連動作

排泄全般に対する支援をコンチネンスケアとよぶ．この中で理学療法士の最も中心的な役割は，姿勢，運動，動作の側面からの介入である．

運動療法は，運動を治療手段として正常な機能に近づける効果を追求したものである．排泄に関しては，運動習慣による便秘の解消や失禁予防の骨盤底筋練習があげられる．また，他の ADL と同様に動作に必要な基本的な運動機能の強化と，手順や要領を学習することで，一連の動作が自立できるように支援する．

排泄動作の評価については，一連の動作をより細かく想定して行う．**表 2** は排泄動作を細分化したものであり，すべての行為について，この評価をその場の観察で行う能力が必要である．過程ごとに必要な運動機能と動作能力を評価し，改善の可能性や自立へ向けた方策を考え，治療的介入により実践する．

2）移動と移乗

最初にトイレまでの移動が前提となる．生活空間の中で，寝室，普段過ごしている場所，トイレの場所を確認し，その動線を具体的に実地で確認する．家具の配置，段差の有無，床につまずきやすい物がないかどうか，ドアの構造と開閉の方向などを確認する．歩行での移動では，直進だけでなく横歩きや方向転換の場面があることが多く，ドアを引いて開ける際には後退も必要となる．杖などの歩行補助用具を使用するのか，伝い歩きか，手すりなどつかまる場所の必要性を見極め，住環境整備や実践的な歩行練習につなげる．トイレ内では便座前での方向転換が必要となり，狭い場所での細かいステップを想定する．便座への着座と起立動作は，便座が低い場合や前方のスペースが狭く困難なことがある．椅子からの起立・着座がスムーズであっても，トイレ内での実用性を確認する．

排泄動作は毎日複数回繰り返される．機能的に難渋する動作は反復することが困難であり，ある程度の余裕が必要である．入院中の家庭訪問などで 1 回できたからといって，直ちに自立とは判断できない．日中と夜間，それぞれに想定し課題を整理する．

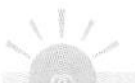
調べてみよう

行政機関や地域のボランティアなどで「バリアフリートイレ MAP」を準備していることがあるので，それぞれの地域で何があるのかを確認してみよう．

ここがポイント！

自宅退院する際に家族が最低限望むこと

入浴や着替えが自立していなくても，トイレだけは自分で行えるようになってほしいという家族の要望は高い．自宅での家族介護において，排泄に関する介護は家族の身体的・経済的・そして時間的（頻度的）負担が大きい．そのため，排泄介助が要因となり，家族関係が悪化したり，時に虐待などに発展する場合もある．

ここがポイント！

排泄の介護，誰だったら許容（ガマン）できる？

もしも今自分が排泄に介護が必要な状況になったとしたら誰に手伝ってもらいたいか（誰だったら許容できるか）を考えてみよう．父親，母親，兄弟・姉妹…．人それぞれに，許容の範囲は異なっていると思われる．

気をつけよう！

ある「道の駅」のオストメイト対応のユニバーサルトイレで近隣の海で釣った魚をさばくなどの非常識な行動が確認されている．高齢者や車いす利用者の外出を妨げる蛮行である．

MEMO

オストメイト（ostomate）

人工肛門保有者，人工膀胱保有者．

MEMO

コンチネンスケア（continence care）

排泄を多方面からとらえた多職種によるチームアプローチであり，特に看護師は認定制度を有している．専門に研究学習する団体があり成書が出版されている．

表2　排泄における一連の動作

	行為の過程	状況・環境・チェックポイント
	尿意・便意を感じる	認知機能，傷病による影響
移動・移乗（終了後も）	布団をはぐり，起き上がる	臥床しているか，夜間，寝具やベッド状態
	照明をつける	主に夜間，スイッチの位置
	立ち上がる	布団，ベッド，椅子による違い
	トイレの場所を思い浮かべる	不慣れな場所の場合は混乱がある
	トイレまで移動する	移動手段と動線の確認（歩行，車椅子，四つ這いなど）
	ドアを開閉しトイレ内へ入る	ドアの構造（開閉方向，ノブの形状など）
準備	便座を確認する	色付きのほうが認知しやすい場合がある
	下着を下げる	立位を保ちながら上肢による作業
	便座に腰かける	安全な着座動作
排泄	排便・排尿を行う	適切な姿勢を保つ，転落予防の工夫
後始末	洗浄スイッチを操作する	洗浄機能付き便器の場合
	トイレットペーパーを操作する	ペーパーホルダーの位置，両手か片手か
	拭き取る	手を差し込む方向，座位か中腰か
	便座から立ち上がる	安全な起立動作
	下着を上げる	立位を保ちながら上肢による作業
	水を流す	操作レバーの位置，操作する姿勢
	手を洗う	手洗い場の位置，タオルの場所

この順序は，個人の習慣や環境に左右されるため，前後する場合がある．これらの過程すべてが自立できるよう，個々人の生活環境と心身機能をアセスメントし，状態に応じた介入が必要になる．

MEMO
自宅で排尿を立位で行う高齢男性の割合
Web調査の結果では，60歳以上男性の約半数が立位で排尿していると回答していて，この割合は減少傾向にある（https://www.sanitary-net.com/trend/research/column_01.html）．

MEMO
脳卒中片麻痺の場合など手すりにつかまることができない場合の対応
片麻痺などで一側上肢のみでズボンの上げ下ろしや排泄姿勢を整える際の対応の一つとして，前頭部を便座前壁に押し当て身体を安定させるなど工夫する場合もある．

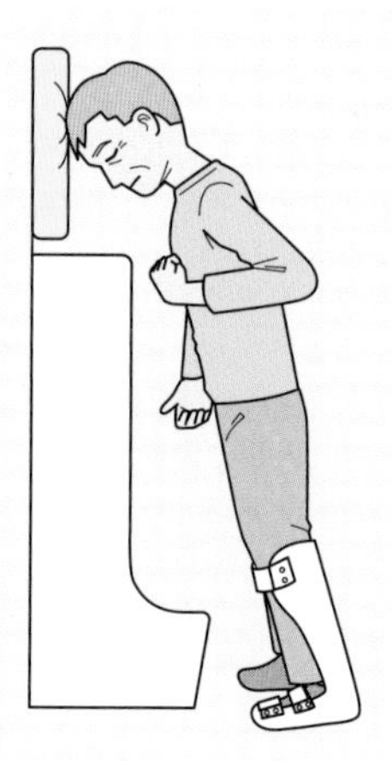

LECTURE 9

3）立位姿勢と座位姿勢

立位姿勢は下着の上げ下げや手洗い動作の際に必要となる．立位を保持するだけではなく，バランスを取りながら上肢を使う必要がある．実用性について実際に下着の操作を行い判断する．動作中は下方に手を伸ばすために屈んだ状態や中腰を保つ姿勢が求められ，片手でつかまって行うか，寄りかかって行うか，また，壁や手すりの位置も確認事項である．ボタンやウェストがきつい場合や，重ね着をしている場合は手間どりやすく，衣類の工夫や室温管理も必要となる．男性で排尿を立位で行う場合，片手は陰茎に添え，もう片方の手で手すりなどにつかまり転倒を防ぐ．

座位姿勢は排便排尿ともに基本の姿勢となる．座位が不安定な場合は排泄中の転落の危険を伴うことになる．足部の位置と足底接地を確認し，手すりや前方テーブルなどを使用し安定した座位を検討する．

4）排泄器官の適切な位置

排便は前傾姿勢が重要である．排尿は男性の場合，陰茎の位置が便座内に収まるように気をつける．立位で行う場合，高齢などで尿に勢いがないと衣類や便座を汚染しやすくなるため，十分に便器に近づける．前開きから陰茎を出す場合は根元が圧迫されていると十分な排尿ができなくなり，加えて汚染にもつながるので注意する．

5）準備と後始末

ADLとしての排泄は，便座や水洗レバー，洗浄スイッチ，ペーパーホルダーなど位置を確認し操作することが必要となる．暗い照明や認知機能が低下している場合，便座を認識しづらくなり，色付きの便座でコントラストをはっきりさせることもある．手すりやスイッチ類も同様に目立つように工夫する．ペーパーホルダー（**図5**）やタオルの位置は，本人が行いやすい方向に設置する．

排便後の拭き取りについては，前方から，後方から，側方から，あるいは臀部を浮かせて中腰を保ったままなど，人によって異なる．長年の習慣を考慮し，身体機能と合わせて適切な方法を選択する．端座位が安定している人でも重心移動が大きくなる

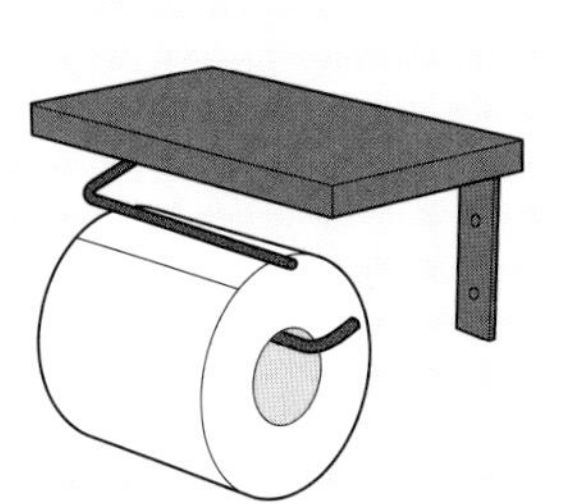

a.上方向に引っ張り巻き取り：ホルダー機能なし

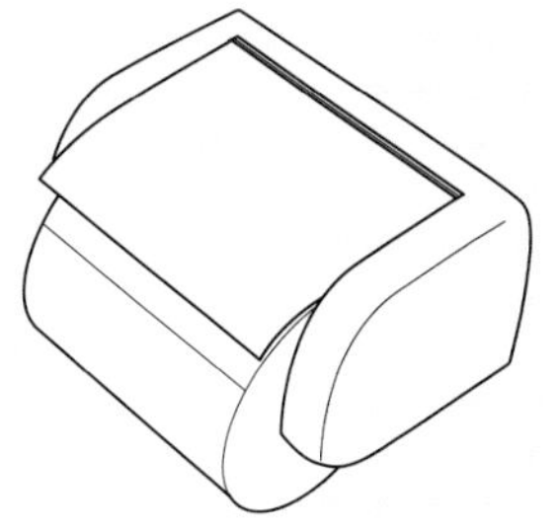

b.上方向に引っ張り巻き取り：ホルダー機能（カッター付き）あり

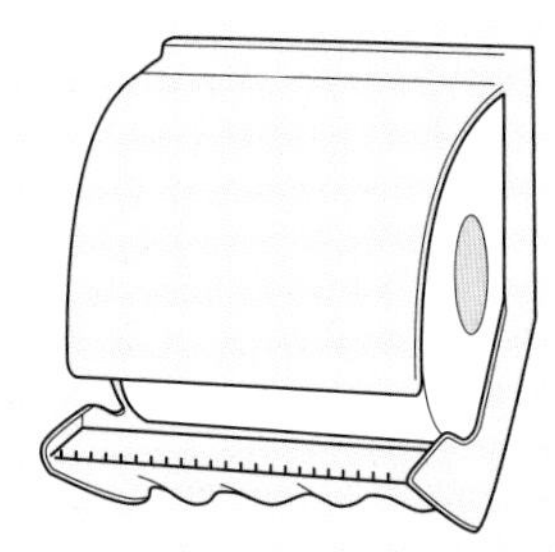

c.下方向に引っ張り巻き取り：ホルダー機能（カッター付き）あり

図5 さまざまな形状のペーパーホルダー

動作であり，安全性や実用性については実際の動作にて確認する．

4. 排泄動作への介入

1）排泄における自立

排泄にまつわる一連の動きの中で一つでもできない部分があると，「一人でちゃんと排泄ができない」という大雑把な自己評価や周囲の判断に陥ることがあり，時には在宅生活を諦める原因となる．移動の部分なのか，衣類の操作なのか，拭き取りの仕方なのか，細かくアセスメントし対策を講じることで自立に近づくように支援する．

必要な心身機能を高め，手順や要領を学習し，衣類や排泄環境を整える．完全な自立が難しい場合「排泄に介助を要する」という大きな括りではなく，細分化した中でどの部分をどの程度手伝えばよいのかを明らかにし，本人や介助者と共有する．

細かなアセスメントを行わずに「全部手伝います」という状態は避ける．本来それを望む人はなく，大切なのは尊厳と主体性であり，意思決定を奪わないように配慮する．誰かの手を借りるとしても，どこを支えてもらえば「自分の意思と力でできている」という自己効力感，自己肯定感をもつことができるのか考えて対応する．

2）生活の場

(1) 自宅

医療機関における理学療法では，患者の自宅での生活を目指し，事前に自宅を訪問し，住環境整備や想定される排泄方法に向けた介入を実施する．退院したその日から毎日欠かさず繰り返されるため，実用性と継続性のある排泄方法を設定する．自立が見込める場合でも排泄状況について家族と共有し，失禁の可能性や対策についても検討する．退院直後からしばらくは不安定な時期であり，可能な限り訪問系サービスへの移行が望ましい．

退院後，あるいはすでに自宅で生活している場合，排泄に関して理学療法士が最も直接的に介入を行うのは，訪問リハビリテーションにおいてである．自宅での生活を継続するためには，「転倒」と「汚染」を防ぐことが重要な点となる．本人の能力とともに，支援する家族の介護能力や負担感も考慮する．動作方法だけでなく，寝具のシート，尿器，ポータブルトイレの使い方，オムツの装着方法，皮膚トラブルの予防，下剤等の薬物の服用，食事や水分のとり方など，多職種協働で多面的にアプローチを行う．

通所リハビリテーションにおいても同様であり，サービス提供の場は施設であるが，適宜自宅を訪問し排泄に対するアプローチを行う．

MEMO

排泄後の拭き取り

女性の場合は感染を防ぐために前方から後方へ向けて清拭する必要があり，男性は陰部への接触を避けるために前方からの方法を好まない傾向があるなど，個人の生活習慣や嗜好によるところが大きい．

ここがポイント！

他人に下着を下げてもらうとしたらどのようにしてもらうのがよいか

排泄動作での介助として，下着の上げ下げは排泄物の後始末と同じくらい他者にしてもらいたくない介助である．しかし，どうしても介助してもらわなければならない場合に，自分ならどのようにしてもらいたいのか考えてみよう．身体を支えてもらいながらも下着の上げ下げだけは自分で行うのか，素早く上げ下げしてもらいたいのか，また，そのような介助を受けているときにどんな気持ちになるのかを考えてみよう．

(2) 長期療養施設

生活の場は自宅に限らない．リハビリテーションを標榜する病院や施設においては在宅復帰が目標となることが多いが，「在宅」とは元々住んでいた自宅とは限らず，地域包括ケアシステムの理念においても「住まい」のあり方が多様化している．制度上の位置づけのある「有料老人ホーム」「サービス付き高齢者住宅」「認知症グループホーム（認知症対応型共同生活介護）」，その他一般賃貸住宅扱いの障害者・高齢者下宿など，さまざまな住まいが混在している．排泄支援もその環境に左右されるが，運動機能や移動移乗能力という基本的な共通部分の介入を行うことが重要である．退院退所支援では，その物理的環境とともにどのようなサービスが利用可能かという制度的環境も加味する．

日常生活を送るうえで介護や医療が必要な重度の高齢者が長期療養する施設は，「特別養護老人ホーム」と「介護医療院」である．特別養護老人ホームは理学療法士の配置義務はないが，施設によっては理学療法士が機能訓練指導員の役割を担っていることがある．その場合，多くの利用者に対し１人の理学療法士で対応する場合もあり，業務は多岐に及ぶ．排泄ケアが必要な入所者がほとんどであり，その対応は看護・介護職員が行っているが，姿勢・動作の指導で介入すべき点は多く，理学療法士として病院以上に多職種協働の実践の場である．施設間の差異が大きく，その就業環境に応じて柔軟に役割を果たすことが重要である．

3) 在宅支援施設

介護老人保健施設は生活の場ではなく在宅復帰と在宅支援を役割とするリハビリテーション施設である．医療機関と在宅をつなぐことから「中間施設」ともよばれ，医師と理学療法士などリハビリテーションスタッフが配置されている．医療機関を退院後にそのまま入所する場合と，在宅生活の継続が困難になり自宅などから入所する場合がある．入所が長期化することはあり，基本的には次の生活の場への橋渡しがその役割である．

施設入所中は，ケアマネジャーや看護・介護職員と協働して施設内での排泄の自立に向けた取り組みを行い，常に退所後の生活を想定する必要がある．自宅か，高齢者住宅などの住まいか，長期療養施設かで，介入の視点が異なる．多様な住まいを念頭に，基本的な機能を高めつつ物的・人的環境を考慮し，現実的に継続可能な排泄を検討する．

■引用文献

1) 排便ケアナビ：ブリストルスケールによる便の性状分類．
http://www.carenavi.jp/jissen/ben_care/shouka/shouka_03.html
2) 室田卓之：男女ともに見られる尿漏れ，頻尿．関西医科大学第10回市民公開講座．2008．
http://www2.kmu.ac.jp/openSeminar/open10/04murota.html

MEMO
地域包括ケアシステム
団塊の世代（約800万人）が後期高齢者（75歳以上）となる2025年以降は，国民の医療や介護の需要が，さらに増加することが見込まれていることから，2025年を目途に，高齢者の尊厳の保持と自立生活の支援の目的のもとで，可能な限り住み慣れた地域で，自分らしい暮らしを人生の最期まで続けることができるよう，各地域において包括的な支援・サービス提供が行えるような体制作りが進められている．

調べてみよう
「有料老人ホーム」「サービス付き高齢者住宅」「認知症グループホーム（認知症対応型共同生活介護）」について，利用可能対象や各々の施設の違いや特色，さらには自分たちが生活する地域内にどれくらいの数の施設が存在するのか調べてみよう．

MEMO
介護医療院
医療的対応が必要な要介護高齢者の長期療養および生活のための施設として2018年4月に法定化された．施設サービス計画に基づいて，療養上の管理，看護，医学的管理の下における介護および機能訓練その他必要な医療ならびに日常生活上の世話などを提供している．2020年6月30日現在，全国で515施設（厚生労働省老健局老人保健課，2020年8月17日発表）．

MEMO
機能訓練指導員
特別養護老人ホーム入所者や通所者に対し，「日常生活を営むのに必要な機能の減退を防止するための訓練を行う能力を有する者」とされており，実際に対象者に対して機能訓練の方法などを指導し訓練を実施している．機能訓練指導員の対象資格は，理学療法士，作業療法士，言語聴覚士，看護師，柔道整復師またはあん摩マッサージ指圧師などである．

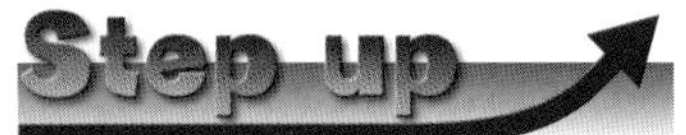

当事者の現実から学ぶ

1）理学療法士は病院は非日常の異常な生活環境であることを心得る

理学療法士の仕事の場は，多くが病院である．病院は外傷や疾病を治す場所で，通常，患者として入院しているのは長くても数か月間の限定である．一時的に身を置く特殊な環境であり，生活の場ではない．一方，リハビリテーションの目標は，たとえ心身機能や生活機能の低下があっても住み慣れた自宅で当たり前の生活を送り，人生を楽しめるようにすることにある．それは命が尽きるまで続く道のりである．理学療法士は理学療法という「治療」を生業とする医療職であると同時に，人生や生活への広い視野をもたなければならない．

病院では「患者」は自分の当たり前の身体と生活を取り戻すために，沢山の我慢と割り切りをしながら必死に治療（理学療法も含め）を受けている．そこには主体的に自分の人生を歩む人としての真の姿はまだない．病院を出て，一人ひとりが自宅や街の中で自分を取り戻すとき，よくも悪くもさまざまな気づきがある．理学療法士にとって，生活と直面している当事者の声を真摯に受け止め，自己の知識とイマジネーションを高めることは，効果的な生活支援や長期的な生活予後を見極める糧として欠かせないことである．病院で接した「患者」としての姿を見て，その人を理解したと思わないことである．

2）提言―障害者が，この世の中で当たり前に生きること

縁あって，HTLV-1 関連脊髄症（HAM）に罹患し札幌市で車椅子生活を送りながら，建築士として多方面で活躍されている牧野准子氏（プロフィール参照）のお話を伺うことができた．排泄と社会生活の関連を教えていただくとともに，われわれリハビリテーション専門職に対しても患者の立場からご意見をいただくことができた．以下に紹介する．（すべて本人から掲載の許諾を得ている）

（1）教育のレベルでの取り組み

私は今，中学校の道徳の福祉授業の講師をお引き受けしています．テーマは人に迷惑をかけること，「迷惑ってなんぞ」です．生徒さんの事前資料としてある作家さんの古いエッセイ*が配られたのですが，その中に「排泄」のことがありました．

車椅子の少女がいて，彼女のお母さんは娘を外に出したくないと言うのですね．車椅子で外に出ると嫌なことが

LECTURE 9

プロフィール

牧野准子（まきのじゅんこ）1958年生まれ

- 二級建築士
- インテリアコーディネーター
- キッチンスペシャリスト（登録講師）
- マンションリフォームマネージャー
- 福祉住環境コーディネーター2級
- ホームエクステリアアドバイザー
- 公益社団法人北海道家庭生活総合カウンセリングセンター認定一級カウンセラー
- 一般社団法人サービス診断士協会認定サービス診断士

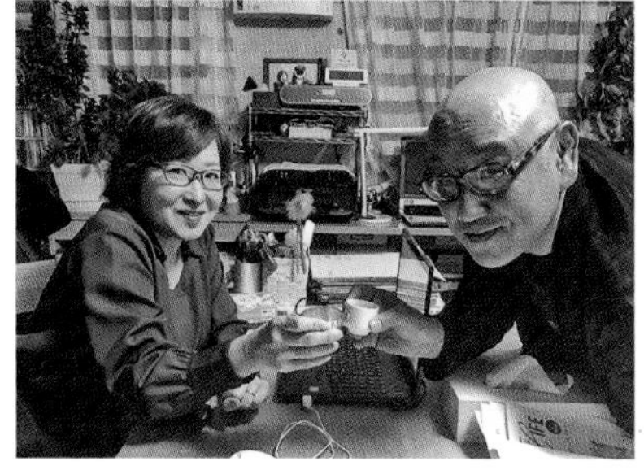

牧野氏（左）と筆者（右）

平成17年に進行性の脊髄の難病を発症し，車椅子使用の障害をもつようになった（1種2級両下肢の著しい障害）．それ以前は建築士・インテリアコーディネーターとして病院，店舗，住宅などのプランニングや提案業務，まちづくりアドバイザーとして講演活動およびまちづくりワークショップなどで各地域の方とかかわりながら長年仕事をしてきた．障害をもつ身になって人生が180度変わり，マニュアルどおりではなく身体や心で感じることで初めてわかったことがたくさんあった．障害をもつ前ともってからの生きづらさの違いも痛感している．それを貴重な経験ととらえ，今後の活動に活かしていきたいと考えている．

（ユニバーサルデザイン有限会社環工房公式ホームページ https://kankoubou.jimdofree.com/ より）

たくさんあるから，お母さんとしては娘のことを考えて家の中にいるようにしていました．ある車椅子の少年がその少女と出会い，なんとか外に出してあげたいと思い，やっと公園に連れ出すことができたのです．少女はとても楽しかったのですが，当時は車椅子で使えるトイレがなくて，どうしようもなく少年の前で失禁してしまいました．それはもう，ものすごく悲しくてやるせないお話です．

障害者にとっては本人にせっかく外へ出て活動しようという気持ちがあっても，環境が整っていないとそういう嫌な思いをして，外に出る勇気が出なくなってしまいます．周囲の人の気持ちもとても大事です．作家さんがそのことを何十年も前に題材にしていたことに驚きましたし，今，中学校の先生がそれを取り上げて子供達に伝えようとしてくれていることは素晴らしいことだと思いました．

私が福祉授業で，「車椅子の私達は外で使えるトイレがないと外出できなくなってしまうんだよ．ショッピングモールとか公共の建物でそういうトイレを見たことがあると思うけど，あれは本当に大切なものなんだよ」という話をすると，子供達が「ええっ，そうなんだぁ！」と驚いたような反応をします．単純に知らないのですよね．これは子供たちに限らず，世間一般の方がよく知らずに悪気なく障害者を困らせている部分でもあります．

*三浦綾子さんが「車輪の一歩」という映画を鑑賞して執筆したエッセイ

(2) ユニバーサルトイレ？

現在は公共の建物では車椅子用のトイレを設置することが法令上の義務になっていますし，珍しいものではありません．でも，その使い方はどうでしょうか？私が札幌市街地のあるビルで車椅子用のトイレへ行ったのですが，中の人がなかなか出てこない．長々と電話をしてるのでした．これ以外にもいろいろな経験があります．鍵がかかる広い個室ですから，それは便利ですよね．オストメイトの人や車椅子など，そこでしか排泄ができない人のことを実感どころか想像すらできない人がたくさんいます．

バリアフリー，ユニバーサル，ノーマライゼーション．社会全体が老若男女，傷病や障害の有無にかかわらず快適に過ごせる作りになっていればいいけど，実際はそうではありません．なのに大切な排泄の場を「みんなのトイレ，どなたでもお使いになれます」と一見ユニバーサルな美しい表現にしてしまうと一気にハードルが下がり，気軽に使う人が増えてしまいます．現実として今の日本では「車椅子用トイレ」「障害者用トイレ」の明記が必要だと思います．

(3) 専門家でもテキストだけでは判らない世界

私は建築士ですが，自分が障害をもち車椅子を使うようになってから気づいたり実感したことがたくさんあります．建築の世界にもバリアフリー住宅コンテストみたいなものがありますが，プロの建築士として障害者向け住宅の勉強をした人ですら，とんでもない設計を出してくることがあります．間口が広いのに車椅子で入れない部屋の配置，トイレはバリアフリーなのに玄関の段差，部分的には一応セオリーどおりなのですが現実の生活は不可能な設計です．

理学療法士の皆さんにも実際の生活環境の中で現実的な動作や動線をしっかり考えてほしいと思います．暮らす人，使う人を深く知り，どう動きたいか，どう生活したいか，どう生きたいか，と真剣に向き合い，やりたいことを伸ばす人であってほしいです．私たち障害をもつ者にとって，住環境を整えることは，できることが増えて生きる勇気や自立につながる重要な要素です．愛する家族や周囲の方の介護の負担を軽減することにもなります．医学的に，たとえ機能回復に限界があったとしても，諦めないで住宅改修や生活環境整備を取り入れてほしいのです．

(4) 理学療法士に求めること

入院中は考える時間が多くなります．そのぶん感受性が鋭いというかデリケートな心になっています．ネガティブな情報には過敏に反応してしまいます．私が入院していたとき，理学療法士さんが自分の人生相談，お悩み相談をうっかりしてきたことがありました．私はそのときは極限状態だったので内心戸惑いました．人間同士なので相性はあるのでしょうけど，話しやすい人，話しづらい人がいて，私が前向きになれる気持ちや興味を引き出すのが上手な人にはとても救われました．人生経験もあるとは思いますが，理学療法士さんにはそんな人であってほしいと思います．

理学療法的支援（5）
社会参加

到達目標

- 障害者や高齢者の社会参加の支援に必要な生活のとらえ方を理解する．
- 障害者のスポーツ活動と高齢者の介護予防を学習し，参加の獲得と参加制約の解消に関する実践的知識を理解する．
- 生活範囲を広げる・交流する・役割をつくるために必要な理学療法的支援を理解する．

この講義を理解するために

この講義では，理学療法士による障害者や高齢者の社会参加への支援について学びます．私たちはたった一人でくらしているわけではありません．家族や友人と会ったり，学校や職場に出かけたりしながら日々の生活を営んでいます．このような生活を社会生活といい，さまざまな場面にその人が主体的にかかわることを参加といいます．

最初に理学療法士として社会生活をとらえる3つの側面（生活範囲，社会的交流，社会的役割）を理解し，次いで障害者と高齢者を例に理学療法士に必要な実践的知識を学びます．最後に，参加の獲得と参加制約の解消に必要な理学療法的支援の基礎知識を学びます．講義を受ける前にあらかじめ以下の項目を学習しておきましょう．

□ ICF における活動（活動制限）と参加（参加制約）について学習しておく．
□ 障害者総合支援法における地域生活支援事業について学習しておく．
□ 地域包括ケアシステムにおける生活支援・介護予防について学習しておく．
□ 自分の身近にある地域の活動（趣味の会，健康づくりのグループなど）を調べておく．

講義を終えて確認すること

□ 社会生活の3つの側面とその代表的な評価法について理解できた．
□ 参加の視点からみた障害者のスポーツ活動について理解できた．
□ 参加の視点からみた高齢者の介護予防について理解できた．
□ 生活範囲，社会的交流，社会的役割は相互に関連していることが理解できた．
□ 参加制約の解消に向けた理学療法的支援の視点を理解できた．

講義

1. 生活期における社会生活

社会の一員として営む生活を社会生活とよぶ．社会生活においてわれわれは，いろいろなところに外出をし（生活範囲），さまざまな人と交流し（社会的交流），なんらかの役割を果たす（社会的役割）．実際の生活では，これら3つは互いに関連して一つの場面をつくる．例えば，人に会うために外出する，役割を果たすために人に会うなどである．理学療法士は，対象者の社会生活の全体像をこれら3つの側面から評価する．

1）生活範囲

外出の範囲と外出の頻度の2つの面からとらえる．同じ住まいで生活している家族であっても子供と大人では外出先も頻度も異なる．要介護者の場合は，住まいの外へ出るだけでなく住まいの中のどの部屋でどのくらいの時間（頻度）を過ごしているかも細かくとらえる．一日の多くをベッドの上で過ごす生活が続く人もいれば，普段は家の中で過ごし天気がよいと近所を散歩する人もいる．ベッド（寝床）から外出先までを範囲と頻度に目を向けてみれば，一人ひとりにそれぞれの生活範囲があることが理解できる．

生活範囲の代表的な評価尺度はLSA（**表1**）[1]であり，『理学療法診療ガイドライン』（以下，ガイドライン）では推奨グレードAとされている[2]．LSAでは寝室，居間，居宅内，近隣，隣町の5つの範囲と，それぞれに出向く頻度を組み合わせ，介助者の有無や杖などの補装具の使用の有無を考慮して生活空間を点数化する．

ここがポイント！
評価尺度の使用にあたっては単に点数をつけるだけでなく，回答内容から対象者がこれまでどのような外出，交流，役割のある生活を営み，これからどのような生活を実現したいのかを把握する．

LSA（Life Space Assessment）

2）社会的交流

家族，親戚，友人，知人など自分以外の人との交流を社会的交流という．毎朝，近所の人と顔をあわせたときに挨拶する，遠くに住む親戚に年に数回電話するなどである．コンビニエンスストアのマニュアルどおりの接客などは，社会的交流とはみなさない．

相手との関係性，交流の頻度と内容など社会的交流の形はさまざまであり，ガイドラインではLSNS（**表2**）[3]を推奨グレードAとしている[2]．LSNSでは交流の相手を兄弟，親戚，友人の3種類とし，交流の頻度とのかけあわせから社会的交流を点数化する．

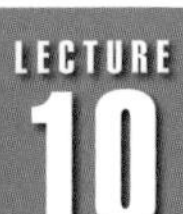

MEMO
LSNS（Lubben Social Network Scale）
1988年にルーベン（Lubben）により開発された．2003年には実用性と心理測定的特性を有するLSNS-6が発表された．

3）社会的役割

社会的役割とは社会生活のなかで，誰かのために，何かのために担う役割のことである．実際の生活場面で，ある行為が社会的役割を果たしたといえるかどうかは当事者以外にはわかりにくいが，高齢者の活動能力の評価指標である老研式活動能力指標（**表3**）[4,5]やJST版活動能力指標（**表4**）[6-8]では下位尺度の一つに位置付けられており，家族や友人の相談にのる，地域の祭りや行事に参加するといったことが社会的役割とされている．

JST（Japan Science and Technology Agency；科学技術振興機構）

役割を担うということは，何かを成し遂げるために必要とされることである．生きがいのある生活を実現するために役割は欠かせない．

ICF（International Classification of Functioning, Disability and Health）

調べてみよう
障害者の参加にかかわる国際的な動きの歴史を知るために，国際障害者年（1981年）とそれに関連した取り組みを調べてみよう．

2. 参加と参加制約

1）参加，参加制約とは

国際生活機能分類（ICF）[1,9]では社会生活における生活・人生場面へのかかわりを「参加」，参加できないことを「参加制約」とよぶ．ICFの分類コードでは参加は「活

表1　LSA

「生活のひろがり」　項目ごとにそれぞれ一つだけお選びください.		
生活空間レベル1	a この4週間，あなたは自宅で寝ている場所以外の部屋に行きましたか.	①はい　②いいえ
	b この4週間で，上記生活空間に何回行きましたか.	①週1回未満　②週1～3回 ③週4～6回　④毎日
	c 上記生活空間に行くのに，補助具または特別な器具を使いましたか.	①はい　②いいえ
	d 上記生活空間に行くのに，他者の助けが必要でしたか.	①はい　②いいえ
生活空間レベル2	a この4週間，玄関外，ベランダ，中庭，（マンションの）廊下，車庫，庭または敷地内の通路などの屋外に出ましたか.	①はい　②いいえ
	b この4週間で，上記生活空間に何回行きましたか.	①週1回未満　②週1～3回 ③週4～6回　④毎日
	c 上記生活空間に行くのに，補助具または特別な器具を使いましたか.	①はい　②いいえ
	d 上記生活空間に行くのに，他者の助けが必要でしたか.	①はい　②いいえ
生活空間レベル3	a この4週間，自宅の庭またはマンションの建物以外の近隣の場所に外出しましたか.	①はい　②いいえ
	b この4週間で，上記生活空間に何回行きましたか.	①週1回未満　②週1～3回 ③週4～6回　④毎日
	c 上記生活空間に行くのに，補助具または特別な器具を使いましたか.	①はい　②いいえ
	d 上記生活空間に行くのに，他者の助けが必要でしたか.	①はい　②いいえ
生活空間レベル4	a この4週間，近隣よりも離れた場所（ただし町内）に外出しましたか.	①はい　②いいえ
	b この4週間で，上記生活空間に何回行きましたか.	①週1回未満　②週1～3回 ③週4～6回　④毎日
	c 上記生活空間に行くのに，補助具または特別な器具を使いましたか.	①はい　②いいえ
	d 上記生活空間に行くのに，他者の助けが必要でしたか.	①はい　②いいえ
生活空間レベル5	a この4週間，町外に外出しましたか.	①はい　②いいえ
	b この4週間で，上記生活空間に何回行きましたか.	①週1回未満　②週1～3回 ③週4～6回　④毎日
	c 上記生活空間に行くのに，補助具または特別な器具を使いましたか.	①はい　②いいえ
	d 上記生活空間に行くのに，他者の助けが必要でしたか.	①はい　②いい

評価方法
a：①はい（※）　②いいえ（0点）．※レベル1（1点），レベル2（2点），レベル3（3点），レベル4（4点），レベル5（5点）．
b：①週1回未満（1点），②週1～3回（2点），③週4～6回（3点），④毎日（4点）．
c・d：c d両方「②いいえ」⇒（2点），cのみ「①はい」⇒（1.5点），dのみ「①はい」，またはc d両方「①はい」⇒（1点）．
※レベルごとにa～dを掛け合わせ，レベル1～5の合計点で0～120点の範囲レベル．
1（a×b×cd）＋レベル2（a×b×cd）＋レベル3（a×b×cd）＋レベル4（a×b×cd）＋レベル5（a×b×cd）＝0～120点
（日本理学療法士協会E-SASホームページ：E-SAS評価用紙[3]より抜粋して作成）

LECTURE 10

動と参加」として一体的に扱われており，9つの項目があげられている（**表5**）．参加と参加制約は能力と実行状況の2つの面からとらえることができ，「活発な参加」から「参加していない」まで5段階に表現される（**図1**）．

身近にある参加の場面には就労，趣味，スポーツ，地域活動などがある．どのような場所でどのような働き方をしているのか（できないのか），どのような場所でどのようなスポーツに取り組んでいるのか（できないのか），どのような場所でどのような趣味を楽しんでいるのか（できないのか）といった参加あるいは参加制約に関する情報は，対象者の理学療法ニーズを検討するために欠かせない情報である．

対象者に参加の拡充を促したり，参加制約の解消を促すには幅広い知識が必要となる．本Lectureではその一部として高齢者の介護予防と障害者のスポーツ活動について解説する．

2）介護予防事業「通いの場」への参加

介護予防総合支援事業では地域における住民運営の「通いの場」が提唱され，地域リハビリテーション活動支援事業としてリハビリテーション専門職などを活用することが推奨され，現在，全国各地に「通いの場」が生まれている．

気をつけよう！
ICFでは生活機能を個人レベルでとらえたものが活動で，社会レベルでとらえたものが参加としているが，臨床では活動と参加とを区別して表現することもあれば，両者を一体として活動・参加と表現することもある．

調べてみよう
具体的な参加の場面を知るためにICFの生活機能分類コードを調べてみよう．例えば就労には報酬を伴う仕事（コードd 850）とか，報酬を伴わない仕事（コードd 855）といった場面がある．

表2　LSNS-6（社会的ネットワーク6）

「人とのつながり」項目ごとにそれぞれ一つだけお選びください．	
a 少なくとも月に1回以上，顔を合わせる機会や消息をとりあう親戚や兄弟は何人ぐらいいますか．	⓪0人 ①1人 ②2人 ③3～4人 ④5～8人 ⑤9人以上
b 少なくとも月に1回以上，顔を合わせる機会をもち，消息をとりあう友人は何人ぐらいいますか．	⓪0人 ①1人 ②2人 ③3～4人 ④5～8人 ⑤9人以上
c あなたが個人的なことでも，気兼ねなく話すことができる親戚や兄弟は何人ぐらいいますか．	⓪0人 ①1人 ②2人 ③3～4人 ④5～8人 ⑤9人以上
d あなたが個人的なことでも，気兼ねなく話すことができる友人は何人ぐらいいますか．	⓪0人 ①1人 ②2人 ③3～4人 ④5～8人 ⑤9人以上
e あなたが手助けを求めることができるような，身近に感じる親戚や兄弟は何人ぐらいいますか．	⓪0人 ①1人 ②2人 ③3～4人 ④5～8人 ⑤9人以上
f あなたが手助けを求めることができるような，身近に感じる友人は何人ぐらいいますか．	⓪0人 ①1人 ②2人 ③3～4人 ④5～8人 ⑤9人以上

評価方法
⓪0人（0点），①1人（1点），②2人（2点），③3～4人（3点），④5～8人（4点），⑤9人以上（5点）
※ a～eの5項目の合計点で0～30点の範囲
（日本理学療法士協会E-SASホームページ：E-SAS評価用紙[3]より抜粋して作成）

表5　ICFにおける活動と参加（activities and participation）

- 学習と知識の応用（learning and applying knowledge）
- 一般的な課題と要求（general tasks and demands）
- コミュニケーション（communication）
- 運動・移動（mobility）
- セルフケア（self-care）
- 家庭生活（domestic life）
- 対人関係（interpersonal interactions and relationships）
- 主要な生活領域（major life areas）
- コミュニティライフ・社会生活・市民生活

表3　老研式活動能力指標

下位尺度	設問
IADL	1. バスや電車を使って一人で外出ができますか 2. 日用品の買い物ができますか 3. 自分で食事の用意ができますか 4. 請求書の支払ができますか 5. 銀行預金，郵便貯金の出し入れが自分でできますか
知的能動性	6. 年金などの書類が書けますか 7. 新聞などを読んでいますか 8. 本や雑誌を読んでいますか 9. 健康についての記事や番組に関心がありますか
社会的役割	10. 友達の家を訪ねることがありますか 11. 家族や友達の相談にのることがありますか 12. 病人を見舞うことができますか 13. 若い人に自分から話しかけることがありますか

IADL：手段的日常生活動作．

表4　JST版活動能力指標

教示文：「次の質問に，「はい」か「いいえ」でお答えください」

新機器利用	(1) 携帯電話を使うことができますか	1. はい	2. いいえ
	(2) ATMを使うことができますか	1. はい	2. いいえ
	(3) ビデオやDVDプレイヤーの操作ができますか	1. はい	2. いいえ
	(4) 携帯電話やパソコンのメールができますか	1. はい	2. いいえ
情報収集	(5) 外国のニュースや出来事に関心がありますか	1. はい	2. いいえ
	(6) 健康に関する情報の信ぴょう性について判断できますか	1. はい	2. いいえ
	(7) 美術品，映画，音楽を鑑賞することがありますか	1. はい	2. いいえ
	(8) 教育・教養番組を視聴していますか	1. はい	2. いいえ
生活マネジメント	(9) 詐欺，ひったくり，空き巣等の被害にあわないように対策をしていますか	1. はい	2. いいえ
	(10) 生活の中でちょっとした工夫をすることがありますか	1. はい	2. いいえ
	(11) 病人の看病ができますか	1. はい	2. いいえ
	(12) 孫や家族，知人の世話をしていますか	1. はい	2. いいえ
社会参加	(13) 地域のお祭りや行事などに参加していますか	1. はい	2. いいえ
	(14) 町内会・自治会で活動していますか	1. はい	2. いいえ
	(15) 自治会やグループ活動の世話役や役職を引き受けることができますか	1. はい	2. いいえ
	(16) 奉仕活動やボランティア活動をしていますか	1. はい	2. いいえ

（長寿科学振興財団：健康長寿ネットホームページ：高齢期の生活機能の維持[8]）

「通いの場」の大きな特徴は，年齢や心身の状態にかかわらず参加できることと，住民主体で運営することの2つである．高齢者が中心になって行われている地域活動は多様である（**表6**）[10]．一人でいくつもの活動に参加している高齢者もいるが，虚弱な高齢者や障害をもつ高齢者にとって地域活動への参加のハードルは高い．年齢や心身の状態にかかわらず参加できる「通いの場」はこのハードルを下げ，多様な参加者が集まる場になっている．「通いの場」は近隣住民が気軽に通える集会所や公民館などに設けられ，週に1回，1～2時間をかけてグループ体操などに取り組むグループ活動の場となっている．健康教育を兼ねたクイズやゲームを取り入れたり，居心地よく過ごすための喫茶スペースが併設されたりしている．

○○への参加に関して
評価点
○○への参加を
特別に高い水準で行っている
0（活発な参加）
行っている
常に・しばしば
全面的
頻度または程度で評価
部分的
時々
人からの支援*を
受けていない
1（部分的な参加）
行なっていない
部分的に受けている
2（部分的な制約）
全面的に受けている
3（全面的な制約）
4（参加していない）
*人からの支援・見守りなどを含む

図1 ICFにおける参加の段階付け

「通いの場」に期待されている効果は多面的である．体操や健康教育を通じた心身機能の向上は効果の一部で，この場に来ることそのものが高齢者にとって定期的な外出の機会となり，年齢や心身の状態の異なる参加者が集うことで茶話会のようなコミュニケーションの場面が生まれ，自主運営することで連絡係や会場係などいろいろな役割を担う場面が生まれる．生活範囲を広げる，交流を増やす，役割を担うといった効果が一体的に生じるのが「通いの場」である．ICFに照らせば，体操などで機能障害の予防に取り組む場であり，生活空間を広げ，社会的交流や社会的役割を生む活動・参加の場である．

これからの地域社会は高齢化と人口減少によりその姿が変貌する．元気な高齢者を主役とする地域活動の場だけでなく，「通いの場」などの，虚弱，障害，元気を問わず誰でも参加できる場をつくることも必要である．

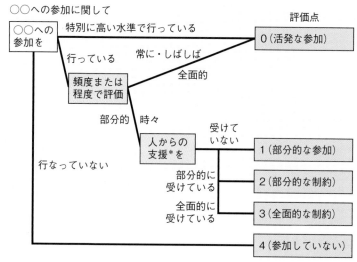

表6 高齢者の地域活動の例

老人クラブ・町内会・自治会の活動
ボランティアのグループ
スポーツ関係のグループ
趣味関係のグループ
学習・教養サークル
町内会
自治会

（厚生労働省：日常生活圏域ニーズ調査実施の手引き．地域での活動について[10]）

3）障害者とスポーツ

スポーツにはいろいろな種目があり，そのレベルもオリンピック・パラリンピックに代表される競技性の高いものからレクリエーションとして楽しむことを重視したものまでさまざまである．障害者にとってスポーツへの参加は，身体機能や体力の維持向上に役立ち，外出の機会や仲間を得る機会となる．種目やレベルとは関係なく，自らの可能性にチャレンジする経験と，人生を豊かにする体験をもたらす．

（1）障害者スポーツ

障害者のスポーツはアダプテッドスポーツやアダプティブスポーツといわれ，子供から高齢者まで参加可能なものが多く，あらゆる人がともに実践できる．障害者のスポーツの特徴は大きく3つある．障害があってもできるようにルールが工夫されていること，道具が工夫されていること，そして障害の程度に応じてカテゴリーを分けるクラス分けがあることである．

a．ルールの工夫

障害があってもできるようルールを工夫したものに，視覚障害があっても楽しめるようにつくられたゴールボールがある．これは1チーム3人の視覚障害者が相対し，音の鳴るボールを転がし合って相手のゴールを狙うスポーツである．健常者が行っている従来のスポーツのルールを変えた例には柔道やテニスなどがある．視覚障害者の柔道は相手と組んだ体勢から始める．車椅子に乗ってプレーする車椅子テニスはツーバウンドまでの返球が許されている．

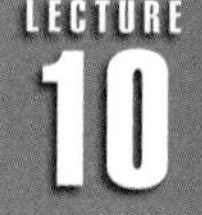
LECTURE 10

MEMO

障害者スポーツのクラス区分

障害者がスポーツを始めて最初に参加できるようなスポーツを楽しむ層の競技会として，全国障害者スポーツ大会がある．一方で競技としてスポーツを極める層が参加する選手権大会があり，この先に世界選手権やパラリンピックがある．前者でのクラス分けは障害区分といわれ，障害種別である．後者では競技別に特化した方法で機能障害を分類している．例えば水泳では，「上肢障害」「下肢障害」「脳原性麻痺」などで分ける障害区分に対し，ジャパンパラ競技大会では自由形や平泳ぎなどの泳法によって影響する機能障害を点数化して分けるため，切断や片麻痺，上肢障害と下肢障害など障害が異なる者同士が一緒に泳ぎ，競うことになる．

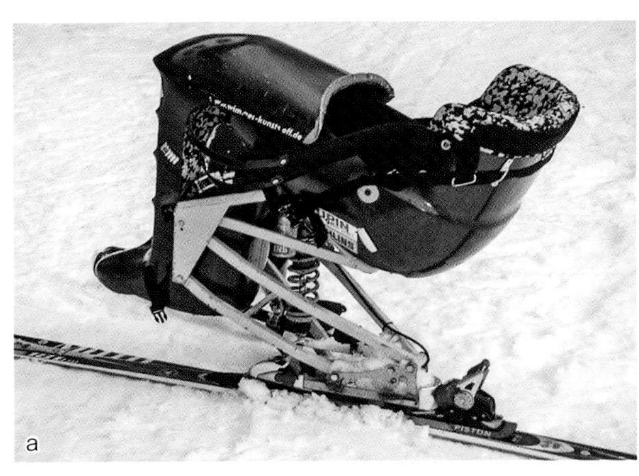

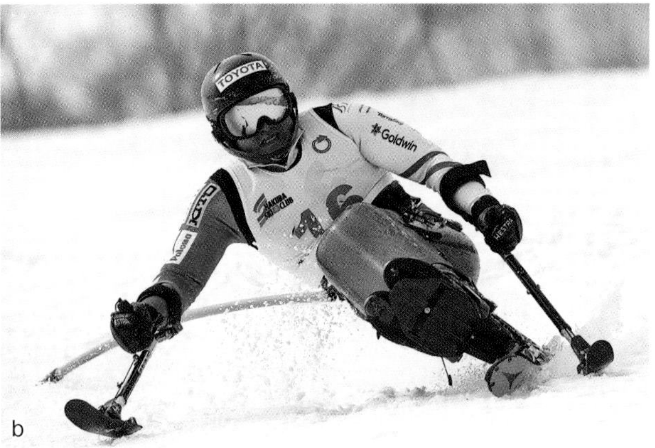

図2　チェアスキー
（b：copyright by エックスワン）

MEMO
全国障害者スポーツ大会の障害区分
個人競技における障害区分は，障害種別で細かく分類されている．肢体不自由の陸上競技，水泳，卓球では，「上肢障害」「下肢障害」「体幹」「脳原性麻痺以外で車椅子使用」「脳原性麻痺」の5区分をさらに細かく規定している．水泳では肢体不自由22，視覚障害3，聴覚障害など1，知的障害1の27区分となる．また，男女別のほか，身体障害では，1部（39歳以下）と2部（40歳以上）の2区分の年齢区分を規定している[11]．

MEMO
障害者スポーツ指導者は，障害者のスポーツや運動（または身体活動）とレクリエーションの導入にかかわり，活動をサポートする．サポートには適したスポーツ種目の紹介や地域の活動場所などの情報提供からスポーツに関する補装具などの相談やリスクの管理，スポーツ大会などの運営が定着するまでの継続支援など，役割は多岐にわたる．

MEMO
障害者スポーツ協会公認の障害者スポーツ指導者制度（https://www.jsad.or.jp/leader/index.html）がある．通常は初級を取得後，数年の活動を経験すると中級を受講する権利が与えられる．理学療法士免許保持者は，中級の講習会を受講することで初級を取得することなく中級を取得することができる．この講習会はスポーツ実習が中心で，講義は最小限である．

b．道具の工夫

道具が工夫されているスポーツには，陸上用のレーサーとよばれる3輪の車椅子や操作性と安定性を向上させたキャンバー角がついたバスケットボールやテニス用の車椅子がある．チェアスキー（**図2**）やアイススレッジなど雪上や氷上のスポーツでは独自に開発された移動用具がある．このほかにもアーチェリーでは，上肢欠損者が両足で弓を構え，顎を使って矢を放つための道具や，頸髄損傷者がチューブをくわえ，呼気をトリガーにして矢を放つための道具などがある．障害を補う道具の工夫はあらゆるスポーツでみられる．

c．クラス分け

障害者スポーツにおけるクラス分けは，勝敗が障害の程度ではなく鍛錬の差でつくよう配慮されている．これは障害者のスポーツに限ったものではなく，健常者のスポーツにおいても柔道やボクシングには体重別の階級があり，さまざまなスポーツが年齢別，男女別で行われるように，生理学的な差を勝敗に反映させないためのルールである．

クラス分けのルールは競技や種目によって，また出場する大会などの競技レベルに応じて厳密に定められている．スポーツの導入や準備，実施には専門職やボランティアスタッフなどのサポートが必要であることが多いが，ルール，道具，レベルを適切に選択することで，体力に自信のない高齢者や重度の障害者でもスポーツへの参加が可能となる．

(2) 地域社会におけるスポーツ

障害の種類・有無とは関係なく，スポーツには①健康増進，②体力づくり，③自信をつける，④仲間をつくる，⑤楽しむ，といった目的がある．また継続に伴って目的が変化する．最初は体力づくりを目的に参加した者が，仲間を増やし，チームとして競技会に参加することが目的となることは少なくない．

障害者が地域社会においてスポーツに参加するには，適切な施設・機関に相談し，障害者スポーツ指導者などの専門的な支援を受けることが望ましい．肢体不自由者におけるスポーツへの参加には**図3**に示す3つのパターンがある．

1つ目は，退院後は付き添いがいれば外出できるが，機会も少なく自信もない場合である．この場合は，障害者スポーツセンターに行くことで外出の機会をつくることができ，次に自分にどんなスポーツができるのか，スポーツセンターの指導員と相談することで，自分にできるスポーツを見つけることができる．

2つ目は，リハビリテーションセンターなどを経て社会復帰する場合である．障害

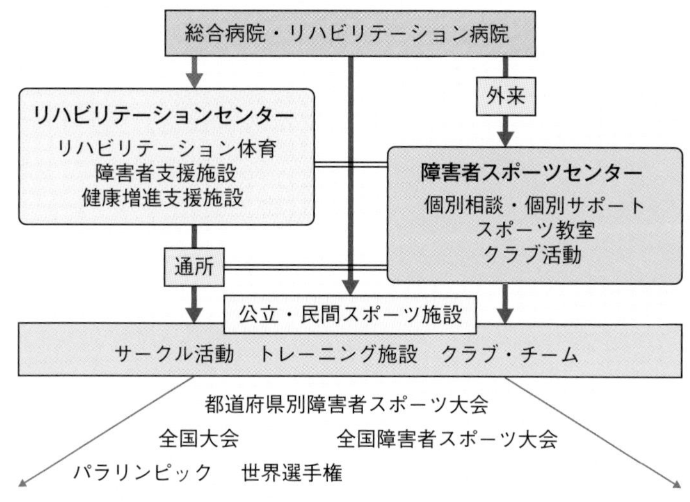

図３ 肢体不自由者における地域でのスポーツ活動の流れ

者スポーツセンターやリハビリテーションセンターではスポーツや体力づくりの相談が可能で，さまざまなスポーツに触れることができる．また，同じ障害で社会生活を送っている人や，退所後に外部から通ってきて活動しているグループがおり，彼らはスポーツだけでなく社会生活の手本となりうる．

3つ目は自ら地域のサークル活動やクラブを見つけて参加することである．この場合，病院の理学療法士などの医療や福祉関係者から当事者への情報の提供があり，さらに障害者スポーツセンターやリハビリテーションセンターからも情報を得ることで，身近なサークル活動に参加し，活動内容も向上できる．

3. 社会参加への支援

理学療法士は対象者の社会生活の全体像をとらえ，その生活がより健康的で活動的な生活へと変容することを目指して参加の拡充を促し，参加制約を解消する．支援は対象者の能力の向上を基本として，能力にみあった実行状況を獲得し，能力と実行状況に乖離が生じないように行う．

1) 生活範囲を広げる

生活範囲は距離と頻度の両面から考える．LSA の段階を参考に寝室を起点にして家の中から外へと距離を伸ばし，頻度を高める．生活範囲の能力は本人の移動能力だけでなく物的環境と人的環境の影響も受ける．このため生活範囲を広げるにはこれらに総合的にアプローチする．移動能力については特に連続歩行距離（車椅子であれば連続駆動距離）の向上が欠かせないことから，下肢を中心とした筋力の増強と全身持久力の向上を図る必要がある．靴や杖，車椅子などの福祉用具は移動能力の高低にかかわらず積極的に活用する．歩行にせよ車椅子駆動にせよ適切な福祉用具の使用によって移動動作の安全性と快適性が大きく改善する．

移動に介助者を必要とする対象者では，生活範囲を広げるためにはそれにみあった介助者の技量の向上も求められる．駅を利用できるようになれば，外出範囲は大きく広がるが，そのためには対象者だけでなく介助者にも改札などの場所への対応と人混みなどの状況への対応の技術，さらには優先席の利用や駅スタッフによる支援などに関する知識も身につけることが必要である．

2) 交流を増やす

交流を増やすためには，人との出会いの機会を増やすことが重要である．家族や友

ここがポイント！
理学療法士が患者に退院後の社会生活についてアドバイスする際に，身近なコミュニティで行われているスポーツやスポーツ指導者への相談方法などについて情報を提供することは，その患者がスポーツへの参加を考える重要なきっかけとなる．理学療法士には地域のスポーツ指導者との架け橋になることも期待されている．

気をつけよう！
その人らしさはさまざまである．一般的には生活範囲を広げ，交流を増やし，役割を担うことはQOLを高めると考えられているが，なかには外出が嫌いな人，一人が好きな人，役割を負担に感じる人などもいる．理学療法的支援には対象者のニーズや希望に沿った個別性の高い支援が求められる．

調べてみよう
地域にはさまざまなグループ，会，団体がある．インターネットはもちろん自治体の広報誌や地元出版社などが発行しているコミュニティ情報誌にも目を通すなどして，地元の地域活動を調べてみよう．

調べてみよう
高齢者を社会の担い手と考え，その役割を積極的にとらえる考え方としてプロダクティブエイジングという考え方がある．プロダクティブエイジングでは役割をどのようにとらえているのか調べてみよう．

人を介して得られる出会いの機会は限られることから，地域で活動しているグループ，会，団体などを介することによって出会いの機会を増やすことが結果的に交流を増やす支援となる．こうした支援のために理学療法士は日ごろから地域社会で行われるさまざまな活動の情報を把握しておき，対象者が自身に適した活動に主体的にかかわれるようにその情報を活用する．特に，運動機能や移動能力などを踏まえて対象者に適した活動の種類やグループ，会，団体などを紹介することと，障害受容の状態を考慮した適切なタイミングでの情報を提供することは重要である．

3）役割をつくる

参加の拡充や参加制約の解消という文脈のなかで使われる役割という表現は，曖昧で幅広い意味をもつ．障害者や高齢者に対して役割をつくることを支援するためには「できること」や「したいこと」に目を向ける．「できること」や「したいこと」には，会社で働くことなどの有償労働もあるが，ほかにも，家族の一員として家事や育児を手伝うことや，近所付き合いなども地域社会の一員としてくらすために欠かせない役割である．

生活場面のごく一部であっても，そこにかかわることは役割をつくることにつながる．例えば，その人が自分のできる範囲で，食事のあとの食器を洗う，洗濯物をたたむといったことは家事における役割を担うとみることができるし，病気の友人を見舞うなかで，自身の闘病やリハビリテーションの体験を語ることは，友人に対して相談や情報提供という役割を担うとみることができる．

病院での疾患別理学療法の場面では対象者の「できないこと」に目が向きやすいが，生活場面では本人が「できること」も「したいこと」も多くある．役割をつくるには，家族の一員としてとか，地域社会の一員としてといった視点から，「できること」や「したいこと」をとらえて能力や実行状況を高めるように支援する．

■引用文献

1）厚生労働省大臣官房統計情報部：生活機能分類の活用に向けて（案）-ICF（国際生活機能分類）：活動と参加の評価点基準（暫定案）．2007．p.14-8.
https://www.mhlw.go.jp/shingi/2007/03/dl/s0327-5l.pdf
2）ガイドライン特別委員会理学療法診療ガイドライン部会編：理学療法ガイドライン，第1版．日本理学療法士協会：2011．p.1090-3.
http://www.japanpt.or.jp/upload/jspt/obj/files/guideline/21_local_physiotherapy.pdf
3）日本理学療法士協会 E-SAS ホームページ：E-SAS 評価用紙．
http://jspt.japanpt.or.jp/esas/pdf/e-sas-s-hyouka.pdf
4）古谷野亘：老研式活動能力指標の交差妥当性-因子構造の不変性と予測妥当性．老年社会科学 1992；14：34-42.
5）Koyano W, Shibata H, et al.：Measurement of competence：reliability and validity of the TMIG index of Competence. Arch Gerontol Geriatr 1991；13（2）：103-16.
6）Iwasa H, Masui Y, et al.：Assessing competence at a higher level among older adults：development of the Japan Science and Technology Agency Index of Competence（JST-IC）. Aging Clin Exp Res 2018；30（4）：383-93.
7）鈴木隆雄，稲垣宏樹ほか：JST 版活動能力指標利用マニュアル，第2版．科学技術振興機構；2017.
https://www.jst.go.jp/ristex/pdf/korei/JST_1115090_10102752_suzuki_ER_2.pdf
8）長寿科学振興財団：健康長寿ネットホームページ：高齢期の生活機能の維持．
https://www.tyojyu.or.jp/net/topics/tokushu/kenkochojyu-hiketsu/koreiki-seikatsukino-iji.html
9）世界保健機関：国際生活機能分類-国際障害分類改訂版（厚生労働省翻訳，日本語版）．中央法規；2002．p.123-67，p.220-3.
10）厚生労働省：介護予防・日常生活圏域ニーズ調査実施の手引き．地域での活動について．
https://www.mhlw.go.jp/file/05-Shingikai-12301000-Roukenkyoku-Soumuka/0000138620.pdf
11）公益財団法人日本障がい者スポーツ協会編：全国障害者スポーツ大会競技規則集（解説付）．令和2年度版．2020.

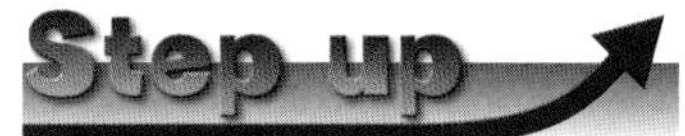

理学療法士による行動変容支援

1）行動変容理論

人の行動が変わることを行動変容とよぶ．社会参加を獲得，拡充していくプロセスは行動変容としてとらえることができる．代表的な行動変容理論を表1に示した．行動変容理論は心理学分野を中心に発展してきたものである．理学療法士として行動変容理論を用いる際には，どれかひとつの理論だけに固執するのではなく，対象者の社会参加が実行レベルで獲得，拡充されていくようにこれらの理論を柔軟に活用していく態度が求められる．

表1 理学療法においてよく使われる行動変容理論

自己効力感（セルフ・エフェカシー）	対象者が「自分がその行動をうまくやることができるという自信」をもつことで行動が変化していくことを支援する．
ストレングスモデル	対象者が抱える問題よりもその人がもつ強みや能力，興味や関心に目を向け，それらを活用して行動が変化していくことを支援する．
コーチング	対象者が主体的に目標と具体策を考えることを促し，行動が変化していくことを支援する．
トランスセオレティカルモデル（TTM）	対象者の行動が変わり，それが維持されるには無関心期，関心期，準備期，実行期，維持期という5つのステージを通ると考えて，行動が変化していくことを支援する．

TTM：transtheoretical model

表2 自己効力感の要因

達成経験
代理経験
言語的説得
生理的情緒的高揚
想像的体験
承認

LECTURE 10

2）自己効力感

行動変容理論のひとつに「自己効力感」への働きかけがある．自己効力感とは自分がその行動をうまく行うことができるという確信のことである[1]．自己効力感は心理学の用語で英語 self-efficacy（セルフエフィカシー）の訳である．専門職間のコミュニケーションではそのままのセルフエフィカシーという表現で使われることも多い．自己効力感を生み出すための代表的な要因を表2に示した．

3）事例

急性期から回復期を病院で過ごした対象者は，やがて生活期にはいる．生活期の場所は自宅であったり施設であったりさまざまであるが，どのような場であれ対象者は病気や障害と向き合いながら障害者としての新しいくらしをつくりあげていくことになる．

対象者はこの新しいくらしをつくりあげていくなかで，長い年月をかけて社会参加を獲得，拡充していく．「自己効力感」はそのプロセスを理解するために重要な視点となる．自己効力感を高める体験について仲間を得て外出機会を広げていった事例を紹介する．なお，いずれも実例を元に再現した架空事例である．

a．60歳代の片麻痺者

60歳代で脳血管障害を発症し片麻痺となった事例を紹介する．

リハビリテーション病院を退院したときは家の周囲を装具と杖を使って歩ける程度であった．退院後しばらくのあいだは，体力維持を目的に家の周りを散歩することを日課にしていたものの，長い距離を歩くことに不安があり，買い物やレジャーなどの外出は控えていた．しかし外来患者として評価を行った理学療法士から近所の福祉センターや図書館に通える歩行能力があるとの説明があり（言語的説得），日課としての散歩に距離や時間の目標をもったことで「杖と装具があれば福祉センターまで歩けるかも」と思えるようになった（想像的体験）．思い切って福祉センターに出かけてみた結果，転びそうになることもなく，あまり疲れることもなく福祉センターまで行くことができた（達成経験）．福祉センターでは障害をもった人が参加しているスポーツ吹き矢を楽しむグループから誘われ，そこに入会することとした．その後，スポーツ吹き矢の仲間から遠方にある障害者スポーツセンターで水泳を楽しんでいることを聞き（代理体験），自分も障害者スポーツセンターに通い水泳に挑戦した．現在では，スポーツセンターで水泳を楽しむだけでなく卓球にも参加しており，図書館の読書サークルにも通い始めている．

b．20 歳代の脳性麻痺者

電動車椅子サッカーチームのレギュラーを目指す 20 歳の脳性麻痺者の事例を紹介する．

この脳性麻痺者は幼いころから車椅子生活であり，学齢期には周囲の勧めでいろいろなスポーツを体験した．しかし，これといって興味をもったものはなくスポーツは「見るもの」であって，自分が「できる」とは思えなかった．「できる」と思うスポーツに出会ったのは特別支援学校高等部に進学し，地域のスポーツセンターを訪れたときである．ここで初めて電動車椅子サッカーを観戦し，スピード感があるプレーに魅了された．そして日常用の電動車椅子にバンパーをつけるだけでそこに参加できることを知って「自分もやってみたい，自分もできるかも」と思った（生理的情緒的高揚，想像的体験）．実際に，電動車椅子サッカーに参加してみると，チームメイトそれぞれが自身の障害に応じて電動車椅子に工夫を凝らしたり，プレーヤーとしてトレーニングに励んだりしていることを知った．この脳性麻痺者も理学療法士に相談しながら自身の身体機能を客観的に分析し，車椅子ジョイスティックの改造，パスやシュートに適したバランス能力の向上などさまざまな助言を受けた．安定した姿勢でパスやシュートができるようになると他のメンバーからも上達ぶりを賞賛された．こうしてチームメイトになれたことを実感し（承認），現在はレギュラーメンバー入りを目標に遠征試合にも積極的に参加するなどプレーヤーとして活躍の場を広げている．

4）理学療法士による行動変容支援

いつ，何に，どのように参加するのかを選択し，決定していくのは本人である．しかし，本人が主体的に選択と決定を行うためには，専門家による支援も必要である．心の奥底に社会参加の意欲が芽生えたのに，体験も挑戦もしないままそれをあきらめてしまうことは避けなければならない．

理学療法士は身体機能や動作能力の専門家としてだけでなく，対象者と長くかかわる専門家として，対象者の心の動きに敏感であらねばならない．理学療法士には対象者の心のなかにある社会参加の思いに気づき，その思いが実行レベルになるように適切なタイミングで行動変容を支援していくこと期待されている．

LECTURE 10

■引用文献

1）Bandura A：Self-efficacy：toward a unifying theory of behavioral change. Psychol Rev 1977：84（2）：191-215.

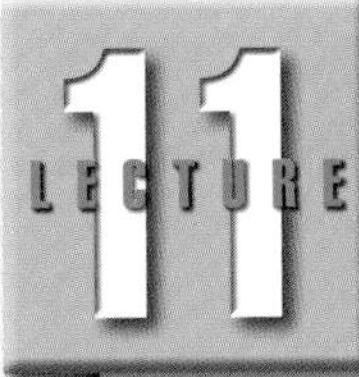

理学療法的支援（6）

フレイル，ロコモティブシンドローム，サルコペニア

到達目標

- 加齢に伴う身体機能低下について理解する．
- 介護予防のための地域理学療法介入意義や目的について理解する．
- 介護予防のための地域理学療法介入の具体的内容について理解する．

この講義を理解するために

超高齢社会の日本において，「健康日本21」の中で日常生活を自立して元気に過ごせる期間である健康寿命の延伸が提言されています．健康寿命とは，生活機能が自立した状態での寿命のことであり，平均寿命と健康寿命の差は要介護期間の年数とされ，いかに要介護にならず自立した生活を長く送るかということが重要な鍵となります．ここでは，主に身体機能の低下（フレイル，ロコモティブシンドローム，サルコペニア）を予防・改善するための取り組みについて解説します．講義を理解しやすくするために，以下の項目を確認しておくとよいでしょう．

□ 介護保険制度における介護予防施策について学習しておく．
□ 高齢者に対する運動療法の具体的な方法について学習しておく．
□ 心身ともに健康な生活を送るための要素について考えておく．

講義を終えて確認すること

□ 加齢に伴う身体機能低下について理解できた．
□ 介護予防のための地域理学療法の重要性が理解できた．
□ フレイル，ロコモティブシンドローム，サルコペニアに対する具体的な介入方法について理解できた．

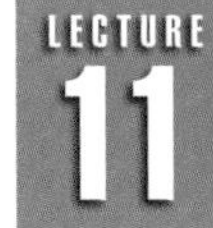

講義

1. 生活期における介護予防

介護予防には「介護が必要な状態になることの予防」と「介護が必要な状態にあってもそれを悪化させないための予防」の2つの意味がある．本来，介護予防は運動機能向上や栄養状態改善といった縦割りで行われるものではなく，それらを通して高齢者の生活を活性化しQOLの向上を目指すものであり，それゆえ多職種でチームを組んでかかわる．チームの一員として，理学療法士の専門である運動機能や日常生活活動の維持改善は介護予防の実践に有用である．狭義の介護予防は，介護保険制度下における地域支援事業や予防給付をさす場合が多いが，介護予防を一次予防，二次予防，三次予防という概念からみると，地域在住の住民のみならず，医療機関を受診・入院している高齢者や高齢者以外の成人・青少年にも適用が可能である．例えば，運動や食生活など，健康的な生活習慣の形成は若いうちからの習慣が重要である．

理学療法士は所属する施設やかかわる疾病によらず，介護予防の必要な対象者を相手にする機会が多いため，多面的な介護予防の考え方を理解しておく．本講義では主に身体的脆弱性（フレイル，ロコモティブシンドローム，サルコペニア）に対するスクリーニングおよび評価法，基本的な介入方法について取り上げる．

QOL（quality of life；生活の質）

MEMO
一次予防，二次予防，三次予防
介護予防における一次予防とは健康な人に対する疾病予防や健康づくりをいう．二次予防とはすでに疾病を保有する者に対しての早期発見・早期介入をいい，三次予防とは疾病の症状が出現している者に対して重症化の防止や合併症や後遺症を予防する取り組みをいう．

2. フレイル

1）歴史的背景と定義

（1）フレイルとは

フレイルは英語ではfrailtyと表され，日本では従来「虚弱」や「老衰」と表現されてきた．加齢に伴うストレスからの回復力が低下した状態で，ちょっとした風邪や生活環境の変化などといったストレスによって，大きな健康状態の損失を生じる危険性がある状態をさし，加齢とともに心身の活力が低下し，生活機能障害，要介護状態，死亡などの危険性が高くなる．世界的に統一された定義はまだ存在しないが，日本では日本老年医学会が2014年に提唱したステートメントに従い，要介護の前段階としてとらえる．フレイルは，身体的な脆弱性だけにとどまらず，心理面，認知面，社会的側面など多面的な問題を含んでいる．一人の人間である対象者を縦割りにしてとらえることには無理があり，多面的な視点をもちながら介入する．フレイルに関し特に重要な点は，適切な介入により，健常（ロバスト）な状態に戻ることが可能と考えられることである．ただし，フレイルが進み要介護状態に近くなると介入の効果は乏しくなるため，早期スクリーニング，早期発見により適切に介入することが必要である．

MEMO
脆弱性（ぜいじゃくせい）
もろく，弱くなった状態．

調べてみよう
日本老年医学会による2014年のステートメント
frailtyをフレイルと表現することについて，その背景や経緯を表したもので，日本老年医学会のホームページから閲覧できる．

LECTURE 11

MEMO
ロバスト
フレイルやプレフレイルに対して健常なことをロバスト（robust）という．

（2）フレイルの原因

フリードらはフレイルの原因やフレイルを加速する因子をフレイルサイクルとしてまとめており（**図1**）[1]，このようなフレイルのサイクルを断ち切ることが重要である．**図1**は主に身体的フレイルについて示しているが，実際には心理面や認知面など多様な要因（**表1**）が複雑に影響している．フレイルにかかわるさまざまな要素のなかで，どれが一番影響を及ぼしているのかを評価し，適切に介入する．

MEMO
フリード（Fried, Linda P.）
米国コロンビア大学公衆衛生学教授．

2）スクリーニングおよび診断方法

フレイルの診断方法にはさまざまな方法があり，統一された基準がない．その中で，身体的フレイルの代表的な診断法としてフリードらが提唱したCHS基準[1]が多く使われている．日本では，CHS基準を修正した日本版CHS（J-CHS）基準（**表2**）が提唱されており，歩行速度や握力といった客観的な評価項目を含んでいることが特徴で

CHS（Cardiovascular Health Study）

図 1　フレイルサイクル
（Fried LP, et al.：J Gerontol A Biol Sci Med Sci 2001；56（3）：46-56[1]）

表 1　フレイルの要因

サルコペニア肥満	サルコペニアと肥満（体脂肪の増加）を合併した状態をさす．骨格筋量の低下と体重増加の併存であるので，BMIだけでの評価は難しく，体組成を測定して評価するのが一般的である．肥満の基準としてBMIを使用するもの，体脂肪率を使用するものなど，判定方法はさまざまで定義は定まっていない．サルコペニア以上に早期にIADLが低下するといわれている．
オーラルフレイル	オーラルフレイルとは加齢に伴う口腔機能の衰えである．口腔機能の低下に起因する咀嚼機能低下は食事に直接的に影響する．オーラルフレイルが身体的・社会的フレイルに影響することがわかってきている．
認知的フレイル	認知的フレイルとは，身体的フレイルを有し，かつClinical Dementia Rating Scale（CDR）で0.5程度の認知機能障害を併せ持った状態をいう．CDRは0点，0.5点，1点，2点，3点で評価する認知症評価ツールで，0点が健常，3点が重度の認知症と判断し，0.5点は非常に軽度な認知障害と判断される．アルツハイマー病やその他の認知症の場合は，認知的フレイルに当てはまらない．
社会的フレイル	定まった定義はないが，閉じこもりや社会的孤立など人が生活するうえでの社会的要素の脆弱性を表す言葉である．具体的には独居や外出頻度の低下，友人知人との交流の現象，会話の減少などを用いて評価することが多い．
ポリファーマシー	多剤服用のことで5剤以上もしくは6剤以上をポリファーマシーということが多い．長期的なポリファーマシー状態がフレイルの発生率を高めるといわれている．ポリファーマシーを改善するとフレイルの発生率が低下することは証明されていないが，医師や薬剤師と連携して日頃からポリファーマシー対策をとっていくことが重要といわれている．

表 2　J-CHS 基準

項目	評価基準
体重減少	6か月で2～3kg以上の体重減少
筋力低下	握力：男性<26kg，女性<18kg
疲労感	（ここ2週間）わけもなく疲れたような感じがする
歩行速度	通常歩行速度<1.0m/秒
身体活動性	①軽い運動・体操をしていますか ②定期的な運動・スポーツをしていますか 上記のいずれも「週に1回もしていない」と回答

3つ以上該当：フレイル，1～2つ該当：プレフレイル．
（長寿医療研究開発事業 25-11「フレイルの進行に関わる要因に関する研究」班より）

表 3　FRAIL scale

Fatigue	あなたは過去4週間のほとんどの時間，倦怠感を感じましたか
Resistance	階段の一続き（踊り場まで）を上るのが難しかったり，上れなかったりしますか
Aerobic	1街区を歩くことが難しかったり，歩けなかったりしますか
Illnesses	5つ以上の病気がありますか
Loss of weight	6か月で5%以上体重が減少しましたか

3つ以上該当：フレイル，1～2つ該当：プレフレイル．
（Morley JE, Malmstrom TK, et al.：Nutr Health Aging 2012；16：601-8[2]）

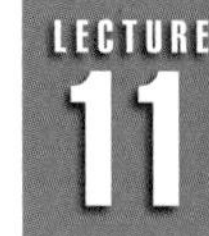

ある．一方でスペースや測定用具，測定者などが必要になることから，多くの対象者に対して行いにくい場合もあり，質問紙による評価方法も複数ある．スクリーニング的に用いることが可能な評価方法としてはFRAIL scale（**表 3**）[2]，簡易フレイルインデックス（**表 4**）[3]などがあり，5項目の聞き取りによってフレイルの有無を判断する．

フレイルの多面的な側面を評価する方法として，基本チェックリスト（**表 5**）が使用される．介護保険制度の二次予防事業に使用されており，汎用性が高い．25点満点のうち合計点8点以上がフレイルに相当するとされている[4]．チェック項目によっ

表4　簡易フレイルインデックス

質問	1点	0点
6か月で2〜3kgの体重減少がありましたか	はい	いいえ
以前に比べて歩く速度が遅くなってきたと思いますか	はい	いいえ
ウオーキング等の運動を週に1回以上していますか	いいえ	はい
5分前のことが思い出せますか	いいえ	はい
(ここ2週間) わけもなく疲れたような感じがする	はい	いいえ

3つ以上該当：フレイル，1〜2つ該当：プレフレイル.
(Yamada M, Arai H：J Am Med Dir Assoc 2015；16：1002. e7-11[3])

て，運動機能，栄養，口腔機能，閉じこもり，認知症，うつ傾向といった下位項目の判定が可能であり，フレイルと判定された後のアプローチ方法の目安になる．

3) フレイルの現状

フレイルの頻度についてはいくつかの研究報告がある．判定方法はさまざまであり，また判定の対象者も地域在住者や施設入所者など一定していないため，結果の解釈には注意を要する．J-CHS基準を用いた日本人の地域在住高齢者を対象とした研究では，フレイル高齢者の割合は7.4%であった[5]．加齢とともに割合は上昇し，男女別では女性に多い傾向がある．

4) 介入方法

フレイルに対する介入方法の基本は食事療法と運動療法の併用である．

(1) 食事療法

フレイルの食事療法について，現在統一的な介入方法は検討中であり，十分なエネルギー摂取に加え，蛋白質の摂取量が重要とされている．高齢者では蛋白同化抵抗性があり，骨格筋で蛋白質合成をさせるためには一般成人以上に血中アミノ酸濃度を上げる必要がある．また，ビタミンDやビタミンC，葉酸などの摂取不足もフレイルと関係があるとされており，蛋白質を含んだバランスのよい食事をとることが基本である．食材購入のための交通手段に制限があり，調理の負担が大きい場合は毎日継続することは難しくなる．食材配達サービスや総菜・缶詰などを活用した調理方法，配食サービスの活用など，理想的な食事を妨げている要因にあわせて対策をたてる．理学療法士としては食事の細かい部分まで介入する機会は少ないが，基本的な栄養に関する知識をもち，必要に応じて対象者にアドバイスができるように備える．

MEMO
蛋白同化抵抗性
骨格筋の量は蛋白質の同化によって増加し，異化によって減少する．通常は同化と異化のバランスが保たれ，適切な骨格筋量が維持される．食事摂取により血中のアミノ酸濃度が上昇するほど骨格筋の蛋白質同化作用が働くが，高齢者では蛋白質合成が成人に比べて反応しにくいことがわかっており，これを同化抵抗性とよぶ．

(2) 運動療法

フレイルの発症・進行を予防するプログラムとして，レジスタンストレーニングやバランストレーニング，機能的トレーニングなどを組み合わせた多因子の運動プログ

表5　基本チェックリスト

No.	質問	回答	
1	バスや電車で一人で外出していますか	0. はい	1. いいえ
2	日用品の買い物をしていますか	0. はい	1. いいえ
3	預貯金の出し入れをしていますか	0. はい	1. いいえ
4	友人の家を訪ねていますか	0. はい	1. いいえ
5	家族や友人の相談にのっていますか	0. はい	1. いいえ
6	階段を手すりや壁を伝わらずに昇っていますか	0. はい	1. いいえ
7	椅子に座った状態から何もつかまらずに立ち上がっていますか	0. はい	1. いいえ
8	15分くらい続けてい歩いていますか	0. はい	1. いいえ
9	この1年間に転んだことがありますか	1. はい	0. いいえ
10	転倒に対する不安は大きいですか	1. はい	0. いいえ
11	6か月で2〜3kg以上の体重減少がありましたか	1. はい	0. いいえ
12	身長　　体重　　BMI<18.5の場合に該当とする		
13	半年前に比べて固いものが食べにくくなりましたか	1. はい	0. いいえ
14	お茶や汁物などでむせることがありますか	1. はい	0. いいえ
15	口の渇きが気になりますか	1. はい	0. いいえ
16	週1回以上は外出していますか	0. はい	1. いいえ
17	昨年と比べて外出の回数が減っていますか	1. はい	0. いいえ
18	周りの人から「いつも同じことを聞く」などの物忘れがあると言われますか	1. はい	0. いいえ
19	自分で電話番号を調べて，電話をかけることをしていますか	0. はい	1. いいえ
20	今日が何月何日かわからないときがありますか	1. はい	0. いいえ
21	(ここ2週間) 毎日の生活に充実感がない	1. はい	0. いいえ
22	(ここ2週間) これまで楽しんでやれていたことが楽しめなくなった	1. はい	0. いいえ
23	(ここ2週間) 以前は楽にできていたことが今ではおっくうに感じられる	1. はい	0. いいえ
24	(ここ2週間) 自分が役に立つ人間だと思えない	1. はい	0. いいえ
25	(ここ2週間) わけもなく疲れたような感じがする	1. はい	0. いいえ

(地域支援事業実施要綱．平成22年8月6日，厚生労働省老健局長通知より抜粋)

ラムが推奨されている[6]．レジスタンストレーニングでは1RMの40～80％にあたる中等度から強度の運動強度で8回1セットから最終的に3セットまで漸増させる．バランストレーニングでは個人の能力と生活における必要性に合わせて漸増的に難易度を上げる．機能的なトレーニングではゲームやスポーツなどを盛り込み，難易度や負荷量を漸増させる．

一方，このような運動に積極的に参加する高齢者は日ごろから健康意識が高く，いわゆる元気な高齢者が多い．一次予防として問題はないが，二次予防・三次予防を見据えると，社会的交流や運動プログラムなどへの参加に積極的ではない高齢者にこそ介入が必要である．参加者のプログラムへの取り込み方についての検討が必要であり，途中の脱落防止のために，対象者に成功体験を積み重ねてもらうことも重要である．

運動強度に関し，低負荷のレジスタンストレーニングでも反復回数や筋収縮の持続時間を確保することによって運動効果が得られる[7]．特別な道具を必要とせず自重による運動で効果を得られるため，場所や設備を気にせず気軽に実施できる．

3. ロコモティブシンドローム（ロコモ）

1）歴史的背景と定義

ロコモティブシンドローム（ロコモ；運動器症候群）とは骨や関節，筋肉など運動器の衰えが原因で，「立つ」「歩く」といった機能（移動機能）が低下している状態であり，2007年に日本整形外科学会が提唱した日本独自の概念である．具体的には骨粗しょう症，変形性関節症，脊柱管狭窄症やサルコペニアなどの疾患があげられる．健康日本21にも認知度増加が目標として定められており，2019（平成31）年での認知度は44.8％で，目標である80％を大幅に下回る状況である．国民全体でのロコモの認知度は高まりつつあるものの，特に若年層への啓発に課題が残っており，われわれ理学療法士も正しい知識の普及やロコモの予防啓発に取り組む必要がある．

2）ロコモのスクリーニングおよび評価方法

ロコモ度は，立ち上がりテスト（下肢筋力の評価），2ステップテスト（歩幅の評価），ロコモ25（**表6**，身体状況や生活状況の評価）の3つからなるロコモ度テストで判定する．それぞれのテストで，健常，ロコモ度1（移動機能の低下が始まっている状態），ロコモ度2（移動機能の低下が進行している状態），ロコモ度3（移動機能の低下が進行し，社会参加に支障をきたしている状態）の4段階を判定し，最も高いロコモ度が判定結果となる．自分でできるスクリーニングとしてのロコチェック（**表7**）は特別なテストを必要とせず，日常の生活状況を当てはめて判定可能であり，口頭での聞き取りで使用することができる．

（1）立ち上がりテスト（ロコモ度テスト）

40, 30, 20, 10 cmの高さの台に座った姿勢から，両脚または片脚のいずれで立ち上がれたかと，その台の高さによってロコモ度を判定する．両脚は肩幅に広げ，下腿が床面に対して70°に前傾するように座り，反動をつけずに立ち上がってそのまま3秒保持できればクリアとなる．40 cm台から両脚で立ち上がるテストをクリアしたら，徐々に台の高さを低くしながら片脚で立ちあがるテストに進む．用いる脚は左右のいずれでもかまわず，片脚で立てた一番低い台の高さが判定基準となる．40 cm台で片脚で立てなかった場合，両脚で30 cm，20 cmと徐々に下げていき，立ち上がることができた一番低い台の高さが判定基準となる．両脚よりも片脚，高い台より低い台から立ち上がれたほうが健常に近いと判定する．片脚で40 cm台から立ち上がれなければロコモ度1，両脚で20 cm台から立ち上がれなければロコモ度2，両脚で30 cm台から立ち上がれなければロコモ度3の判定となる．

MEMO

筆者が地域在住高齢者に対して実際に行った集団運動教室を紹介する．運動教室は一回1時間週2回12週間で，ストレッチを中心としたウォームアップ（10～15分），その後約30分間のレジスタンス運動，10～15分の有酸素運動（自転車エルゴメータ）を中心に構成した．レジスタンス運動は，下記の運動を組み合わせて実施した．

座位で行う膝伸展と股関節屈曲（いわゆる脚踏み）運動，立位での足関節の底背屈運動，膝屈曲運動，前後左右へのステップ運動，スクワット，背臥位でのブリッジ運動，背臥位/腹臥位/側臥位での膝伸展下肢挙上運動，下肢挙上位での股関節内外転運動，腹臥位/側臥位でのプランク運動

運動教室のプログラムを終了した14人の参加前後の比較では，30秒間椅子立ち上がりテスト，ロコモ25や2ステップテストなどの結果が改善した．参加者からは運動の効果を日常生活で実感したという意見がある．

MEMO

プランク運動

肘・前腕と足部のみを接地し，身体全体を浮かせて支えるアイソメトリック運動．

ロコモティブシンドローム
（locomotive syndrome）

ここがポイント！

日本整形外科学会と協賛企業が一体となって「ロコモチャレンジ！推進協議会」を設立し，ロコモの予防・啓発に努めている．

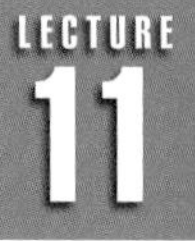

試してみよう

立ち上がりテストの行い方が理解できたら自分でもやってみよう．次に，家族や友人の協力を得て実際にテストを行い，対象者が転倒しそうになった際に介助可能な立ち位置や具体的な口頭指示の方法を考えてみよう．

表6　ロコモ25

■この1か月のからだの痛みなどについてお聞きします.						
Q1	頸・肩・腕・手のどこかに痛み（しびれも含む）がありますか.	痛くない	少し痛い	中程度痛い	かなり痛い	ひどく痛い
Q2	背中・腰・お尻のどこかに痛み（しびれも含む）がありますか.	痛くない	少し痛い	中程度痛い	かなり痛い	ひどく痛い
Q3	下肢（脚のつけね，太もも，膝，ふくらはぎ，すね，足首，足）のどこかに痛み（しびれも含む）がありますか	痛くない	少し痛い	中程度痛い	かなり痛い	ひどく痛い
Q4	ふだんの生活でからだを動かすのはどの程度つらいと感じますか	つらくない	少しつらい	中程度つらい	かなりつらい	ひどくつらい
■この1か月のふだんの生活についてお聞きします.						
Q5	ベッドや寝床から起きたり，横になったりするのはどの程度困難ですか.	困難でない	少し困難	中程度困難	かなり困難	ひどく困難
Q6	腰掛から立ち上がるのはどの程度困難ですか.	困難でない	少し困難	中程度困難	かなり困難	ひどく困難
Q7	家の中を歩くのはどの程度困難ですか.	困難でない	少し困難	中程度困難	かなり困難	ひどく困難
Q8	シャツを着たり脱いだりするのはどの程度困難ですか.	困難でない	少し困難	中程度困難	かなり困難	ひどく困難
Q9	ズボンやパンツを着たり脱いだりするのはどの程度困難ですか.	困難でない	少し困難	中程度困難	かなり困難	ひどく困難
Q10	トイレで用足しをするのはどの程度困難ですか.	困難でない	少し困難	中程度困難	かなり困難	ひどく困難
Q11	お風呂で身体を洗うのはどの程度困難ですか.	困難でない	少し困難	中程度困難	かなり困難	ひどく困難
Q12	階段の昇り降りはどの程度困難ですか.	困難でない	少し困難	中程度困難	かなり困難	ひどく困難
Q13	急ぎ足で歩くのはどの程度困難ですか.	困難でない	少し困難	中程度困難	かなり困難	ひどく困難
Q14	外に出かけるとき，身だしなみを整えるのはどの程度困難ですか.	困難でない	少し困難	中程度困難	かなり困難	ひどく困難
Q15	休まずにどれくらい歩き続けることができますか（もっとも近いものを選んでください）	2〜3 km以上	1 km程度	300 m程度	100 m程度	10 m程度
Q16	隣・近所に外出するのはどの程度困難ですか.	困難でない	少し困難	中程度困難	かなり困難	ひどく困難
Q17	2 kg程度の買い物（1リットルの牛乳パック2個程度）をして持ち帰ることはどの程度困難ですか.	困難でない	少し困難	中程度困難	かなり困難	ひどく困難
Q18	電車やバスを利用して外出するのはどの程度困難ですか.	困難でない	少し困難	中程度困難	かなり困難	ひどく困難
Q19	家の軽い仕事（食事の準備や後始末，簡単なかたづけなど）はどの程度困難ですか.	困難でない	少し困難	中程度困難	かなり困難	ひどく困難
Q20	家のやや重い仕事（掃除機の使用，布団の上げ下ろしなど）はどの程度困難ですか.	困難でない	少し困難	中程度困難	かなり困難	ひどく困難
Q21	スポーツや踊り（ジョギング，水泳，ゲートボール，ダンスなど）は，どの程度困難ですか.	困難でない	少し困難	中程度困難	かなり困難	ひどく困難
Q22	親しい人や友人とのおつき合いを控えていますか.	控えていない	少し控えている	中程度控えている	かなり控えている	全く控えている
Q23	地域での活動やイベント，行事への参加を控えていますか.	控えていない	少し控えている	中程度控えている	かなり控えている	全く控えている
Q24	家の中で転ぶのではないかと不安ですか.	不安はない	少し不安	中程度不安	かなり不安	ひどく不安
Q25	先行き歩けなくなるのではないかと不安ですか.	不安はない	少し不安	中程度不安	かなり不安	ひどく不安
解答数を記入してください　→		0点	1点	2点	3点	4点
回答結果を加算してください　→			合計		点	

（日本整形外科学会）

LECTURE 11

(2) 2ステップテスト（ロコモ度テスト）

スタートラインからできる限り歩幅を大きく2歩歩き，両脚を揃えて立つ．この際，バランスを崩した場合はやり直しとなる．スタートラインから2歩分の歩幅を2度測定し，よかったほうの記録を採用する．歩幅を身長で割った値を2ステップ値として算出し，2ステップ値が1.3未満でロコモ度1，1.1未満でロコモ度2，0.9未満でロコモ度3と判定する．

(3) ロコモ25（ロコモ度テスト）（表6）

身体の痛みや日常生活活動の困難さなどに関する25問の質問に対し，0〜4点までの5段階で回答する質問紙評価である．総合得点が7点以上の場合にロコモ度1，16点以上の場合にロコモ度2，24点以上の場合にロコモ度3と判定する（**表8**）．

表7 ロコチェック

1 片脚立ちで靴下がはけない
2 家の中でつまずいたりすべったりする
3 階段を上がるのに手すりが必要である
4 家のやや重い仕事が困難である（掃除機の使用，布団の上げ下ろしなど）
5 2kg程度の買い物をして持ち帰るのが困難である
6 15分くらい続けて歩くことができない
7 横断歩道を青信号で渡り切れない

1つでも当てはまればロコモの心配あり．
（日本整形外科学会）

表8 ロコモ度判定一覧

	立ち上がりテスト	2ステップテスト	ロコモ25
ロコモ度1	片脚40cm不可	<1.3	7点≦
ロコモ度2	両脚20cm不可	<1.1	16点≦
ロコモ度3	両脚30cm不可	<0.9	24点≦

3) ロコモの現状

65歳以上の要介護者の介護が必要となった主な要因のうち，ロコモがかかわる関節疾患と骨折・転倒によるものは22.5%であった[8]．性別でみると男性では12.5%なのに対し，女性では27.8%と3割近くが運動器障害が原因で要介護となっている．2017年のYoshimuraらによるロコモ有病率の報告[9]では，ロコモ度1が69.8%，ロコモ度2が25.1%となっており，高齢者の多くがロコモである．

4) 介入方法

日本整形外科学会のロコモパンフレットには，ロコモ対策として片脚立ちとスクワットの2つの運動をロコトレとして紹介しているほか，ヒールレイズ，フロントランジ，ストレッチ運動や体幹の筋力トレーニングなどを合わせて紹介している．また，ロコモ対策になる食生活として栄養摂取のポイントをまとめており，骨と筋肉を強くする食事としてカルシウム，蛋白質，ビタミンD，ビタミンK，また蛋白質と一緒にビタミンB_6の摂取などを勧めている．フレイルに対する介入と同じく，基本は運動と食事である．

MEMO
ヒールレイズ
直立した状態で踵を上げ下げする運動．

MEMO
フロントランジ
下肢を前方へ出し，荷重をかけて踏み込む運動．フォワードランジともいう．膝関節の屈曲角度や体幹の前傾角度によって負荷量が変化するが，ロコモパンフレットでは大腿が水平になるまで膝を屈曲させることを推奨している．

4．サルコペニア

1) 歴史的背景と定義

サルコペニアはもともと筋肉量の減少を表す概念であったが，その後筋力低下のほうが予後の悪化とかかわりが深いことが示された．2010年にサルコペニアは「進行性および全身性の骨格筋量および骨格筋力の低下を特徴とする症候群」とされ，筋量低下と筋力低下が併存する状態である．その後複数の学術団体がそれぞれ独自の基準を示しており，いまだに世界共通の定義には至っていない．日本を含むアジア諸国ではAWGSの診断基準（**図2**）[10]が用いられることが多い．2016年には国際疾病分類のコードを取得して独立した疾患として位置づけられることとなった．また2018年には，EWGSOP2の新しいコンセンサスレポートによって筋力低下を前提に骨格筋量が減少した状態と改訂された．

サルコペニア（sarcopenia）

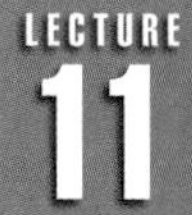

MEMO
AWGS（Asian Working Group for Sarcopenia）の診断基準
欧米人とアジア人では体格が異なるために，アジア人を対象に2014年に作成された診断基準．2019年にはアジア人のエビデンスをもとに改訂が行われた（AWGS2019）．

EWGSOP（European Working Group on Sarcopenia Older Persons）

2) スクリーニングおよび評価方法

サルコペニアの罹患リスクがある対象者は幅広く，簡易的なスクリーニングでより多くのリスク保持者を見つけることが早期介入のために必須である．簡易的なスクリーニング方法として下腿周囲長があげられ，AWGSの診断基準で評価した骨格筋量減少のスクリーニングとしては男性34cm未満，女性33cm未満が基準になるとの報告がある[11]．さらに簡便な下腿周囲長の評価方法として指輪っかテスト（**図3**）があり，非利き足の下腿を同じ人物の両方の母指と示指で囲んだときに，指でちょうど囲めるか囲んで隙間ができる場合にサルコペニアの疑いありとする[12]．また，自己記入式のSARC-F（**表9**）[13]もスクリーニング方法の一つとしてあげられるが，感度が低い点がデメリットである．日本では前述のAWGSの診断基準（**図2**）が推奨されている[14]．

MEMO
SARC-F
5つの質問項目（表9左）の頭文字をとってよばれている．

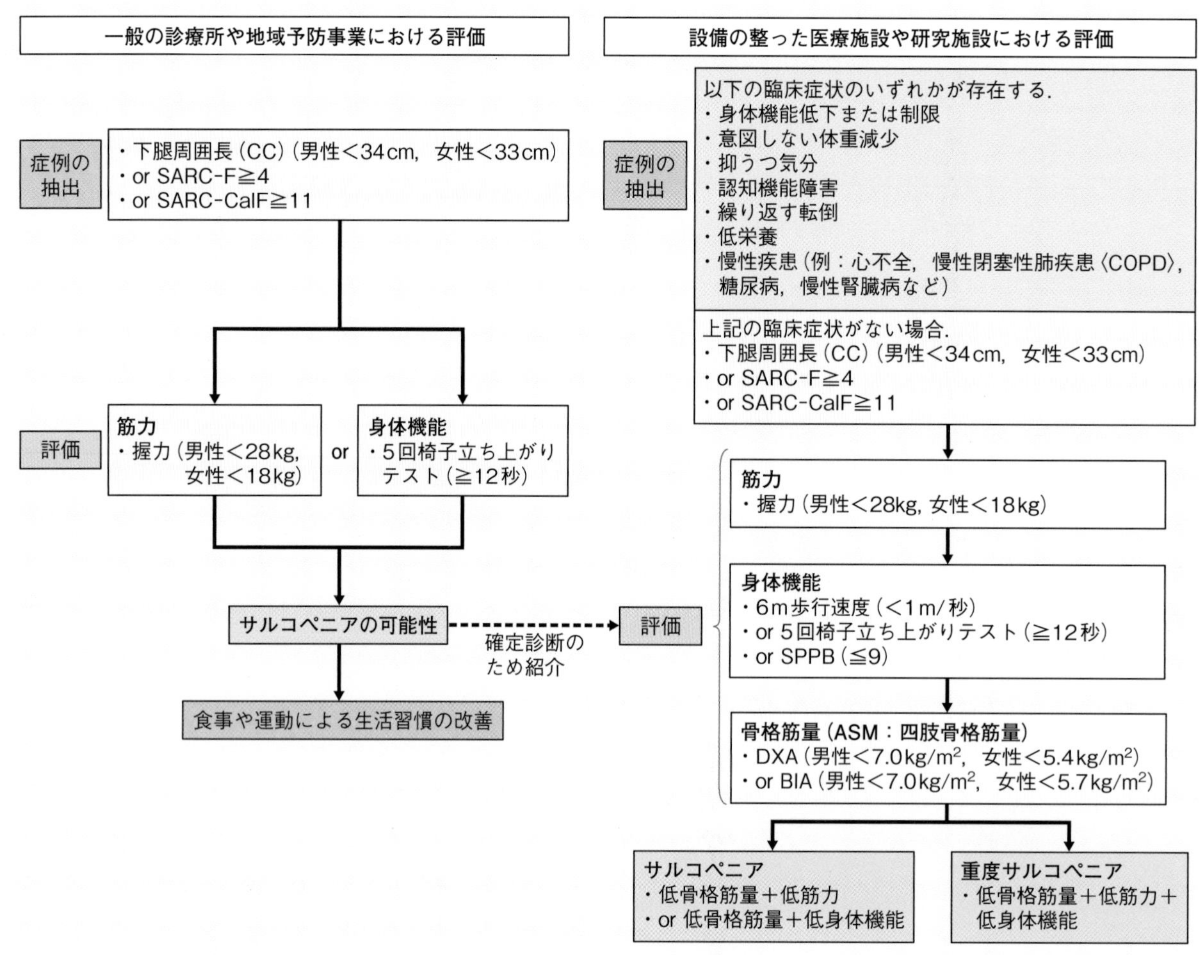

図2　AWGSの診断基準（AWGS2019）
（Chen LK, Woo J, et al.：J Am Med Dir Assoc 2020；21：300-7.e2.[10]）

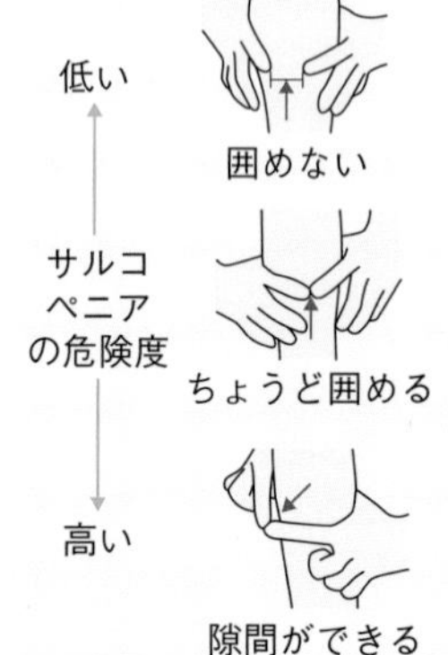

図3　指輪っかテスト
東京大学高齢社会総合研究機構が実施した柏スタディをもとに考案された．

表9　SARC-F

項目		スコア		
		0点	1点	2点
Strength	4〜5kgのものを持ち上げて運ぶのがどのくらいたいへんですか	まったくたいへんでない	少したいへん	とてもたいへん不可
Assistance in walking	部屋の中を歩くのがどのくらいたいへんですか	まったくたいへんでない	少したいへん	とてもたいへん補助具使用必須不可能
Rise from a chair	椅子やベッドから移動するのがどのくらいたいへんですか	まったくたいへんでない	少したいへん	とてもたいへん要介助
Climb stairs	階段を10段上がるのがどのくらいたいへんですか	まったくたいへんでない	少したいへん	とてもたいへん不可
Falls	この1年で何回転倒しましたか	なし	1〜3回	4回以上

4点以上でサルコペニアの可能性あり．
（Woo J, Leung J, et al.：J Am Med Dir Assoc 2015；16：247-52[13]）

MEMO
非利き足
ボールを蹴る足，静止立位で後ろから押されたときに自然と前に出る足が利き足であり，ボールを蹴るときの軸足となる側が非利き足である．

3）サルコペニアの現状

EWGSOPの判定基準に従って調査した日本の地域在住高齢者（65歳以上）での研究では，サルコペニアの有病率は女性で6.8〜12.4％，男性で8.2〜13.8％であった[15,16]．

4）介入方法

1日体重1kgあたり1.0g以上の蛋白質摂取，運動習慣ならびに豊富な身体活動量はサルコペニアの発症予防に有効である可能性があるとされている[14]．エビデンスレベルは低いが，サルコペニアの予防方法として推奨されるのは十分な蛋白質の摂取と運動である．すでに発症したサルコペニアの治療についても同様で，運動介入と必須アミノ酸を中心とする栄養介入が推奨されている．

5. フレイル，ロコモ，サルコペニアの関係

この3つのうち，最も広い概念がフレイルである．フレイルは社会的側面，精神・心理的側面などを含む多面的な概念であり，なかでも身体的フレイルの原因として重要な位置を占めるのがロコモであり，サルコペニアはロコモの基礎疾患として位置づけられる（**図4**）．ただしロコモ度に関しては，フレイルと比べてかなり健常に近い状態でロコモ度1と判定されるため，すべてのロコモがフレイルに含まれるわけではない．ロコモはより健常に近い状態を含んでおり，一次予防～二次予防の意味合いが強く，一方でフレイルは二次予防～三次予防の取り組みに近い．

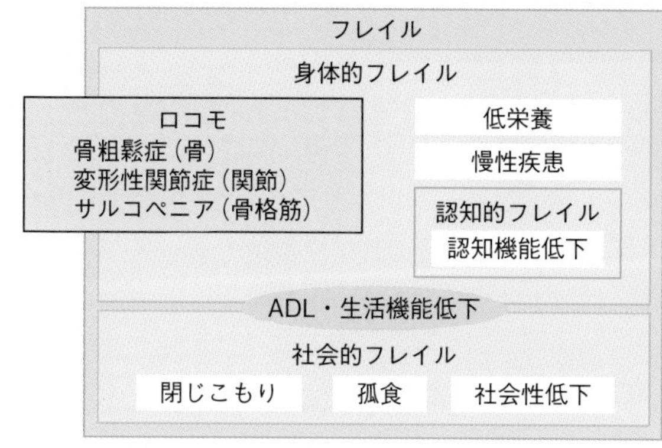

図4　フレイル，ロコモ，サルコペニアの関係

調べてみよう
体重60kgの人に推奨される60gの蛋白質は，具体的にどのような食品をどれだけ食べれば摂取できるだろうか．卵だけでとろうとすると10個分にあたる．自分自身の食事を振り返り，蛋白質摂取量を計算してみるとイメージがつきやすくなる．

■引用文献

1) Fried LP, Tangen CM, et al.：Frailty in older adults：evidence for a phenotype. J Gerontol A Biol Sci Med Sci 2001；56（3）：46-56
2) Morley JE, Malmstrom TK, et al：A simple frailty questionnaire（FRAIL）predicts outcomes in middle aged African Americans. Nutr Health Aging 2012；16：601-8.
3) Yamada M, Arai H：Predictive value of frailty scores for healthy life expectancy in community-dwelling older Japanese adults. J Am Med Dir Assoc 2015；16：1002. e7-11.
4) Satake S, Shimokata H, et al.：Validity of Total Kihon Checklist Score for Predicting the Incidence of 3-Year Dependency and Mortality in a Community-Dwelling Older Population. J Am Med Dir Assoc 2017；18（6）：552.e1-6.
5) Kojima G, Iliffe S, et al.：Prevalence of frailty in Japan：A systematic review and meta-analysis. J Epidemiol 2017；27（8）：347-53.
6) 荒井秀典ほか編：フレイル診療ガイド2018年版．ライフ・サイエンス；2018.
7) Hasegawa J, Suzuki H, et al.：Effect of a lower limb strength training programme on physical activity during the snowy season among community-dwelling elderly individuals. Ann Hum Biol 2019；46（4）：323-9.
8) 内閣府：平成30年版高齢社会白書．https://www8.cao.go.jp/kourei/whitepaper/w-2018/zenbun/30pdf_index.html
9) Yoshimura N, Nakamura K, et al.：Epidemiology of the locomotive syndrome：The research on osteoarthritis/osteoporosis against disability study 2005-2015. Mod Rheumatol 2017；27（1）：1-7.
10) Chen LK, Woo J, et al.：Asian working group for sarcopenia：2019 consensus update on sarcopenia diagnosis and treatment. J Am Med Dir Assoc 2020；21：300-7.e2.
11) Kawakami R, Murakami H, et al.：Calf circumference as a surrogate marker of muscle mass for diagnosing sarcopenia in Japanese men and women. Geriatr Gerontol Int 2015；15（8）：969-76.
12) Tanaka T, Takahashi K, et al.："Yubi-wakka"（finger-ring）test：a practical self-screening method for sarcopenia, and a predictor of disability and mortality among Japanese community-dwelling older adults. Geriatr Gerontol Int 2018；18（2）：224-32.
13) Woo J, Leung J, et al.：Defining sarcopenia in terms of incident adverse outcomes. J Am Med Dir Assoc 2015；16：247-52.
14) サルコペニア診療ガイドライン作成委員会編：サルコペニア診療ガイドライン2017年版．一部改訂．ライフサイエンス出版；2020.
15) Akune T, Muraki S, et al.：Exercise habits during middle age are associated with lower prevalence of sarcopenia：the ROAD study. Osteoporosis Int 2014；25（3）：1081-8.
16) Yoshida D, Suzuki T, et al.：Using two different algorithms to determine the prevalence of sarcopenia. Geriatr Gerontol Int 2014；14（Supple 1）：46-51.

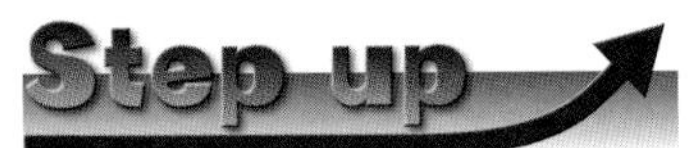

サルコペニア判定方法の Up to Date

サルコペニアという用語が登場したのは1988年のことである．1998年にバウムガルトナー（Baumgartner）らがDXA法による四肢の骨格筋指数（skeletal muscle mass index：SMI）の算出方法とカットオフ値を見出し，筋肉量の評価方法を確立した．これによってサルコペニアの研究が進むと，筋肉量よりも筋力低下のほうが予後悪化のよい指標になることが示された．サルコペニアに対して，筋力低下を意味するダイナペニアという用語も誕生して，用語に混乱が生じるとともに，サルコペニアの診断や治療方法がはっきりとせず臨床におけるサルコペニア対策がなかなか進展しない状況があった．そこで，2009年にサルコペニアに関するヨーロッパワーキンググループ（EWGSOP）が立ち上がり，2010年にサルコペニアの概念や定義，診断基準などについてまとめたコンセンサスレポートが出された．サルコペニアは「進行性および全身性の骨格筋量および骨格筋力の低下を特徴とする症候群」と定義され，骨格筋量の低下を基礎に，筋力（握力）低下もしくは移動機能（歩行速度）低下が伴う状態とした（講義で紹介したAWGSのサルコペニア判定基準も，この2010年のEWGSOPレポートに準じている）．

2018年，EWGSOPは2010年以降の研究結果などを踏まえてサルコペニアの定義や診断基準を見直し，改訂版レポート（EWGSOP2）を出した．サルコペニアは「転倒，骨折，身体機能低下，死亡など負のアウトカムの危険が高まった進行性かつ全身性の骨格筋疾患」と定義された．2010年のレポートと異なり，骨格筋量の低下に代わって筋力低下を基礎とし，骨格筋量の減少または骨格筋の質の低下を伴うものして，サルコペニアの判定において骨格筋量よりも筋力を重要視したことが特徴である．このレポートでは筋力低下があればサルコペニアを疑って評価・介入を開始することを後押ししており，これまでよりも早期発見・早期介入が強調されている．改訂版レポートではサルコペニア判定の必要性についても触れており，臨床的に疑わしい場合やSARC-Fを用いてサルコペニアが疑われる場合に筋力評価に進むよう推奨されている（図1）[1]．また，2010年版のレポートでは筋力評価として握力測定，移動機能（身体機能）の評価として歩行速度を評価していたが，改訂版レポートでは筋力測定には，握力に加えて5回椅子立ち上がりテスト，身体機能評価には歩行速度に加えて簡易身体能力バッテリー（SPPB）やTimed Up & Go test（TUG），400 m歩行が推奨項目に加わった．新たに加わった骨格筋の質の評価には筋生検やMRIの手法の一つであるMRスペクトロスコピーが示されている．筋力と骨格筋量の比を骨格筋の質とする方法もあるが，国際的な統一見解には至っていない．

EWGSOP2を受けて，AWGSも2019年10月に新しいアルゴリズムを発表した．EWGSOP2が出されたことによって，また新たにさまざまな研究が積み重なっていくことが予想され，これからさらに新しい評価項目や介入方法などが発表されていく可能性が高い．今後も注視して最新の情報を確認していく必要がある．

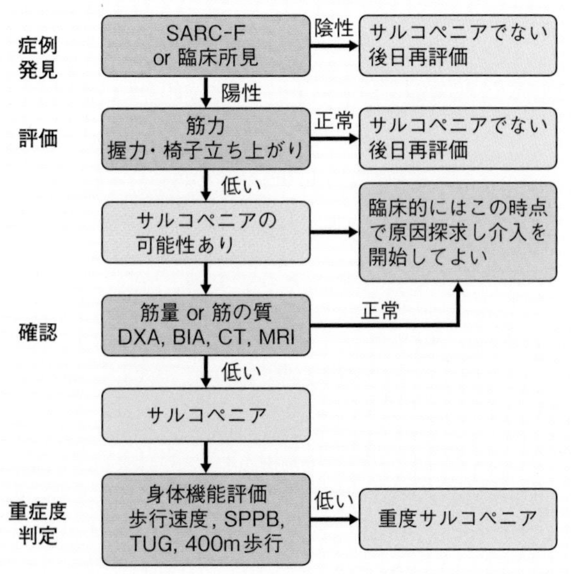

図1 EWGSOP2アルゴリズム

DXA：二重エネルギーX線吸収法（dual energy X-ray absorptiometry），BIA：生体電気インピーダンス法（bioelectrical impedance analysis），CT：コンピュータ断層撮影（computed tomography），MRI：磁気共鳴画像法（magnetic resonance image），SPPB：簡易身体能力バッテリー（short physical performance battery），TUG：Timed Up & Go test.

（Cruz-Jentoft AJ, Bahat G, et al.：Age Ageing 2019；48（1）：16-31[1]を参考に作成）

■引用文献

1）Cruz-Jentoft AJ, Bahat G, et al.：Sarcopenia：revised European consensus on definition and diagnosis. Age Ageing 2019；48（1）：16-31.

LECTURE 11

LECTURE 12 理学療法的支援（7）
認知症，軽度認知障害

到達目標

- 認知症および軽度認知障害（MCI）の臨床的な定義を理解する．
- 認知症および MCI の危険因子と保護因子を説明できる．
- 認知機能の代表的な評価方法を説明できる．
- 認知症および MCI の予防のための対策をイメージできる．

この講義を理解するために

この講義では，認知症や MCI の病態を理解するために，臨床的な定義や代表的な認知機能の評価方法について解説します．特に，加齢に伴う認知機能の低下と認知症が疑われる認知機能障害との違いを理解する必要があります．また，認知症および MCI の危険因子と保護因子を理解したうえで，これらを予防するための対策とそのメカニズム，予防のための具体的な運動プログラムについて解説します．以下にこの講義を受ける前に準備しておくべき項目をあげます．

□ 要介護を招く原因には，どのような疾患や要因があるかを確認しておく．
□ 認知症では，どのような症状が出現するかを確認しておく．
□ 認知機能の評価方法にはどのような評価指標が用いられるかを確認しておく．

講義を終えて確認すること

□ 認知症と MCI の臨床的な定義を理解できた．
□ 認知症および MCI の危険因子と保護因子を列挙できる．
□ 認知症を背景とする認知機能障害と加齢に伴う認知機能低下の違いを理解できた．
□ 認知機能の代表的な評価とその方法を理解できた．
□ 認知症および MCI の予防のための具体的な運動プログラムをイメージできた．

講義

1．生活期における認知症，軽度認知障害

1）認知症と軽度認知障害の定義

認知症（major neurocognitive disorder）

米国精神医学会による『精神疾患の診断・統計マニュアル第5版（DSM-5）』には，認知症の診断基準について以下の4つのポイントが記載されている[1]．

①1つ以上の認知領域（複雑性注意，実行機能，学習および記憶，言語，知覚-運動，社会的認知）において，以前の行為水準から有意な認知の低下があるという証拠
②毎日の活動において認知欠損が自立を阻害する（最低限，請求書を支払う，内服薬を管理するなどの，複雑な手段的日常生活活動に援助を必要とする）
③認知欠損は，せん妄の状態でのみ起こるものではない
④認知欠損は，他の精神疾患によってうまく説明されない（例：うつ病，統合失調症）

「毎日の活動において，認知欠損が自立を阻害する」という点が非常に重要である．これは，社会生活および日常生活を営むうえで必要な認知機能に障害を生じて自立が困難となる状況を意味し，請求書の支払いや金銭管理，内服薬の管理，家事や公共交通機関の利用などの手段的日常生活活動に支援や援助が必要な状況である．言い換えれば，認知機能検査の成績や画像検査でのみ認知症の診断に至るということではなく，認知機能障害の程度が日常生活や社会生活の自立を阻害する状況であるか否かが重要である．

軽度認知障害（mild cognitive impairment：MCI）

軽度認知障害（MCI）は，認知症の診断には至らないが，健常（年齢相応）とは判断しがたい，いわば健常と認知症の中間（グレーゾーン）を意味する．認知症の前駆状態とされることもある．2011年に米国立老化研究所とアルツハイマー病協会のワーキンググループから提唱されたMCIに関する定義（とりわけ，アルツハイマー病を背景としたMCI）では，中核的な臨床定義として，①認知機能の変化に対する訴えがある，②1つ以上の領域で認知機能の低下がある，③日常生活が自立している，④認知症ではない，の4つを定めている．MCIは認知機能が低下している領域によって，サブタイプに分類することがある（**図1**）．

ここがポイント！
認知症の診断では，認知機能検査や画像検査だけでなく，認知機能障害によって日常生活や社会生活の自立が阻害されるかどうかが重要である．MCIは健常と認知症の中間（グレーゾーン）を意味する．

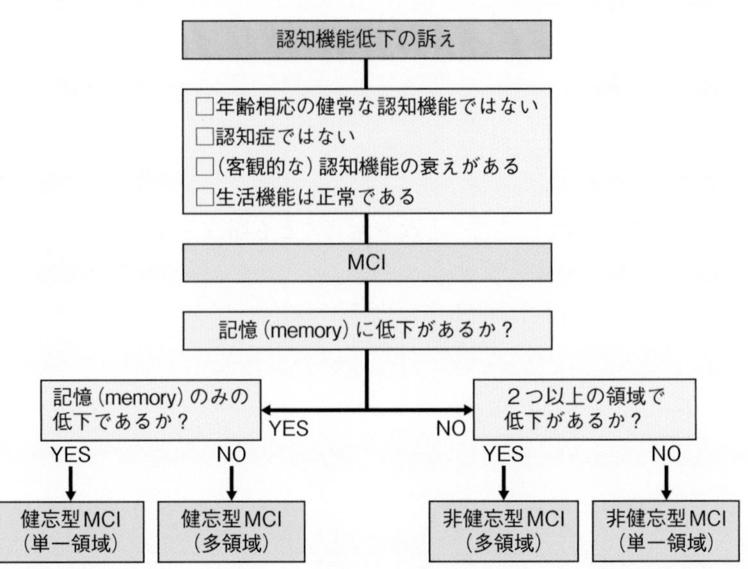

図1　MCIの分類

LECTURE 12

表 1 要介護度別にみた介護が必要となった主な原因（上位 3 位，平成 28 年）

要介護度	第 1 位		第 2 位		第 3 位	
総数	認知症	18.0	脳血管疾患（脳卒中）	16.6	高齢による衰弱	13.3
要支援者	関節疾患	17.2	高齢による衰弱	16.2	骨折・転倒	15.2
要支援 1	関節疾患	20.0	高齢による衰弱	18.4	脳血管疾患（脳卒中）	11.5
要支援 2	骨折・転倒	18.4	関節疾患	14.7	脳血管疾患（脳卒中）	14.6
要介護者	認知症	24.8	脳血管疾患（脳卒中）	18.4	高齢による衰弱	12.1
要介護 1	認知症	24.8	高齢による衰弱	13.6	脳血管疾患（脳卒中）	11.9
要介護 2	認知症	22.8	脳血管疾患（脳卒中）	17.9	高齢による衰弱	13.3
要介護 3	認知症	30.3	脳血管疾患（脳卒中）	19.8	高齢による衰弱	12.8
要介護 4	認知症	25.4	脳血管疾患（脳卒中）	23.1	骨折・転倒	12.0
要介護 5	脳血管疾患（脳卒中）	30.8	認知症	20.4	骨折・転倒	10.2

単位：%
注：熊本県を除いたものである．
（平成 28 年国民生活基礎調査）

ここがポイント！
2000 年の介護保険制度開始以降，要支援・要介護の原因は脳血管疾患が第 1 位であったが，現在では認知症が最も多くなっている．

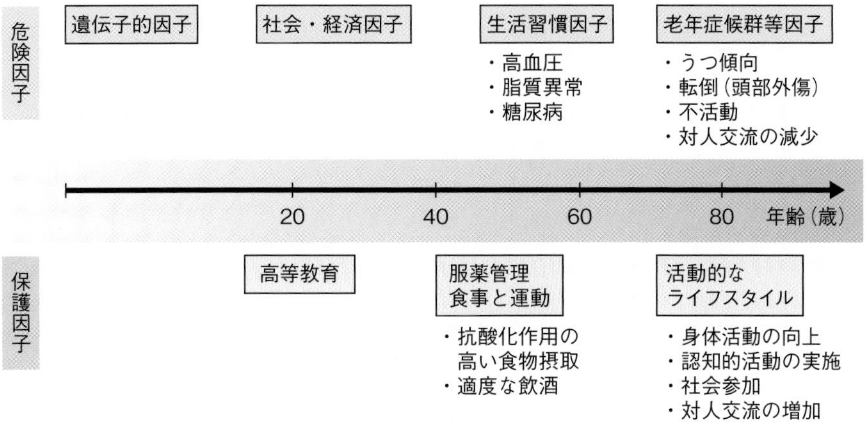

危険因子
遺伝子的因子
社会・経済因子
生活習慣因子
・高血圧
・脂質異常
・糖尿病
老年症候群等因子
・うつ傾向
・転倒（頭部外傷）
・不活動
・対人交流の減少
20 40 60 80 年齢（歳）
保護因子
高等教育
服薬管理
食事と運動
・抗酸化作用の高い食物摂取
・適度な飲酒
活動的なライフスタイル
・身体活動の向上
・認知的活動の実施
・社会参加
・対人交流の増加

図 2 ライフステージにおける危険因子と保護因子
（Fratiglioni L, et al.：Lancet Neurol 2004；3（6）：343-53[3]）

ここがポイント！
ライフステージによって認知症の危険因子と保護因子は異なる．特に高齢期では活動的なライフスタイルの確立が保護的に作用する．

2）予防の必要性

平成 28（2016）年国民生活基礎調査によると，介護や支援が必要となった原因は認知症（18.0%）が最も多く，特に要介護者においては各要介護度で 20〜30%の高い割合を占めている（**表 1**）．一方，要支援者においては，高齢による衰弱や骨折・転倒が上位を占めている．要支援・要介護を予防するためには，高齢による衰弱（フレイル）を予防することと同時に，認知症の予防がきわめて重要な対策となる．

認知症の発症率は，65 歳以上で年間 1〜2%といわれており，MCI を有する高齢者では年間 10%程度に上昇する[2]．一方，MCI から健常へ戻る割合も決して低くない．MCI のおおよそ 30〜40%は健常へと改善することも期待されている．したがって要介護の予防には，認知症の予防対策が最も重要性が高く，特に MCI では健常への改善が期待できるため，積極的な予防のための介入が推奨される．

ここがポイント！
要介護の原因は認知症が最も多く，ライフステージによってさまざまな認知症の危険因子と保護因子が存在する．

LECTURE 12

2．危険因子と保護因子

1）危険因子

危険因子（risk factor）

認知症には，発症する危険を増大させてしまう「危険因子」と，発症の危険を減少させ保護的に働く「保護因子」の存在が報告されている．ライフステージごとに注意すべき危険因子が報告されており（**図 2**）[3]，これらの危険因子を極力低減することが認知症のリスクを軽減する．

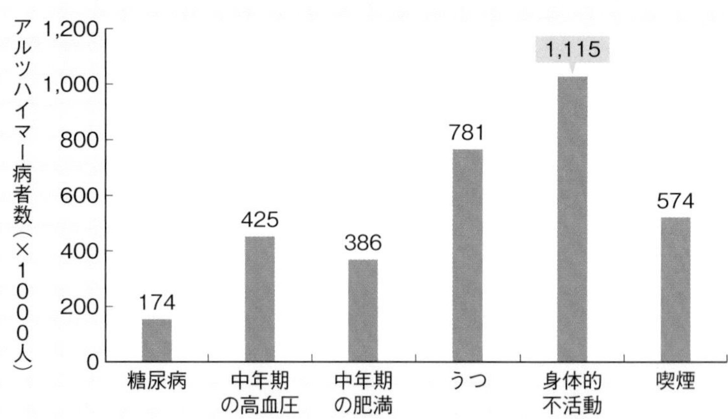

図3 アルツハイマー病の危険因子
(Barnes DE, et al.: Lancet Neurol 2011; 10 (9): 819-28[5])

MEMO
身体的不活動がアルツハイマー病の発症に与える影響は大きいため，身体活動を促進することは認知症の予防のために優先的な対策と考えられる．

危険因子のなかでも，年齢や遺伝子的な因子のような介入により不可変な因子もあるが，変化させることが可能な可変因子の同定と，それらの可変因子を改善することで，認知症の発症リスクを低減させることが重要である．特に認知症の危険を増大させる可変因子として，教育歴，聴力低下，高血圧，肥満，喫煙，うつ，身体活動低下，社会的孤立，糖尿病の9つの因子の重要性が示唆されており，これらの因子で認知症の35%が説明可能とされている[4]．なかでも，身体活動の不足がよりアルツハイマー病の発症と関連が強い（**図3**）[5]．身体活動を向上させて活動的なライフスタイルを確立することが認知症予防のために重要であり，最優先とすべきである．そのほかに，喫煙や世帯収入が低いことも発症リスクを増大させる．

ここがポイント！
認知症の危険を増大させる重要な可変因子が9つあげられており，なかでも身体活動の不足がアルツハイマー病の発症と関連が強い．

以上のように，危険因子の多くが生活習慣にかかわる因子であり，これらを適切に制御・調整することが，認知症の予防を推進するうえで重要である．

保護因子（protective factor）

2）保護因子

危険因子を低減させる一方で，保護因子については日常生活により積極的に取り入れることが，認知症の発症リスクを軽減させるための重要な戦略となる．発症リスクを低減させる知的活動として，ボードゲーム，読書，楽器の演奏，クロスワードパズル，書き物，集会（グループディスカッション）への参加があげられる．また，読書，ゲーム，手工芸（工作）活動，パソコン使用，社会活動の実施頻度が高い高齢者ではMCIの発症が抑制されることが示唆されており，日常生活における知的活動の促進は，認知症の発症に対して保護的に作用する．

身体活動量の維持は認知症の発症リスクを抑制する．平均6.2年間の追跡を行った研究[6]では，週3回以上の運動習慣を有する人は，週3回未満の人に比べて発症リスクが約38%低かった．また，日本の地域在住高齢者を平均3年6か月間追跡した研究では，毎日の会話，自動車の運転，買い物，ガーデニングといった活動を実施している人における発症リスクが低かった（**図4**）[7]．そのほか，退職年齢が遅いほど発症リスクが低い．このように，認知機能の維持には日常生活における“use it or lose it”が重要であり，身体的，認知的，社会的に刺激のある環境は，認知機能の低下に対して保護的な要因となる．

use it or lose it；使わなければ，損なわれる

3．認知症およびMCIの評価

1）症状，徴候

認知機能の低下や認知症の症状は突如として生じるのではなく，徐々に異常を感じ

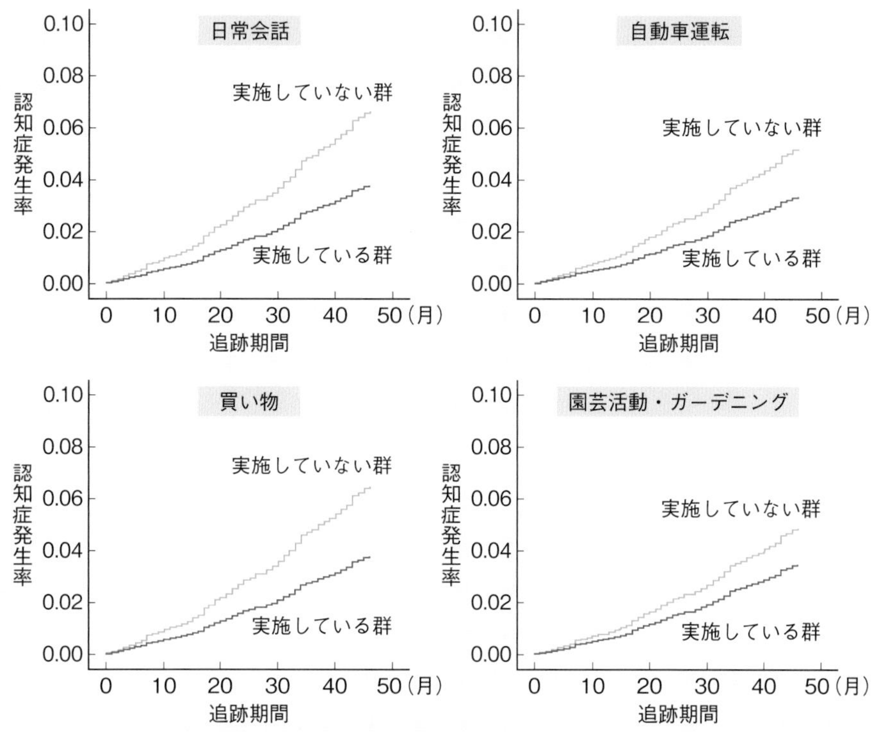

図 4　日常での実施活動と認知症の発症リスク
（Shimada H, et al.：Geriatr Gerontol Int 2018；18（10）：1491-6[7]）

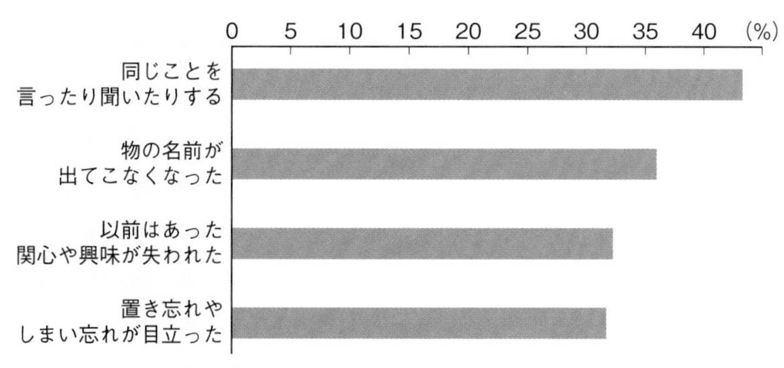

図 5　家族が最初に気づく認知症の症状
（日本老年医学会：認知症の医療と介護—総合的機能評価の観点から．日本老年医学会老人医療ニュースレター第 1 回を参考に作成）

ることが多いため，早期に気づくことは容易ではない．家族が最初に気づいた認知症のエピソードは，同じことを言ったり聞いたりする（43%），物の名前が出てこなくなった（36%），以前はあった関心や興味が失われた（32%），置き忘れやしまい忘れが目立った（32%）が，他のエピソードより顕著に多い（**図 5**）．

認知症を背景とする認知機能障害と加齢に伴う認知機能低下の違いを整理しておくことも重要である．その例として，加齢によるもの忘れと認知症の記憶障害との違いを**表 2** に示す．加齢に伴って，記憶や処理できる情報量は減少して，経験したことを部分的に思い出すことが苦手になったり，約束を忘れてしまうことはある．しかし，経験したこと自体を忘れたり，約束したこと自体を忘れることはごくまれである．

2）評価方法と解釈

全般的な認知機能を評価する代表的な検査には，MMSE や改訂長谷川式簡易知能

MEMO
自動車運転の継続も認知症の発症リスクの低減に有効となるかもしれない．ただし，安全に運転できる技能や機能の維持が重要となる．

LECTURE 12

ここがポイント！
認知症は家族が徐々に異変に気づくことが多く，「同じことを言ったり聞いたりする」「物の名前が出てこない」などの症状が多い．

MMSE（Mini-Mental State Examination）

改訂長谷川式簡易知能評価スケール（revised Hasegawa dementia scale：HDS-R）

ここがポイント！
加齢によって記憶機能の衰えは生じ，もの忘れも発生する．加齢によるもの忘れであるのか，認知症が背景にある記憶障害であるのかを把握する必要がある．

表２　加齢によるもの忘れと認知症の記憶障害との違い

加齢によるもの忘れ		認知症による記憶障害
体験の一部分を忘れる（部分的に思い出せない）	⇔	体験の全体を忘れる
目の前の人の名前が思い出せない	⇔	目の前の人が誰なのかわからない
物の置き場所を思い出せないことがある	⇔	置き忘れ・紛失が頻繁になる
何を食べたか思い出せない	⇔	食べたこと自体を忘れている
約束をうっかり忘れてしまった	⇔	約束したこと自体を忘れている
物覚えが悪くなったように感じる	⇔	数分前の記憶が残らない
曜日や日付を間違えることがある	⇔	月や季節を間違えることがある
もの忘れを自覚している	⇔	自覚することが難しい
進行しない	⇔	進行する

（認知症サポーター養成講座標準教材「認知症を学び地域で支えよう」を参考に作成）

表３　MMSE の質問内容と配点

質問内容	注意事項
時間の見当識（5 点）	年，季節，月，日，曜日について質問し，正答に対して得点を与える
場所の見当識（5 点）	原版では state, country, town, hospital, floor について質問している
物品名の復唱（3 点）	原版では 3 つの関連のない物の名前を伝えるとされているが，物の指定はされていない
注意（計算 Serial 7's あるいは言葉の逆唱）（5 点）	原版では計算ができない，あるいはしたがらない場合は言葉の逆唱を行うとなっている
物品名の想起（3 点）	物品名の復唱ですべて復唱できなかった場合は行わない
物品名の呼称（2 点）	原版では腕時計と鉛筆を見せるとなっている
文章の反復（1 点）	原版では「No ifs, ands or buts」となっている
3 段階の口頭命令（3 点）	白紙の紙を与え，3 段階の動作命令を一度に与える
読解（1 点）	対象は高齢者が多いので，「眼を閉じなさい」という文章は，大きくはっきり見える字で提示する
書字（1 点）	文章には主語と述語が含まれていれば，正しい文法や句読点でなくてもかまわないものとする
図形模写（1 点）	模写された図形は角が 10 個あり，2 つの五角形が交わっている必要がある
	手指の震えによる線のゆがみは無視して評価する

（Folstein MF, et al.：J Psychiatr Res 1975；12（3）：189-98[8]/河月　稔：神経心理学的検査．医学検査 2017；66：11-21[9]）

MoCA（Montreal Cognitive Assessment）

MEMO
HDS と HDS-R の違い
HDS には大東亜戦争の終戦日や関東大震災が起きた日を問う項目などがあったが，時代の流れとともに見直しがなされ，HDS-R として設問や採点が改訂された．

MEMO
MMSE
MMSE の活用においては回答の正誤に注意を要する．例えば，場所の見当識として地域を回答する項目では，高齢者は昔ながらの地域名（地域での通称）を回答する場合もあるため，事前に正誤が検査者間で相違のないように確認しておく必要がある．

LECTURE 12

評価スケール（HDS-R）がある．そのほかに，MCI の疑いを把握することを目的とした MoCA が活用される．

（1）MMSE

MMSE は，全般的な認知機能の評価指標として国際的に最も活用頻度が高い．見当識（日時，場所），記銘，計算，想起，呼称，復唱，三段階命令，読解，書字，構成に関する全 11 項目で構成され，検査者から指示された課題を遂行したり，質問に答えたりしてもらい，採点し 30 点満点で総得点を算出する（**表 3**）[8,9]．得点が高いほど認知機能が良好であること示す．総得点が 23 点以下である場合は，認知機能低下または認知症が疑われる．または，アルツハイマー病の疑いが最も高い基準値を 20 点以下とする場合や，27 点以下で軽度の認知機能の低下を疑う場合もある．

（2）改訂長谷川式簡易知能評価スケール（HDS-R）

1974 年に長谷川式簡易知能評価スケール（HDS）が作成され，その後に質問項目の再構成と採点基準の見直しがなされ，1991 年に HDS-R として改訂された．日本国内での活用頻度が高い．HDS-R に含まれる設問は，見当識（日時，場所），3 単語の記銘と遅延再生，計算，数字の逆唱，物品の記銘と即時再生，語想起に関する全 9 項目であり（**図 6**）[10]，各項目の回答内容から採点し，30 点満点で総得点を算出する．得点が高いほど認知機能が良好であることを示し，総得点が 20 点以下である場合は認知症が疑われる．

（検査日：　　年　月　日）　　（検査者：　　　）

氏名：	生年月日：　年　月　日	年齢：　歳
性別：男 / 女	教育年数（年数で記入）：　年	検査場所
DIAG：	DIAG：	

1	お歳はいくつですか？（2年までの誤差は正解）		0　1
2	今日は何年何月何日ですか？何曜日ですか？（年月日，曜日が正解でそれぞれ1点ずつ）	年 月 日 曜日	0　1 0　1 0　1 0　1
3	私たちがいまいるところはどこですか？（自発的にでれば2点，5秒おいて家ですか？病院ですか？施設ですか？のなかから正しい選択をすれば1点）		0　1　2
4	これから言う3つの言葉を言ってみてください．あとでまた聞きますのでよく覚えておいてください． （以下の系列のいずれか1つで，採用した系列に○印をつけておく） 1：a）桜　b）猫　c）電車，　2：a）梅　b）犬　c）自動車		0　1 0　1 0　1
5	100から7を順番に引いてください． （100−7は？，それからまた7を引くと？と質問する．最初の答えが不正解の場合，打ち切る）	（93） （86）	0　1 0　1
6	私がこれから言う数字を逆から言ってください．（6-8-2，3-5-2-9を逆に言ってもらう，3桁逆唱に失敗したら，打ち切る）	2-8-6 9-2-5-3	0　1 0　1
7	先ほど覚えてもらった言葉をもう一度言ってみてください． （自発的に回答があれば各2点，もし回答がない場合以下のヒントを与え正解であれば1点） a）植物　b）動物　c）乗り物		a：0　1　2 b：0　1　2 c：0　1　2
8	これから5つの品物を見せます．それを隠しますのでなにがあったか言ってください． （時計，鍵，タバコ，ペン，硬貨など必ず相互に無関係なもの）		0　1　2 3　4　5
9	知っている野菜の名前をできるだけ多く言ってください． （答えた野菜の名前を右欄に記入する．途中で詰まり，約10秒間待っても出ない場合にはそこで打ち切る）0〜5=0点，6=1点，7=2点，8=3点，9=4点，10=5点		0　1　2 3　4　5
		合計得点：	

図6 改訂長谷川式簡易知能評価スケール（HDS-R）
（加藤伸司ほか：老年精神医学雑誌 1991；2（11）：1339-47[10]）

（3）日本語版 MoCA（MoCA-J）

MoCAは，多領域の認知機能を30点満点で評価する指標であり，多数の言語で翻訳されており，日本語版としてMoCA-Jも報告されている．MoCA-Jは主として軽度の認知機能低下を評価するツールとして活用されている．MoCA-Jは10分程度の個別面接式で認知機能を検査し，含まれる内容は，Trail Making，図形模写（立方体），時計描写，命名，注意（順唱，逆唱，Target Detection，計算），言語（文の復唱，語想起），抽象的思考，遅延再生，見当識であり，それぞれの正誤を判定して30点満点で採点する（**図7**）[11]．教育年数が12年以下の場合には検査終了後に1点を加える．MoCA-Jは，26点以上を健常範囲とし，25点以下でMCIのスクリーニングに有効で，MMSEやHDS-Rでは判定が困難であるMCIの検出に適している．

ここがポイント！
全般的な認知機能の評価方法としてHDS-RやMMSEが一般的であり，MoCA-JはMCIの検出に適している．

4. 認知症およびMCIの予防

1）予防のメカニズム

身体活動を向上させて活動的なライフスタイルを確立することは，認知症の予防のために重要な要因であり，定期的な運動習慣を有する高齢者では，将来の認知症発症のリスクが軽減される．身体活動の促進が認知機能の向上をもたらすメカニズムとしては，生物学的（内分泌機能，シナプス機能など），行動学的（睡眠，疲労など），社

ここがポイント！
生物学的，行動学的，社会心理学的なレベルで，多様な要素が複雑に影響し合い，身体活動の促進によって認知機能の向上がもたらされる．

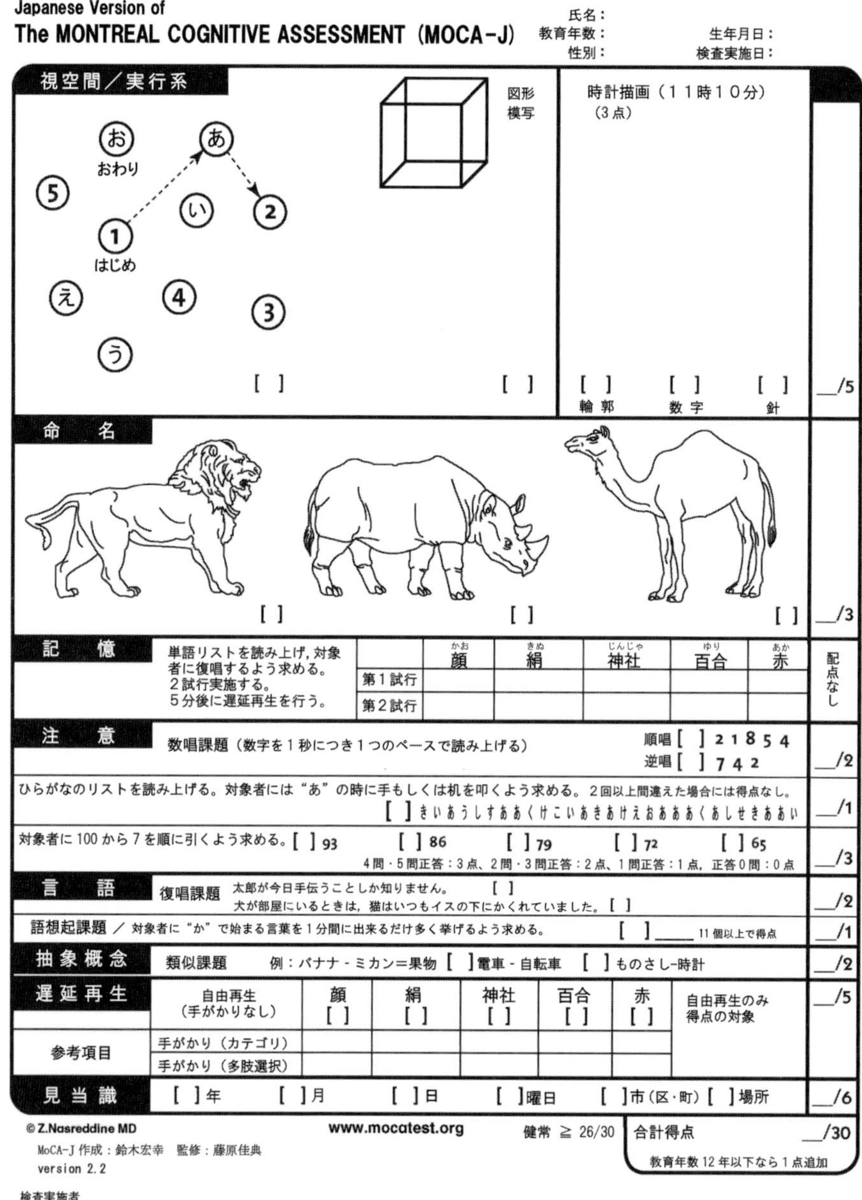

Japanese Version of
The MONTREAL COGNITIVE ASSESSMENT (MOCA-J)

氏名：
教育年数：　　生年月日：
性別：　　検査実施日：

視空間／実行系

おわり　はじめ

[ ]　[ ]　図形模写

時計描画（１１時１０分）（3点）

[ ] 輪郭　[ ] 数字　[ ] 針　＿/5

命　名

[ ]　[ ]　[ ]　＿/3

記　憶

単語リストを読み上げ，対象者に復唱するよう求める。2試行実施する。5分後に遅延再生を行う。

	顔（かお）	絹（きぬ）	神社（じんじゃ）	百合（ゆり）	赤（あか）
第1試行					
第2試行					

配点なし

注　意

数唱課題（数字を１秒につき１つのペースで読み上げる）　順唱 [ ] 2 1 8 5 4　逆唱 [ ] 7 4 2　＿/2

ひらがなのリストを読み上げる。対象者には“あ”の時に手もしくは机を叩くよう求める。２回以上間違えた場合には得点なし。
[ ] きいあうしすああくけこいあきあけえおあああくあしせきああい　＿/1

対象者に 100 から 7 を順に引くよう求める。[ ] 93　[ ] 86　[ ] 79　[ ] 72　[ ] 65
4問・5問正答：3点、2問・3問正答：2点、1問正答：1点，正答0問：0点　＿/3

言　語

復唱課題　太郎が今日手伝うことしか知りません。[ ]
犬が部屋にいるときは，猫はいつもイスの下にかくれていました。[ ]　＿/2

語想起課題／対象者に“か”で始まる言葉を1分間に出来るだけ多く挙げるよう求める。[ ] ＿＿ 11個以上で得点　＿/1

抽象概念

類似課題　例：バナナ - ミカン＝果物 [ ] 電車 - 自転車 [ ] ものさし-時計　＿/2

遅延再生

自由再生（手がかりなし）	顔 [ ]	絹 [ ]	神社 [ ]	百合 [ ]	赤 [ ]	自由再生のみ得点の対象
参考項目　手がかり（カテゴリ）						
参考項目　手がかり（多肢選択）						

＿/5

見当識

[ ] 年　[ ] 月　[ ] 日　[ ] 曜日　[ ] 市（区・町）[ ] 場所　＿/6

© Z.Nasreddine MD　www.mocatest.org　健常 ≧ 26/30　合計得点 ＿/30
教育年数 12 年以下なら 1 点追加
MoCA-J 作成：鈴木宏幸　監修：藤原佳典
version 2.2
検査実施者＿＿＿＿＿＿＿＿

図7　MoCA-J
（鈴木宏幸ほか：老年精神医学雑誌 2010；21（2）：198-202[11]）

MEMO
MoCA は 1992 年に作成され，日本語版の MoCA-J のほか，さまざまな言語に翻訳され，200 か国以上で活用されている．

会心理学的（自己効力感，社会的ネットワーク）レベルで多種多様な要素が複雑に影響しあって得られる．身体活動の促進によってもたらされる神経炎症の減少，血管新生・神経新生の促進，神経栄養因子の発現，アミロイドβクリアランスの向上などの効果によって脳機能の保護に有効となることが示唆されている[12]．

特に，身体活動を通じて脳由来神経栄養因子（BDNF）の脳内での活性が期待されている．しかし，認知症の発症を予防もしくは遅延できたとする効果は明らかとなっていない．そのため，現状では脳機能を維持しておくことが，将来の認知症発症の予防や発症遅延に対して良好な影響をもたらすことが期待されており，その手段として運動をはじめとした身体活動の促進が有効である．

MEMO
脳由来神経栄養因子（brain derived neurotrophic factor：BDNF）
神経細胞の生存・成長およびシナプスの機能亢進などの神経細胞の成長を調整する脳細胞の増加に不可欠とされる液状蛋白質の一つである．

2）運動による介入

運動によって認知機能の維持・改善に対する効果が期待されているが，認知症予防の重要な対象となる認知機能の衰えが疑われる高齢者においては，単純な運動課題によって脳活動の活性化を促すことは難しい．そのため，認知機能の改善・維持に対して効果的な運動介入を実践するためには，筋力トレーニングおよび柔軟運動，有酸素

表4 認知機能の低下抑制のための運動介入で推奨される構成要素

要素	内容
基礎的な運動機能の向上	ストレッチ
	筋力トレーニング
	バランストレーニング
有酸素運動	ステップ台昇降運動
	屋外歩行
	サーキットトレーニング（各種運動の組み合わせ）
コグニサイズ（脳賦活運動）	多重課題（マルチタスク）トレーニング
	ラダートレーニング（複雑なステップ運動）
行動変容	目標の自己設定
	歩数などの自己管理，セルフモニタリング
	参加者同士の意見交換・情報共有

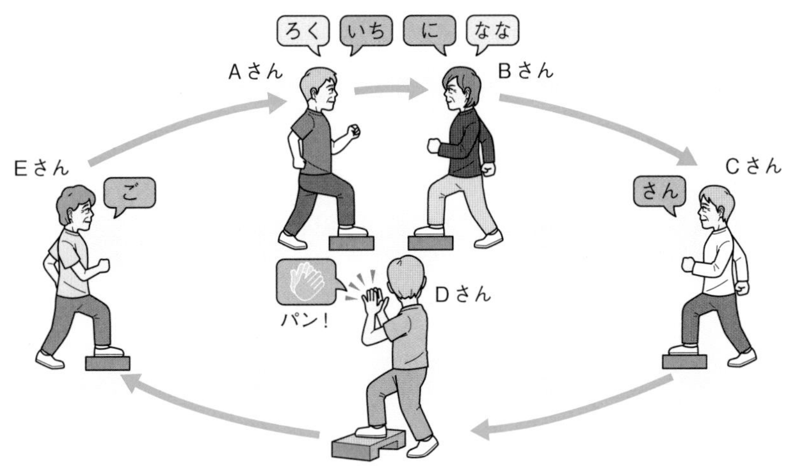

図8 コグニサイズの実践例
5人1組になって，順番に一人一つずつ数を声に出して数え，「4の倍数」のときは数を数えず，手をたたく．これに，運動（ステップ運動や歩行）を組み合わせる．慣れてきたら，数の数え方を逆順に変えてみたり，倍数の「数」を変えてみる．
（国立長寿医療研究センター予防老年学研究部ホームページを参考に作成）

運動，脳賦活を促進する運動，行動変容技法などを効率的に組み合わせたプログラム全体の構成を熟慮する（**表4**）．特に，認知課題を負荷しながらの有酸素運動など（二重課題，多重課題）によって，より効率的に脳の活性化を図ることが期待される．その一つの方法として，有酸素運動課題に脳活性を促すための認知課題を同時に付加するコグニサイズを導入することが勧められる．

コグニサイズでの運動課題では，全身を使うことを意識した有酸素運動が推奨される．例えば，全身運動（ステップ台での昇降運動や腿上げ運動など）をしながら，認知課題を同時に遂行する．認知課題としては，数を順に声に出しながら数える計算課題（例：100，99，98…のように数字を逆に数えるなど）や言語課題（例：しりとりや「し」から始まる単語など）の比較的容易な認知負荷を付加した課題から開始して，徐々に難易度を高度にしていくとよい（**図8**）．

コグニサイズでは，その課題自体を上手に遂行できるようになることそのものが目的ではなく，身体および脳のいずれにも適度な負荷を与えて，最大の刺激を得ることが求められる．少し認知課題を間違えたり，運動課題への注意や集中を求められる状況を作ることが，より効果的となる．しかし，過度な負荷で過大なストレスを生じる

MEMO
コグニサイズ（cognicise）
コグニサイズは，国立長寿医療研究センターが開発し，推奨する認知機能低下の抑制をめざした運動プログラムで，cognition（認知）とexercise（運動）を掛け合わせた造語である．運動課題と認知課題のどちらに対しても，同時に注意を向けながら課題を遂行することが求められる．

ここがポイント！
有酸素運動と同時に認知機能を賦活する課題を付加したコグニサイズは，認知症予防を目的としたプログラムのひとつとして推奨される．

LECTURE 12

MEMO
難易度の高い認知負荷の例
引き算課題として100から順に3ずつ引いていく，順番に一人一つずつ数を声に出して数えて「4の倍数」が回ってきたら手をたたくなど．

研究者名	解析サブグループ	指標	各研究の解析結果			
			平均標準差	下限	上限	合計対象者数
Burgener	Dementia	MMSE	0.505	−0.106	1.116	43
Fiatarone	MCI	ADAS-Cog	0.287	−0.250	0.823	54
Graessel	Dementia	ADAS-Cog	0.514	0.107	0.921	96
Holthoff	AD	MMSE	0.340	−0.381	1.061	30
Ji Won Han	MCI or dementia	Combined	0.126	−0.232	0.484	120
Olazaran	MCI or AD	Combined	0.223	−0.207	0.653	84
Santos	AD	MMSE	0.417	−0.156	0.991	62
Suzuki	MCI	Combined	0.344	−0.051	0.738	100
Consortium	MCI	ADAS-Cog	0.487	0.112	0.861	113
Venturelli	AD	MMSE	−0.171	−0.792	0.450	40
			0.318	0.172	0.465	742

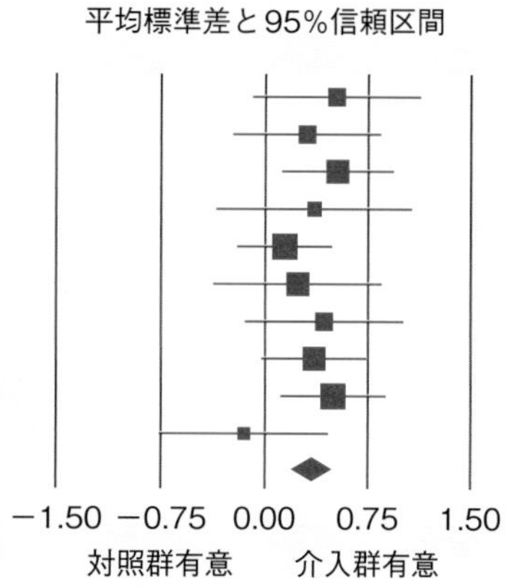

図９　認知症およびMCI高齢者の認知機能に対する身体的・認知的活動の組み合わせ介入の効果
Dementia：認知症，MCI：軽度認知障害，AD：アルツハイマー病
（Karssemeijer EGA, et al.：Ageing Res Rev 2017；40：75-83[13]）

MEMO
図９のメタアナリシスの結果で平均標準差の統合効果（overall effect）（図内の最下行のひし形）をみると，下限値（ひし形の左端）も０を上回っている．つまり，身体的・認知的活動の組み合わせによる介入で，認知症および MCI 高齢者の認知機能の改善が期待される．

と負の影響を与えてしまうため，達成感を味わいながら興味を持続できることも重要であり，運動および認知課題においての適度な負荷を工夫する．

3）運動以外による介入

身体的活動と知的活動の促進を組み合わせた介入によって，認知症および MCI 高齢者の認知機能改善に有効となることが報告されており（**図９**）[13]，これらの知的活動には，パソコンを使用した認知トレーニングやリアリティ・オリエンテーション（現実見当識訓練），記憶・注意・空間認知能力のトレーニングなど多様な方法が用いられている．また，フィンランドでの FINGER 研究[14]では，積極的な運動トレーニングに加えて，認知トレーニング，定期的な食事指導，血管リスクのモニタリングといった多面的介入によって，認知機能の改善のほか，慢性疾患の発症リスクの低減が認められている．

認知症の発症を予防もしくは遅延させる効果が期待されるのが，社会的な活動としての仕事やボランティア活動である．職種に依存することも予想されるが，仕事を通じた複雑な作業の遂行のほか，社会的なつながりや役割を有していることは，認知機能の維持に有用である．また，積極的なボランティア活動なども高齢者の認知機能の低下を抑制するうえで重要である．

このように，身体的な活動の促進のみならず，知的活動および社会的活動を積極的に促進することは，認知症予防のための介入として考慮すべきである．

4）生活習慣からの支援

認知症および認知機能低下の危険因子には生活習慣に関連するものが多く，認知症の予防のためには生活習慣の改善や見直しからの支援も重要で，アルツハイマー協会が簡単に取り組める生活での 10 のヒントを推奨している（**表５**）．そのなかには，食事や睡眠など毎日の生活に欠かせない習慣に関する内容が含まれる．

食事に関しては，乳類，豆類，野菜類，海藻類を多く含む食事パターンの高齢者では認知症発症リスクが低く[15]，穀類中心ではなくさまざまな食品から構成される食事を摂取することが高齢者の認知機能の維持に有効となる．何をどれだけ食べたらよいかは，個人の生活活動量や疾患既往によって異なるが，多種多様な食材を食卓に取り入れることは，認知症をはじめとするさまざまな疾病予防において共通して推奨され

ここがポイント！
認知症・認知機能低下の危険因子には生活習慣に関連するものが多く，運動習慣以外にも生活での習慣を見直すことで，リスクの軽減につながる．

表 5 アルツハイマー協会が推奨する認知症予防のために簡単に取り組める 10 のヒント

1. 脳の外傷を避ける（ヘルメットの使用，転倒の回避）
2. 自ら挑戦する（パズルやカードゲームなど）
3. バランスのよい健康的な食事をとる
4. 睡眠の質を保つ
5. 血管の健康をよりよく保つ（糖尿病，高血圧，肥満の予防・管理）
6. いつからでも教育・学習活動に参加する
7. 喫煙はやめる
8. 有酸素運動のための時間をつくる
9. 社会的なつながりを維持する
10. うつは治療する（避ける）

MEMO

アルツハイマー病では，認知症症状が表れる 20〜30 年も前からアミロイド β（Aβ）という特殊な蛋白質が脳内にたまり始めるとされている．脳内での Aβ 凝集は高額または侵襲性が高い方法でしか判断できないが，血漿中の微量な成分を測定することによって，脳内 Aβ 病変を正確にとらえる技術の開発が進められている．

る対策である．

睡眠に関しては，加齢に伴って睡眠が浅くなり，中途覚醒や早期覚醒が増加するなどの変化がみられる．夜間の睡眠不良によって，日中に眠気があることは認知症発症のリスクを増大させる．また，睡眠時間については，10 時間以上と長い高齢者では認知機能低下のリスクが高くなる．認知症の予防を考える際に，日常における睡眠の量と質を把握して，適切な対策を講じる．

■引用文献

1) 高橋三郎，大野　裕監訳：DSM-5 精神疾患の診断・統計マニュアル．日本精神神経学会；2014.
2) Bruscoli M, Lovestone S：Is MCI really just early dementia? A systematic review of conversion studies. Int Psychogeriatr 2004；16（2）：129-40.
3) Fratiglioni L, Paillard-Borg S, et al.：An active and socially integrated lifestyle in late life might protect against dementia. Lancet Neurol 2004；3（6）：343-53.
4) Livingston G, Sommerlad A, et al.：Dementia prevention, intervention, and care. Lancet 2017；390（10113）：2673-734.
5) Barnes DE, Yaffe K：The projected effect of risk factor reduction on Alzheimer's disease prevalence. Lancet Neurol 2011；10（9）：819-28.
6) Larson EB, Wang L, et al.：Exercise is associated with reduced risk for incident dementia among persons 65 years of age and older. Ann Intern Med 2006；144（2）：73-81.
7) Shimada H, Makizako H, et al.：Lifestyle activities and the risk of dementia in older Japanese adults. Geriatr Gerontol Int 2018；18（10）：1491-6.
8) Folstein MF, Folstein SE, et al.："Mini-mental state". A practical method for grading the cognitive state of patients for the clinician. J Psychiatr Res 1975；12（3）：189-98.
9) 河月　稔：神経心理学的検査．医学検査 2017；66：11-21.
10) 加藤伸司，下垣　光ほか：改訂長谷川式簡易知能評価スケール（HDS-R）の作成．老年精神医学雑誌 1991；2（11）：1339-47.
11) 鈴木宏幸，藤原佳典：Montreal Cognitive Assessment（MoCA）の日本語版作成とその有効性について．老年精神医学雑誌 2010；21（2）：198-202.
12) Voss MW, Erickson KI, et al.：Neurobiological markers of exercise-related brain plasticity in older adults. Brain Behav Immun 2013；28：90-9.
13) Karssemeijer EGA, Aaronson JA, et al.：Positive effects of combined cognitive and physical exercise training on cognitive function in older adults with mild cognitive impairment or dementia：A meta-analysis. Ageing Res Rev 2017；40：75-83.
14) Ngandu T, Lehtisalo J, et al.：A 2 year multidomain intervention of diet, exercise, cognitive training, and vascular risk monitoring versus control to prevent cognitive decline in at-risk elderly people（FINGER）：a randomised controlled trial. Lancet 2015；385（9984）：2255-63.
15) Ozawa M, Ninomiya T, et al.：Dietary patterns and risk of dementia in an elderly Japanese population：the Hisayama Study. Am J Clin Nutr 2013；97（5）：1076-82.

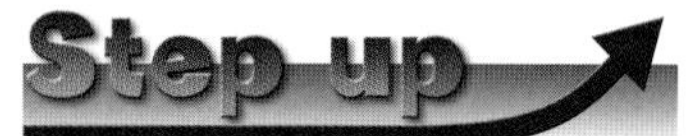

WHOによる認知症予防のためのガイドライン

世界保健機関（WHO）から認知症と認知機能を予防するための具体的な介入方法をまとめた初のガイドラインが2019年5月14日に公開された．現在のところ，認知症の根治的治療法はないが，本ガイドラインでは，12項目の修正可能な危険因子を積極的に管理することで，認知症の発症や進行を遅らせることができると期待されている．

ガイドラインに含まれる12項目は，①身体活動の介入，②禁煙の介入，③栄養の介入，④適正飲酒の介入，⑤認知機能の介入，⑥社会活動，⑦体重管理，⑧高血圧の管理，⑨糖尿病の管理，⑩脂質異常症の管理，⑪うつの管理，⑫難聴の管理，である．それぞれの具体的な推奨内容や根拠レベル，推奨グレードを表1に示す．特に，運動に関しては，65歳以上においては認知機能の低下を防ぐために1週間で150分以上の中程度の有酸素運動の実施が勧められ，有酸素運動は1回に10分以上することが望ましいとされる．これらの認知症の予防のために推奨される取り組みは，これまでの観察研究や介入研究の成果に基づいて系統的にまとめられたものであり，今後も研究成果の蓄積により，具体的な介入内容や根拠レベル，推奨グレードは更新されていく．そのため，最新の情報を確認しつつ，地域での認知機能低下および認知症を予防するための取り組みを推奨していくことが望まれる．

表1　WHOによる認知症予防のためのガイドライン

介入	内容	根拠レベル	推奨グレード
身体活動	認知機能の正常者においては，認知機能低下リスクを低減するために身体活動を推奨すべき	中等度	強い推奨
	軽度認知障害を有する者においては，認知機能低下リスクを低減するために身体活動を推奨してもよい	低い	条件付き推奨
禁煙	喫煙者に対しては，その他の健康利得に加えて認知機能低下および認知症の発症リスクを低減するかもしれないため，禁煙の介入をすべき	低い	強い推奨
栄養	地中海食のような食事は認知機能が正常な者および軽度認知障害を有する者における認知機能低下や認知症のリスクを低減させるために推奨してもよい	中等度	条件付き推奨
	WHOの健康食の推奨に基づいて，健康的でバランスのよい食事はすべての成人に推奨されるべき	低い～高い	条件付き推奨
	認知機能低下や認知症のリスク低減のためのビタミンBとE，高度不飽和脂肪酸，マルチ複合型サプリメントは，推奨されるべきでない	中等度	不使用を強く推奨
適正飲酒	認知機能の正常者および軽度認知障害を有する者においては，他の健康利得に加えて，認知機能低下および認知症リスクを低減するために，危険で有害な飲酒は中止すべき	中等度	条件付き推奨
認知機能	認知機能が正常および軽度認知障害を有する高齢者において，認知機能低下および認知症のリスクを低減するために，認知トレーニングは実施してもよい	非常に低い～低い	条件付き推奨
社会活動	認知機能低下および認知症リスクの低減と社会活動に関する不十分な根拠がある	—	—
	社会参加と社会支援は人生を通じて良好な健康状態と幸福感に強く関連し，人生を通じて社会的包摂（ソーシャルインクルージョン）は支援されるべき	—	—
体重管理	中年期の過体重や肥満に対する介入は認知機能低下および認知症のリスクを低減するために実施すべき	低い～中等度	条件付き推奨
高血圧の管理	既存のWHOガイドラインに従って，高血圧の成人に対する高血圧の管理は実施されるべき	低い～高い	強く推奨
	高血圧の成人に対して認知機能低下および認知症のリスクを低減するために高血圧を管理すべき	非常に低い	条件付き推奨
糖尿病の管理	既存のWHOガイドラインに従って，薬物や生活習慣の介入は糖尿病者に対して実施されるべき	非常に低い～中等度	強く推奨
	糖尿病者に対して認知機能低下および認知症のリスクを低減するために糖尿病の管理は実施してもよい	非常に低い	条件付き推奨
脂質異常症の管理	中年期における脂質異常症の管理は認知機能低下および認知症のリスクを低減するために実施してもよい	低い	条件付き推奨
うつの管理	認知機能低下および認知症のリスクを低減するために抗うつ薬の使用を推奨する不十分な根拠がある	—	—
	WHOのmhGAPガイドラインに従って，うつを有する者に対して抗うつ薬や精神的な介入によるうつの管理がなされるべき	—	—
難聴の管理	認知機能低下および認知症のリスクを低減するために，補聴器の使用を推奨する不十分な根拠がある	—	—
	WHOのICOPEガイドラインで推奨されているように，適時の難聴の把握および管理のための先行研究に基づく評価は実施されるべき	—	—

（WHO. Risk reduction of cognitive decline and dementia：WHO guidelines 2019）

理学療法的支援（8）
環境的側面

到達目標

- 人々の生活に影響を及ぼす生活環境について理解する．
- 生活環境面への支援の一つである，福祉用具の選定や導入プロセスについて理解する．
- 生活環境面への支援の一つである，住宅改修の進め方や留意点について理解する．

この講義を理解するために

地域理学療法の目的の一つに起居・移動動作の獲得や自立への支援があげられます．そして，それらを達成するためには心身機能や構造への働きかけのほかに，その人の環境面への働きかけも大切になります．特に障害が残存する人や心身機能の大幅な改善が見込めない高齢者の場合には，日々の生活において動作を補助する福祉用具の導入や，生活を快適にする住環境の整備が大切になります．ここでは環境が生活にどのように影響するのか，生活を快適にするために理学療法士としてどのようなかかわりができるのかを解説します．講義を理解しやすくするために，以下の項目を確認しておくとよいでしょう．

□ ICF（国際生活機能分類）を通じて，生活機能と環境因子との関係性を学習しておく．

□ ICF における環境因子として具体的にどのようなものが含まれるのかを学習しておく．

□ 身体機能の低下した人々にとって，動作を行ううえでどのような生活環境が阻害要因となるのかを考えておく．

講義を終えて確認すること

□ 日常生活を送るにあたってさまざまな環境要因が影響を及ぼすことを理解できた．

□ 対象者に福祉用具を活用してもらう際の留意点や福祉用具活用の効果について理解できた．

□ 対象者の住宅を改修する際の留意点やその効果について理解できた．

講義

1．環境的側面とはなにか

1）環境的側面が及ぼす影響と環境的側面にかかわる意義

ICF（International Classification of Functioning, Disability and Health；国際生活機能分類）

物理的環境
（physical environment）

人的環境
（human environment）

制度的環境
（social environment）

本講義で取り扱う「環境的側面」とは，ICFにおける「環境因子」と同じ意味として考えている．環境因子は大きく3つに分類することができる．段差や部屋の狭さといった生活環境における建物や居住空間，気象といった「物理的環境」，対象となる人に対する家族や周囲の人々のかかわりや態度，協力の可否といった「人的環境」，そして対象となる人がその場所で生きていくために必要な社会制度や社会資源に代表される「制度的環境」である．そして，これらの環境的な側面は地域で暮らす人々の生活にさまざまなよい影響（＝促進因子，時には悪い影響＝阻害因子）を及ぼしている．なお，物理的環境というと手すりや段差などが頭に思い浮かぶが，実際にはそれらのほか，室温や部屋の明るさ，着ている衣類や使用している寝具など多岐にわたることを念頭におく．

このように，心身機能や活動能力・状況が良好に保たれた，あるいは改善された状態であっても，環境要因が生活の阻害因子になる可能性がある．逆に，心身機能の状況が悪く，活動や参加の状況に課題があったとしても，環境因子への働きかけにより，これらの状況が好転する可能性もある．以上のことから，とりわけ生活期の地域理学療法においては，活動や参加の状況を好転させるために，心身機能や構造面への働きかけはもちろんのこと，生活機能に対する環境面の影響を十分評価し，多岐にわたる支援につなげていく．そして，その具体的な支援方法を学ぶことに意義がある．

2）日本の生活環境の特徴

日本の生活環境の特徴を次の３つの側面から整理する．

①物理的環境：物理的環境の代表的なものとして家屋があげられるが，日本の家屋構造は，気候や古くからの慣習が大きく影響している（**図1**）．

②人的環境：核家族化による同居家族の減少と，少子高齢化による高齢者夫婦世帯，さらには高齢者による独居（一人暮らし）の世帯割合の増加があげられ[1,2]，このことから，家族による協力が昔よりも得られにくくなっていると考えられる．また，同居家族に健康不安などがあると，本人の生活への阻害因子になる場合もある．

③制度的環境：公的介護保険制度の施行を契機に，訪問介護や住宅改修，福祉用具に関するサービスといった，物理的環境や人的環境の改善に向けた社会資源は整備されつつある．しかしながら，サービス利用に関してはさまざまな制約もあるため，すべてのニーズに応えきれているとは言い難い．

MEMO
少子高齢化
日本では，高齢化率（全人口に占める65歳以上人口割合）が21％を超え，超高齢社会となっている．

MEMO
公的介護保険制度
40歳以上の保険料を基に，介護を要する人々を国民で支えようと2000年に施行された制度．民間の保険会社が運営する保険商品と区別するため，ここでは「公的」という文言を付加する．

LECTURE 13

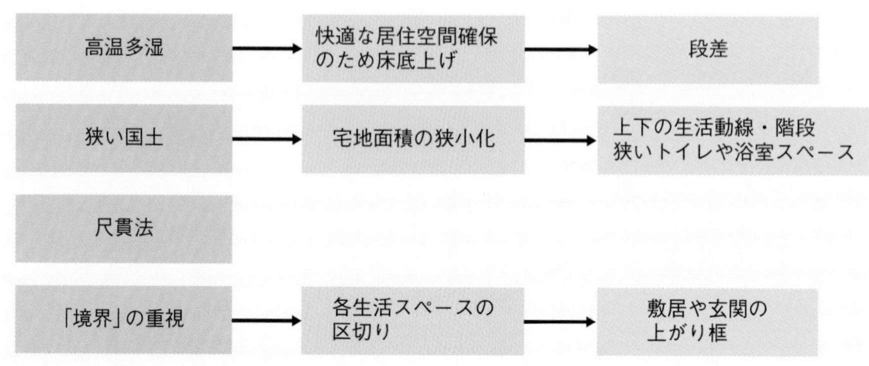

図1　日本の生活環境の特徴

MEMO
尺貫法
長さ，面積などの単位系の一つで，単位は日本独自のもの．1寸：約30 mm，1尺：約300 mm，1間：約1,800 mm．

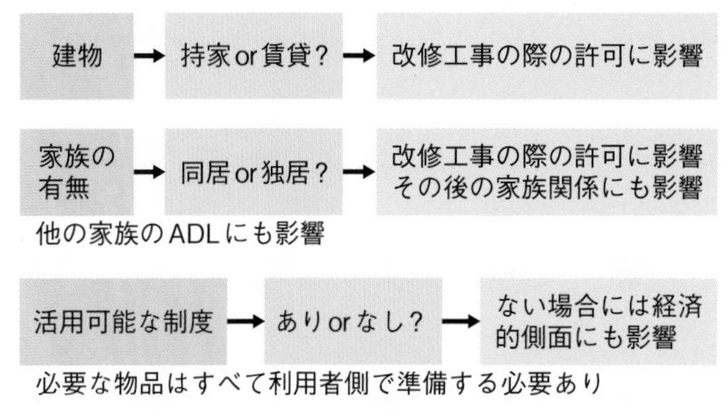

図2 在宅生活者に対する支援ポイント

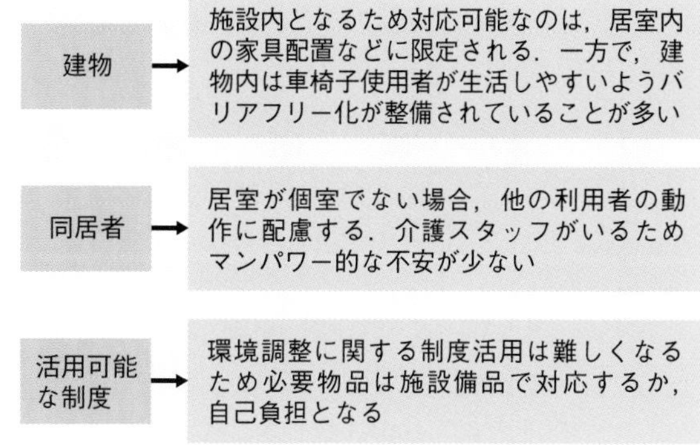

図3 施設入所者に対する支援ポイント

3）環境的側面の具体例（ICFに基づいて）

環境的側面が，利用者の生活に対し促進的に働く場合と，阻害的に働く場合についていくつか例示する．

①自宅で入浴しようとするものの，浴室入口には段差があり，浴室内には手すりがないため，転倒が不安で，浴槽をまたぐことができないことから自宅での入浴を諦めている．→物理的環境が阻害因子になっている．

②浴室入口の段差をなくし，かつ浴室内にも手すりを取り付けたものの，家族が本人の入浴を不安視するため，本人が入浴できない．→物理的環境は整えられたものの，人的環境が阻害因子になっている．

③浴室入口には段差があり，浴室内には手すりもないが，家族が安全な入浴方法について専門家の指導を受け，積極的に入浴を手伝ってくれている．→物理的環境に問題は存在するものの，人的環境が促進因子になっている．

④自宅で入浴しようとするものの，浴室入口には段差があり，浴室内には手すりがないため，転倒が不安で，浴槽をまたぐことができないことから自宅での入浴を諦めている．また，介護保険制度の申請対象になるものの申請方法が難しく未申請になっている．→物理的環境のほか，制度的環境も阻害因子になっている．

4）在宅生活者および施設入所者に対する支援ポイント

在宅生活者および施設入所者に対する環境調整を考える場合，建物や同居者さらには活用可能な制度の側面から，支援ポイントを押さえる（**図2，3**）．対象者が暮らしている場所によって，住宅改修の可否や範囲，介護力の期待，活用可能な制度が異なることを理解する．

MEMO
福祉用具法
1993年に施行された．正式名称は「福祉用具の研究開発及び普及の促進に関する法律」．

2．福祉用具を介した支援

1）理学療法士が取り扱う福祉用具

福祉用具は，福祉用具法において「心身の機能が低下し日常生活を営むのに支障のある老人又は心身障害者の日常生活上の便宜を図るための用具及びこれらの者の機能訓練のための用具並びに補装具を言う」と定義されている[3]．車椅子や杖以外に，平行棒（機能訓練のための用具）や補装具も，福祉用具に含まれている．**表1**に地域理学療法を実践するうえでかかわりの多い福祉用具について整理する．

表1 地域理学療法を実践するうえでかかわる機会の多い福祉用具

起居動作関連	介護用ベッド（特殊寝台） ベットに取り付ける手すり ベッド用マット，リフト
移動動作関連	杖・特殊杖 歩行器・歩行車 車椅子・電動車椅子
排泄動作関連	ポータブルトイレ 補高便座 トイレ用フレーム
入浴動作関連	シャワー椅子（シャワーキャリー） 浴槽縁に取り付ける手すり 浴槽台 滑り止めマット

2）福祉用具選定と導入

在宅生活者や施設入所者に対して福祉用具の導入を検討する場

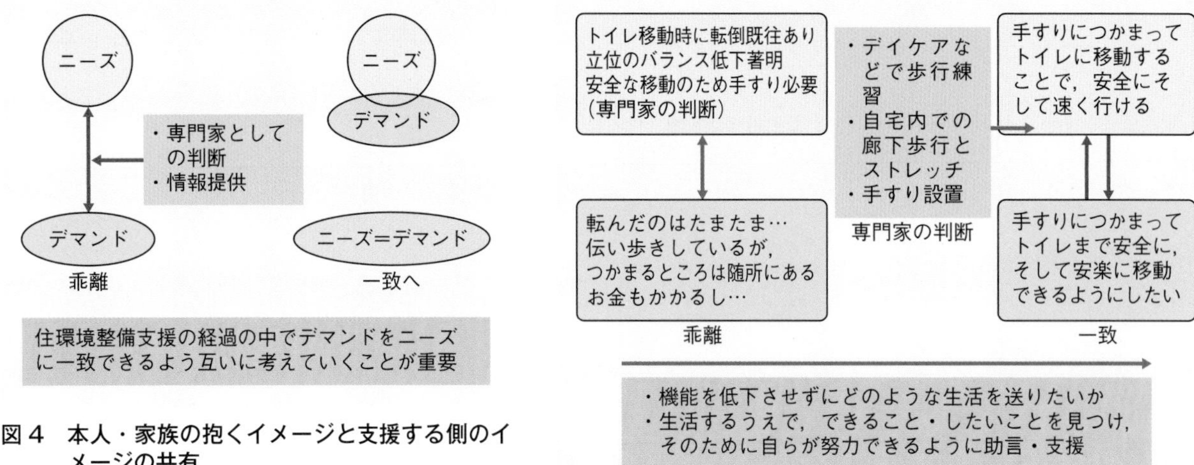

図4　本人・家族の抱くイメージと支援する側のイメージの共有

図5　相談・支援プロセスのイメージ（具体例）

合，そこに至るさまざまな経緯があることを認識しておく．具体的には，利用者が自身の生活に不自由を感じたり，介護者の負担を軽減するために導入を希望する場合，周囲のリハビリテーションあるいはケアマネジメント専門家が勧める場合，さらには，本人や家族が導入を希望していないにもかかわらず，周囲の関係者が強く利用を勧めている場合などがある．

実際に導入する際のポイントは以下のとおりである．

①導入目的の明確化と目的自体が妥当であるか否かを吟味すること：それらを行うことで具体的にどのような福祉用具が適当か，その福祉用具にどのような機能が付帯しているとよいのかが自然と決定される．

②導入予定の福祉用具に対して本人や家族が抱くイメージと実際に導入された後のイメージに相違が生じないようにすること：このことを確実にするには，カタログ上であれこれと決めるのではなく，ある程度種目を絞り込んだら，数種類の用具を実際に試用してみることで，本人や家族のイメージとズレが生じないよう選択することができる（**図4，5**）．試用に際しては，「実際の使用場面」で，可能な限り同じ状況下で，何度も試用を繰り返すことが望ましい．

③実際に福祉用具の導入が決まった後も，必要に応じて使い方の指導を行い，本人や家族が正しく安全に使いこなせるよう支援すること：導入された福祉用具が適切に使用できているかどうかを確認し，できていない場合には集中的な介入などで対応する．

④福祉用具の導入により，改善すべき本人や家族の生活課題が解決あるいは軽減されたか否かをモニタリングすること．

3）他職種との連携

在宅生活者や施設入所者が福祉用具の利用を希望する場合，その相談が必ずしも理学療法士に寄せられるとは限らない．また，介護保険の場合にはケアマネジャーがサービス調整を担い，ケアプランに訪問リハビリテーションやデイケアといった理学療法士が関連するサービスが組み込まれるとは限らない．さらに，高齢者あるいは障害者施設においても，理学療法士が必ず勤務しているとは限らない．したがって，地域生活者や施設入所者が適切な福祉用具を使用できるよう，サービスの調整を担う職種に加え，福祉用具の使用場面を身近に見ている訪問介護担当者や施設のケアワーカーなどからの相談にも対応できるよう準備しておく．さらに，福祉用具業者とも積極的に連携することで，福祉用具の導入や選択の質がより高まる．

MEMO

利用頻度の高い福祉用具

利用者が福祉用具を利用する経緯はさまざまで，利用されている福祉用具も多岐にわたっているが，介護保険の利用実績でみると，レンタル品では特殊寝台が最も多く，次いで据え置き式手すりや車椅子という順になっている．購入費の支給対象品では特殊寝台が最も多く，次いで車椅子や特殊寝台付属品の順になっている[4]．一方，障害者総合支援法による補装具（更生用装具）については下肢装具が最も多く，次いで靴型装具の順になっている[5]．

理学療法士は，生活期の人々を常にフォローアップできるとは限らない．その一方で，理学療法士のかかわりのない場面で福祉用具の導入や種目決定が行われることも多い．さらに，導入された福祉用具が押入れの中や部屋の片隅に放置されている場合もある．実際に利用者に提供された福祉用具が本人の生活課題改善やQOL改善に寄与するよう，関係する多くの職種と連携し，俗に「装具難民」とよばれる人々を一人でも減らせるよう取り組む．

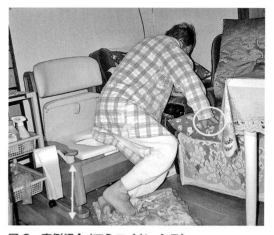

図6　事例紹介（アミロイドーシス）
生活の中で行っている動作方法や環境設定を行うことでトイレ動作が可能となった．黄丸の所にソファに座るときと同様に手掌を設置できる場所を用意している．

4）事例紹介

ポータブルトイレの高さや配置方法を工夫したことで，排泄が自立した例．

①基本情報：78歳，女性，アパートにて一人暮らし
②診断名：アミロイドーシス（四肢の可動域制限や筋力低下あり）
③生活の様子：ソファの上で就寝．食事は起き上がって端座位にてソファ横のテーブルを用いて行っている．入浴は訪問入浴．トイレはソファから降りて四つ這いでトイレまで移動し，便座につかまって立ち上がり向きを変えて座って行う．
④相談内容：体調を崩して，トイレまでの移動や便座への座り込みが辛くなった．また，移動途中で失禁してしまうため，居室内でもよいので失敗せずにトイレを行いたい．どのような方法が考えられるか．
⑤対応方法および支援のポイント：ポータブルトイレの高さはソファの高さと同じにした（残存能力の見極め）（**図6**）．四つ這いで移動した後，ポータブルトイレに座る際には，ソファに座るときの動作と同じように体を動かせるよう，手掌を接地する場所を確保するとともに回転する向きを工夫した（生活のなかで行っている実際の動作の模倣）．関係者がいないところでも実際に排泄が行えるかどうかのモニタリング（使いこなせるようになるまで支援）を行った．

QOL（quality of life；生活の質）

MEMO
装具難民
補装具などについて相談できる人とのつながりがなく，有効に利用できていない在宅生活者などのことを，「装具難民」と表現することがある．

MEMO
アミロイドーシス
アミロイドとよばれるナイロンに似た線維状の異常蛋白質が全身のさまざまな臓器に沈着し，機能障害を起こす病気の総称．複数の臓器にアミロイドが沈着する全身性のもの（全身性アミロイドーシス）と，ある臓器に限局してアミロイドが沈着する限局性のもの（限局性アミロイドーシス）に区分される．国指定の難病の一つ．

3．生活居住環境を介した支援

1）退院後に生じる生活居住環境に関する問題

退院して自宅に戻る際，その人のADL能力はさまざまである．その中で，起居移動動作能力は生活空間の広がりと密接に関係する．移動時に杖や車椅子といった福祉用具を使用することも多いが，退院後に生活する家屋には種々の課題が存在する．

ADL（activities of daily living；日常生活動作）

①室内外各所に存在する高低差や敷居

1階が車庫で2階が玄関になっているような場合には，玄関までのアプローチに数段の段差が生じる．玄関部の上がり框や，脱衣スペースと浴室とのあいだに生じる段差，廊下とトイレ内との床面に生じる高低差，さらには居住空間が複数階にまたがる場合の階段や，部屋と部屋とを区別する敷居もある．これらの存在により，移動能力が低下した人にとっては，動作遂行そのものが困難になり，転倒や転落につながる．さらに歩行器や車椅子を使用する人の場合には，その高さによっては昇降が困難になる．

MEMO
上がり框

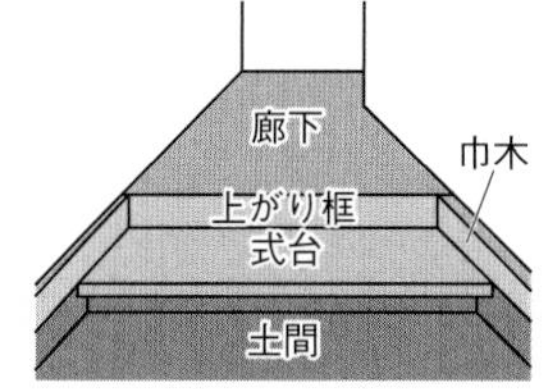

②廊下幅や居室をはじめとした各スペースが狭い

狭いスペースは壁を伝い歩きする際には有効であるが，杖や車椅子を用いる場合は，方向転換や移乗動作が行いづらく，移動そのものが行えないといった問題がある．車椅子で無理なく移動するには，通常90 cm程度の幅が必要である．

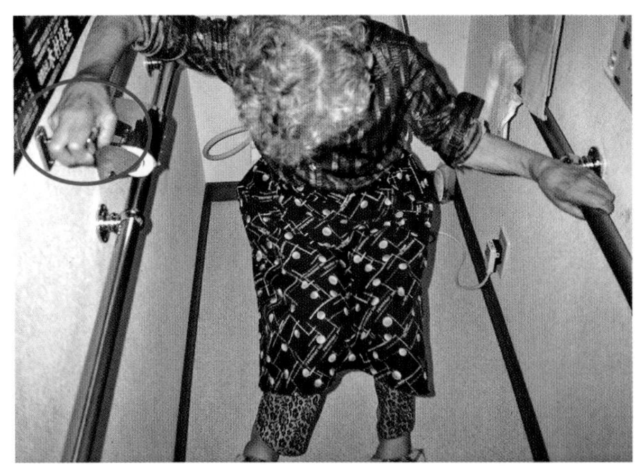

図7　把持しづらい位置に設置されてしまった手すり

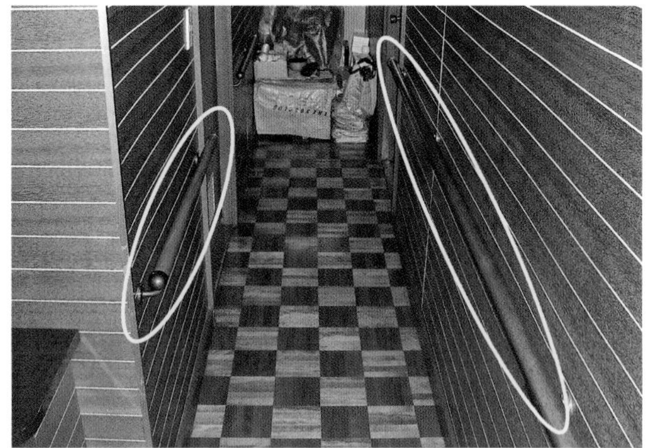

図8　色彩に関する問題—見えづらい手すり

③つかまったり支えたりするための「手すり」が設置されていない

新築の戸建てやマンションなどでは，トイレや浴室など動作遂行が困難となる場所に手すりが設置されていることが多いが，中古住宅やアパートなどでは未設置の場合が多い．また，設置されていても下地固定が不十分なため手すりを把持した際にグラついたり，把持しづらい位置に設置されていることもある（**図7**）．

④その他

これら物理的構造以外にも，色彩に関連する問題（**図8**），居室空間とそれ以外の空間とのあいだに生じる室温差の問題，床面や畳面の滑りの問題，ドアの向きや形状（引き戸または開き戸）による動作のしづらさなど多くの問題が存在する．

MEMO
下地固定
手すりと壁のあいだに手すりを固定する木材を用いて手すりの安定性を高める手法．

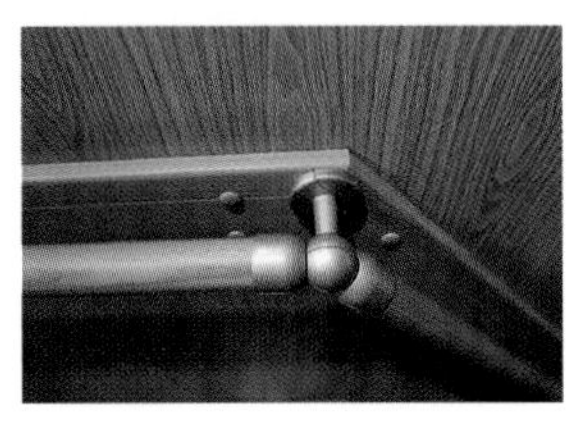

ここがポイント！
居室と廊下，脱衣場と浴室内などの室温差により，ヒートショックや脳血管障害の発症につながる場合もある．

2）生活居住環境の評価

福祉用具同様，生活居住環境を評価する際にもいくつかのポイントがあげられ，それらを意識することが重要である．

①対象者や家族から話を聞く

日々の生活のなかで，介助が必要であったり転倒などへの不安を感じるのはどのような場面なのか，それらはいつごろから生じてきたのか，そして，介助を要することや不安に対して現在に至るまでどのように対応してきたのかなどを確認する．可能であれば本人と家族とのあいだに認識の相違がないかも確認する．

②介助が必要であったり不安を感じる動作場面を実際に確認する

日々の生活のなかで本人や家族から訴えのあった場所で実際に動作（あるいは介護）を行ってもらい，行いづらさや転倒の危険性の有無などを確認する．例えば，入浴場面では浴槽の出入り動作を行うなど，可能な限り実際の場面で行うことが重要である．さらに，本人や家族の訴えと実際の動作の様子に相違がないか検討する．

③手すりや段差以外にも目を向ける

「つかまっている場所」や「段差の有無」以外にも，場合によっては，ドアの開けづらさや床の滑りやすさ，照明の明るさ，床面や壁面の色合いなど，本人の訴えに関係しそうな環境因子にも注意する．

④他職種との連携

本人が訪問介護などの福祉サービスを利用している場合には，実際に動作介助を行っている担当者からも話を聞くなど，本人に関係する他の職種からも積極的に情報収集を行う．また，必要に応じて建築士や住宅改修予定業者にも同席を依頼し，動作場面を一緒に確認することで，その後の改修の場所や方法を提案する際に円滑に進む．

MEMO
引き戸と開き戸

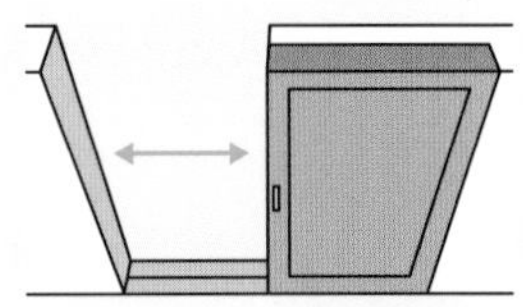

引き戸．レールが床面より突出するタイプは歩行や歩行補助具使用の妨げとなる．

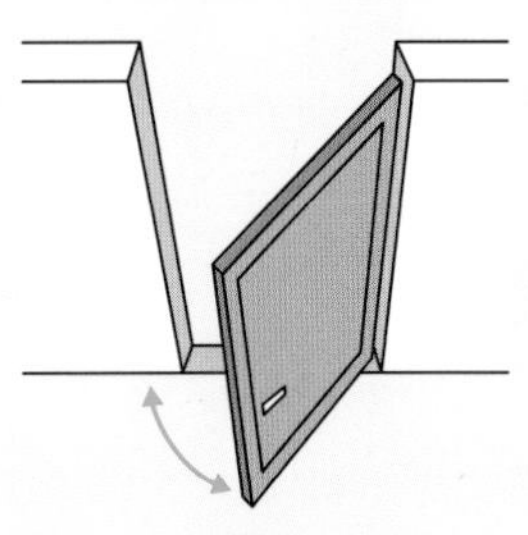

開き戸．手前側と奥側に開くタイプがある．

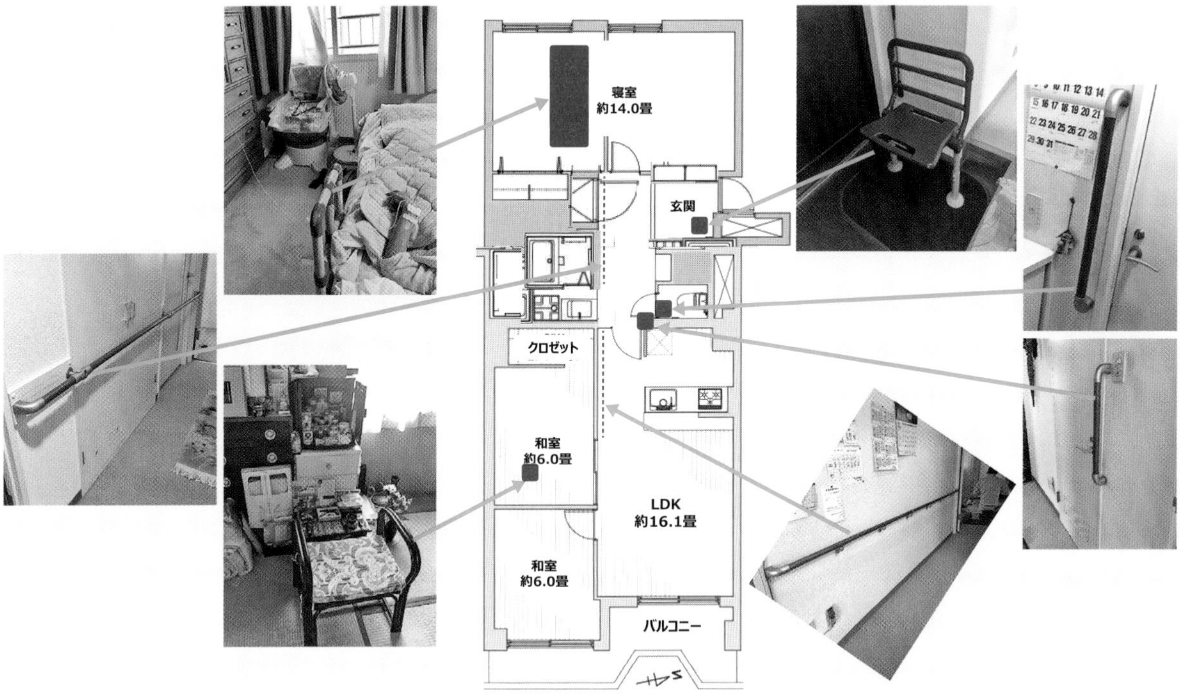

図9 改修後の家屋内状況

3）事例紹介

自宅内での転倒による仙骨骨折をきたした独居高齢者に対する再転倒防止のための住宅改修例.

①基本情報：90歳，女性，マンションにて一人暮らし．急性期病院の入院を経て，現在は回復期リハ病棟入院中.

②診断名：仙骨骨折，左中手骨骨折.

③生活の様子：現在入院中であり，理学療法などを実施中．起居は自立．転院当初，移動は車椅子を使用していたが，歩行車での移動を経て，現在は短距離ならば手すりにつかまって伝い歩き可能なレベルとなった．トイレの際には看護師を呼んで行っている．腰背部の痛みはほとんど訴えない.

④相談内容：退院後に自宅に戻ったらつかまる場所がほぼないため，再転倒が心配．食事や入浴などはヘルパーを利用する予定.

⑤改修後の家屋内の状況（**図9**）と支援のポイント：支援にあたってのポイントとして移動動線を確認した．本人の立位保持能力やバランス能力を考慮して，手すりを設置し，受傷前に床上に座り仏壇の参りをするなど和式であった生活様式を一部洋式に変更した．また，ベッドでの起き上がりを楽にするために，ベッド手すりを設置するとともに，玄関での靴の脱ぎ履きを安全に行えるよう椅子を配置した.

4．まちづくりに関連した働きかけ

理学療法士が地域理学療法において環境的側面に働きかける場合，その対象は住宅だけとは限らない．地域特有の自然環境や交通事情などにも目を向け，それらの環境が生活に及ぼす課題に対して，理学療法士の視点から積極的に働きかけていくことが大切である．その例として，札幌市における「積雪凍結路面での転倒骨折予防のための啓発の取り組み」を紹介する.

Lecture 5 Step up（p.51）参照.

札幌市では年間1,000人以上が積雪凍結路面で転倒し救急搬送されており[6]，その

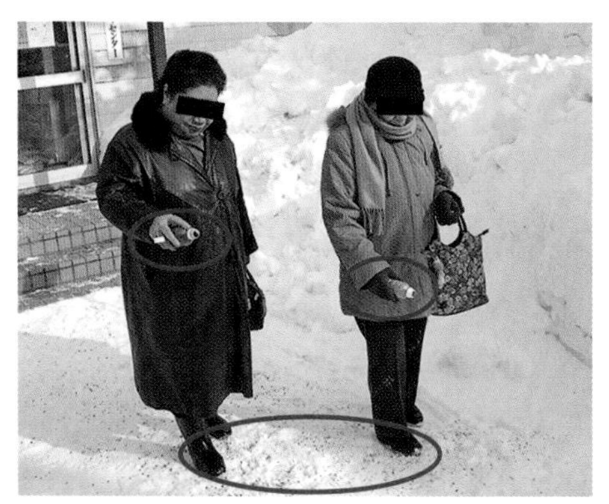

図 10　砂を撒く高齢者

中で高齢者は多くの割合を占めている．積雪凍結路面での転倒は筋力やバランス能力といった内的要因と路面の状態や履いている靴，横断歩道などに代表される滑りやすい場所などの外的要因が関係しており，札幌市では滑りやすい場所での「撒き砂」を推奨している．しかし，交差点や公共施設に置かれている撒き砂は非常に撒きにくい状態で配置されているため，高齢者がそれらの行動を行うことは難しく，加えて自由に撒き砂を行ってよいという周知も不十分な状況にあった．そこで，介護予防事業にて，積雪時期に撒き砂を小さな小瓶に入れ，横断歩道など危険と感じた場所で散布するよう指導した（**図 10**）．砂を撒いて空になった小瓶は次回の教室参加の際に持参してもらい，ボランティアの協力を得ながら補てんし，教室終了時に再び持ち帰ってもらうこととした．これらの取り組みを行って以来，積雪凍結路面で転倒する教室参加者は減っている．また，この取り組みを知った他地域の教室主催者からも問い合わせがあり，この取り組みは少しずつ広がっている．

このように，地域の生活環境にも目を向け，可能な範囲で生活課題の改善に向けた発信を行うことも，地域理学療法における理学療法士の今後の社会的役割となる．

MEMO

「撒き砂」のための砂箱

札幌市では，冬季間に市民が撒き砂を行うために，人通りの多い市内交差点に砂箱（写真）が設置される．砂箱内部には，細かく砕かれた石が約 1 kg に小分けされ収められており，自由に道路や横断歩道に撒くことができる．

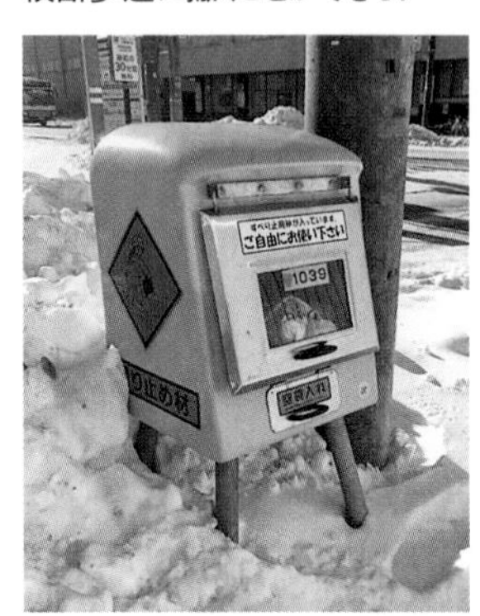

引用文献

1）総務省統計局：国勢調査（2015 年まで）．

2）国立社会保障・人口問題研究所：日本の世帯数の将来推計（全国推計）2018（平成 30）年推計．2018．（2020 年以降）
http://www.ipss.go.jp/pp-ajsetai/j/HPRJ2018/hprj2018_gaiyo_20180117.pdf

3）福祉用具の研究開発及び普及の促進に関する法律．
https://www.mhlw.go.jp/web/t_doc?dataId=82179000&dataType=0&pageNo=1

4）厚生労働省：介護給付費等実態統計月報 2018 年 5 月，表 16 福祉用具貸与単位数-日数-件数，要介護（要支援）状態区分・貸与種目別．
https://www.e-stat.go.jp/stat-search/files?page=1&layout=datalist&toukei=00450049&tstat=000001123535&cycle=1&year=20180&month=12040605&tclass1=000001123536&tclass2=000001123537

5）厚生労働省：平成 29 年度福祉行政報告例障害者総合支援，表 1 身体障害者・児の基準の補装具購入件数，購入金額，修理件数及び修理金額，補装具別．
https://www.e-stat.go.jp/stat-search/files?page=1&layout=datalist&toukei=00450046&tstat=000001034573&cycle=8&tclass1=000001121497&tclass2=000001121506&stat_infid=000031768248

6）ウィンターライフ推進協議会：転ばないコツおしえます．札幌発！冬道を安全・快適に歩くための総合情報サイト～札幌市内の救急搬送者数の推移．
http://tsurutsuru.jp/toukei1.html

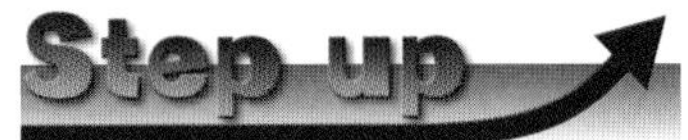

1．福祉用具を提案する際の説明方法

福祉用具を選択・提案する場合には，メリットばかりではなくデメリット（リスク）も説明することを心がける．自宅や施設で生活する対象者に対し福祉用具を提案する場合，歩行器を使用すると歩く際に安心である，介護用ベッドを使用すると起き上がりが容易になるなど使用目的や使用することでのメリットは丁寧に説明する．一方，使用する福祉用具の使い方や使う場所によっては「つまずきによる転倒」や「挟み込みによる手のケガ」などさまざまなリスクがあることを，より丁寧に説明する必要がある．その際に「転ばないように気をつけて下さい」とか「ゆっくりあわてずに行ってください」といった一般的な説明ではなく，具体的なシチュエーションを提示するとイメージしやすい．生活場面でそのような説明を行う際に，テクノエイド協会のホームページ[1]が役立つので紹介する（図1，2）．

2．住宅改修について考える際に「住宅改修理由書」が役に立つ

住宅改修を考える場合に，理学療法士の支援は手すりを設置したり段差を解消することで終了するわけではない．手すりが設置されたり段差が解消されたりすることにより，その人の生活課題が解決されることで初めて理学療法士がかかわる意義が生じる．一方，理学療法士が対象者に対して「この部分を改修すると生活がこのようによい方向に変化する」と考えていても，対象者やその家族からは「まだ必要ないのでは…」と消極的態度で臨まれることも少なくない．そのような場合，改修の必要性から改修の内容，さらには改修によって見込まれる効果などを説明する書式として公的介護保険制度における住宅改修理由書（図3）[2]の活用を勧める．本来は介護保険制度による住宅改修を行う際に役所に提出する書類であるが，記載することで改修内容や改修プロセスの整理に役立つ．書式は基本的には全国共通であるが，市町村の介護保険関連のホームページで確認してみてほしい．

■引用文献

1）テクノエイド協会ホームページ：福祉用具ヒヤリ・ハット情報.
http://www.techno-aids.or.jp/hiyari/search.php?mode=search
2）札幌市ホームページ：住宅改修費支給申請書.
http://www3.city.sapporo.jp/download/shinsei/procedure/02188_pdf/presen_02188_080.pdf

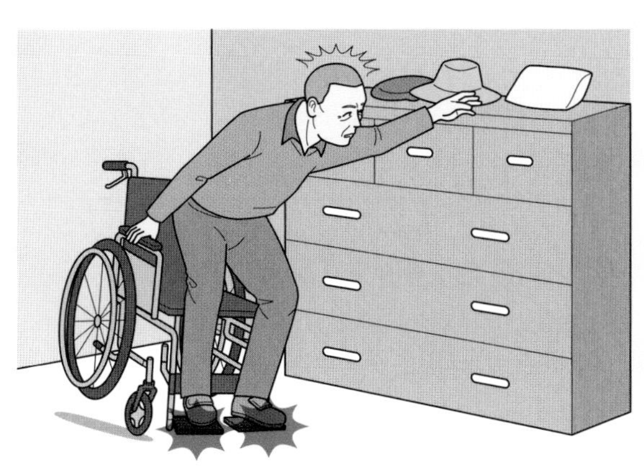

図1 車いす利用者が物を取ろうとしてバランスを崩しそうになるイメージ
（テクノエイド協会ホームページ：福祉用具ヒヤリ・ハット情報を参考に作成[1]）

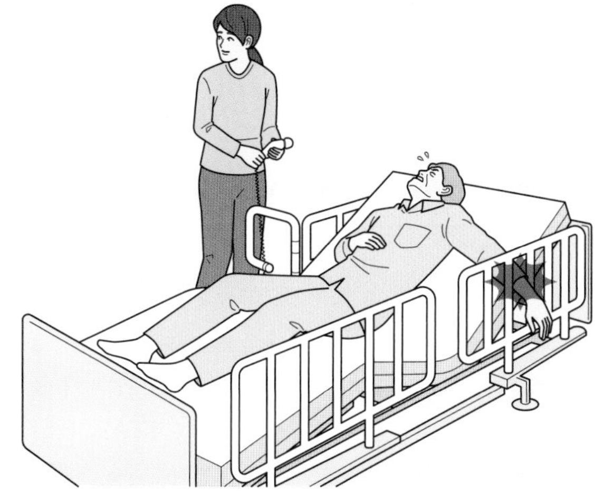

図2 介護者が電動式介護ベッドの操作を行った際，誤って本人の手がベッド柵に挟まるイメージ
（テクノエイド協会ホームページ：福祉用具ヒヤリ・ハット情報を参考に作成[1]）

住宅改修が必要な理由書（P1）

<基本情報>

利用者	被保険者番号		年齢	歳	生年月日	明治 大正　年　月　日 昭和	性別	□男　□女
	被保険者氏名		要介護認定（該当に○）	要支援 1・2		要介護 経過的・1・2・3・4・5		
	住所							

作成者	現地確認日	令和　年　月　日	作成日	令和　年　月　日
	所属事業所			
	資格（作成者が介護支援専門員でないとき）			
	氏名			
	連絡先			

保険者	確認日	令和　年　月　日	評価欄	□ 適切な改修である　□ 適切な改修ではない （特記事項）
	氏名			

<総合的状況>

		福祉用具の利用状況と住宅改修後の想定	改修前	改修後
利用者の身体状況		●車いす	□	□
		●特殊寝台	□	□
		●床ずれ防止用具	□	□
		●体位変換器	□	□
介護状況		●手すり	□	□
		●スロープ	□	□
		●歩行器	□	□
		●歩行補助つえ	□	□
住宅改修により利用者等は日常生活をどう変えたいか		●認知症老人徘徊感知機器	□	□
		●移動用リフト	□	□
		●腰掛便座	□	□
		●特殊尿器	□	□
		●入浴補助用具	□	□
		●簡易浴槽	□	□
		●その他 ・	□	□
		・	□	□
		・	□	□

住宅改修が必要な理由書（P2）

<P1の「総合的状況」を踏まえて、①改善をしようとしている生活動作②具体的な困難な状況③改修目的と改修の方針④改修項目を具体的に記入してください。>

活動	① 改善をしようとしている生活動作	⇒ ② ①の具体的な困難な状況（…なので…で困っている）を記入してください	⇒ ③ 改修目的・期待効果をチェックした上で、改修の方針（…することで…が改善できる）を記入してください		⇒ ④ 改修項目（改修箇所）
排泄	□トイレまでの移動 □トイレ出入口の出入（扉の開閉を含む） □便器からの立ち座り（移乗を含む） □衣服の着脱 □排泄時の姿勢保持 □後始末 □その他（　）		□できなかったことをできるようにする □転倒等の防止、安全の確保 □動作の容易性の確保 □利用者の精神的負担や不安の軽減 □介護者の負担の軽減 □その他（　）		□手すりの取り付け （　） （　） （　） （　） （　） □段差の解消 （　） （　） （　） （　） （　）
入浴	□浴室までの移動 □衣服の着脱 □浴室出入口の出入（扉の開閉を含む） □浴室内での移動（立ち座りを含む） □洗い場での姿勢保持（洗体・洗髪を含む） □浴槽の出入（立ち座りを含む） □浴槽内での姿勢保持 □その他（　）		□できなかったことをできるようにする □転倒等の防止、安全の確保 □動作の容易性の確保 □利用者の精神的負担や不安の軽減 □介護者の負担の軽減 □その他（　）		□引き戸等への扉の取替え （　） （　） （　） （　） （　）
外出	□出入口までの屋内移動 □上がりかまちの昇降 □車いす等、装具の着脱 □履物の着脱 □出入口の出入（扉の開閉を含む） □出入口から敷地外までの屋外移動 □その他（　）		□できなかったことをできるようにする □転倒等の防止、安全の確保 □動作の容易性の確保 □利用者の精神的負担や不安の軽減 □介護者の負担の軽減 □その他（　）		□便器の取替え （　） （　） （　） （　） □滑り防止等のための床材の変更 （　） （　） （　） （　）
その他の活動			□できなかったことをできるようにする □転倒等の防止、安全の確保 □動作の容易性の確保 □利用者の精神的負担や不安の軽減 □介護者の負担の軽減 □その他（　）		□その他 （　） （　） （　）

図３　介護保険における住宅改修を必要とする理由書
（札幌市ホームページ：住宅改修費支給申請書[2]）

LECTURE 14

地域の仕組み

到達目標

- 理学療法士は，地域を支える役割や地域の仕組みを作る役割を担えることを理解する．
- 理学療法士は，住民の生活環境に対して働きかけることで，間接的に住民の暮らしを支えることができる知識・技術を有していることを理解する．
- 社会情勢により理学療法士がかかわれる「地域」の業務範囲が変化することを理解する．

この講義を理解するために

理学療法士は，養成課程において評価方法や介入方法を医学的なアプローチとして学び，多くは医療機関に就職します．一方2025年に向けて地域包括ケアシステムの構築が推進されているなかで，高齢者の介護予防について理学療法士への期待が高まり，市町村事業への派遣依頼が増加しています．また，東日本大震災以降，大規模災害の被災地・者支援にも理学療法士の活動が求められています．

この講義では，このような社会の変化に対応するために必要な「地域」に関する知識やかかわり方を理解し，自らの役割を考えるための学習をします．

地域が抱える課題に対する理学療法としての介入の目的や意義，内容を理解するために，あらかじめ以下の事柄について学習しておきましょう．

□ 地域包括ケアシステムとは何か学習しておく．

□ 日本が直面している少子高齢化とはどのような状況か学習しておく．

□ 自らが住んでいる市町村の人口推計や，高齢者や障害者にかかわる政策の概要について学習しておく．

講義を終えて確認すること

□ 市町村支援に理学療法士がかかわる意義が理解できた．

□ 理学療法士の業務として，地域の仕組み作りなどに間接的にかかわる役割があることを理解できた．

□ 都道府県地域リハビリテーション支援体制整備推進事業と市町村地域リハビリテーション活動支援事業が違うことを理解できた．

□ 地域ケア会議に理学療法士がかかわる意義を理解できた．

□ 災害リハビリテーションの一員として理学療法士が大規模災害にかかわる意義を理解できた．

講義

1. 市町村に勤務する理学療法士の役割

1) 市町村とは何か

市町村とは，地方公共団体の一つであり，地方自治法第1条により「住民の福祉の増進を図ることを基本として，地域における行政を自主的かつ総合的に実施する役割を広く担うもの」と定められている．市町村もこの役割を果たすことが求められる．

市町村では地方自治法を基本法とし，さらに各分野の根拠法律などに基づいて多種多様な業務が行われる．理学療法士に関係する領域の法律としては，介護保険法や健康増進法，障害者総合支援法などがある．その他，市町村で定められる法令などが，条例，規則，要綱，要領である．理学療法士が市町村に勤務する場合，これらの法令を遵守し「住民の福祉の増進」を目指すことが最終的な役割である．ただし，2020年10月現在市町村を含む地方公共団体への理学療法士の法的な必置基準はない．

市町村は人の暮らしを支える環境である．国際生活機能分類（ICF）における環境因子のなかの社会的環境因子に分類される．この社会的環境因子は「コミュニティや社会における公式または非公式な社会構造，サービス，全般的なアプローチ，または制度であり，個人に影響を与える．これは就労環境，地域活動，政府機関，コミュニケーションと交通のサービス，非公式な社会ネットワーク，さらに法律，規定，公式・非公式な規則，人々の態度，イデオロギーなどに関連する組織やサービスを含む」と定義されている[1]．その中に「サービス・制度・政策」として章立てされ生活を支えるさまざまな制度・政策，サービスが位置付けられている．このように市町村は住民に最も身近な基礎自治体としての環境因子である．市町村に勤務する理学療法士は，住民の福祉の増進を図るために社会的環境因子を創り，整える役割を担っている．

MEMO
住民の福祉の増進
この場合の「福祉」とは広義の意味であり，「幸福」を意味する．

調べてみよう
ICF（International Classification of Functioning, Disability and Health；国際生活機能分類）は保健・医療・福祉における共通言語である．ICFについて調べてみよう．

MEMO
保健所
保健所は地域保健法第5条により都道府県，指定都市，中核市その他の政令で定める市や特別区が設置をすることとなっている．一般の市町村に保健所はない．保健所の業務は公衆衛生にかかわる全体的業務を行うことと同法に規定されている．保健所にも理学療法士の必置基準はない．

2) 市町村における勤務の実際

日本理学療法士協会の統計情報によると，2020年3月末現在所属先を「行政」と登録している会員は378人であり，これは全会員125,372人の0.3%である[2]．さらにその内訳は，「保健所」「市町村保健センター」「国」「都道府県」「市」「町」「村」「社会福祉協議会」などであり，「行政」といっても所属は多種多様である．

千葉県では2019年4月1日現在54市町村中17市町に理学療法士が配置されている．配置先は介護保険関係部署や高齢者・成人の健康増進にかかわる部署（10市町），障害関係部署（8市），障害児・母子関係の部署（4市，重複あり）である．市町村への理学療法士の法的な必置基準がないため，雇用した理学療法士をどのような部署に配置し，どのような業務を担当させるかは，当該市町村の判断による．

市町村に勤務する理学療法士は，理学療法士という専門職の前に市町村行政職員である．したがって，自らの仕事を行うための予算立案や予算執行，各種事業実施にかかわる起案文書の作成や要領・要綱などの理解は必須である．また，行政職としてかかわらなければならない国会議員や都道府県市町村議員の選挙事務や開票事務などにも従事しなければならないこともある．

MEMO
市町村保健センター
保健所と市町村保健センターは設置者と役割・機能が異なる．市町村保健センターは地域保健法第18条により市町村が設置することができ，住民に対し，健康相談，保健指導および健康診査その他地域保健に関し必要な事業を行うことを目的とする施設と定められている．保健センターにも理学療法士の必置基準はない．

3) 市町村における勤務の役割

市町村への理学療法士の必置基準がないため，市町村の理学療法士には法的な義務業務はなく，所属する市町村や配属部署により担うべき役割が異なる．市町村に1人だけ雇用されている理学療法士であっても，人口100万人で医療や福祉のインフラが十分整っている政令指定都市の場合，人口が2万人弱で医療や福祉のインフラが整っていない一般市に勤務する場合，そして人口が1万人を割り込んでいる過疎地域の町

調べてみよう
自分が住んでいる市町村に理学療法士が勤務しているのか，その業務はどのような内容なのか調べてみよう．

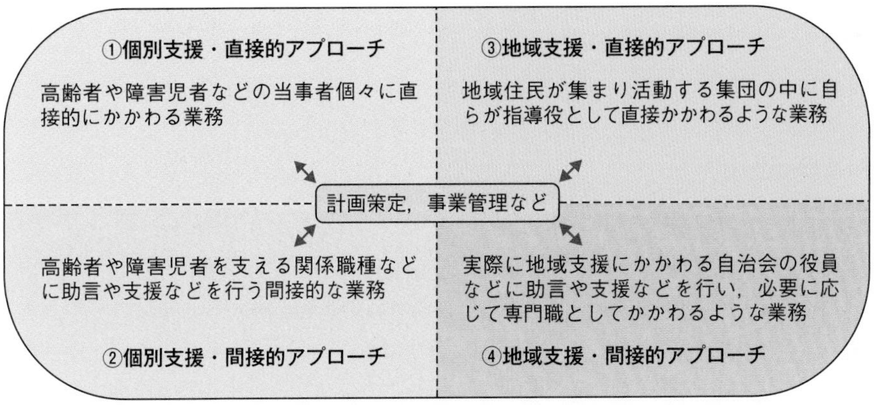

①個別支援・直接的アプローチ	③地域支援・直接的アプローチ
高齢者や障害児者などの当事者個々に直接的にかかわる業務	地域住民が集まり活動する集団の中に自らが指導役として直接かかわるような業務
計画策定，事業管理など	
高齢者や障害児者を支える関係職種などに助言や支援などを行う間接的な業務	実際に地域支援にかかわる自治会の役員などに助言や支援などを行い，必要に応じて専門職としてかかわるような業務
②個別支援・間接的アプローチ	④地域支援・間接的アプローチ

図 1 行政機関に所属する理学療法士・作業療法士の活動概念図
（日本公衆衛生協会ほか：平成 21 年度 地域保健総合推進事業行政の理学療法士，作業療法士が関与する効果的な事業展開に関する研究―地域保健への理学療法士，作業療法士の関わり．2009[3] をもとに作成）

や村に勤務する理学療法士の場合では当然働き方が同じではない．また，介護予防部門に配属されれば高齢者の介護予防事業に従事することになり，母子保健部門であれば，乳幼児健診などにかかわる際に理学療法士ならではの発達障害のスクリーニングに関与する．さらに，補装具の支給管理にかかわる場合もある．

市町村行政職員である以上，対象者一人の課題解決にとどまらずその市町村の中の地域課題解決に向けた働きが必要となる．

市町村の理学療法士の業務は，行政機関に所属する理学療法士・作業療法士の活動概念図（**図 1**）[3] のように分類することができる．理学療法士は養成課程で，介入として理学療法の活用法を学んでいるため，「個別支援・直接的アプローチ」や「個別支援・間接的アプローチ」が主となりやすい．しかし，市町村に勤務する場合，大局的には「地域支援・間接的アプローチ」や，これらの業務から市町村の政策形成までの視野をもった「計画策定・事業管理など」にもかかわり，その能力を高めることが求められる．

市町村に勤務する理学療法士は一般的な理学療法士の仕事よりも集団や組織，コミュニティそして政策などを対象とする活動が特徴である．

2．地域理学療法にかかわる事業

1）都道府県地域リハビリテーション支援体制整備推進事業

（1）事業の概要

本事業は，地域住民が寝たきりになることなく充実した生活を送れるよう，地域におけるリハビリテーション実施体制の整備を図ることを目的として，平成 10 年度から，都道府県に対する国庫補助事業として開始された[4]．ただし 2006 年度から国庫補助がなくなり，現在は都道府県の単独事業となり，それぞれの実情に応じた事業として実施している．

開始された当初は，各都道府県においてリハビリテーション協議会を設置し，都道府県に 1 か所の都道府県リハビリテーション支援センターを，そして主に二次保健医療圏域ごとに地域リハビリテーション広域支援センターを指定して取り組むのが標準的な体制であった[5]．この体系や各機関の名称・機能・役割も現在は各都道府県により異なっている．

本事業が開始された 1998 年度は，介護保険法が施行される前であり，それまで市町村で実施していた老人保健法に基づく機能訓練事業や訪問指導事業から介護保険へ

MEMO
政令指定都市，中核市
普通地方公共団体である市町村で，人口が 50 万人以上の市の中から政令により指定された市を政令指定都市という．政令指定都市は都道府県並みの権限と財源をもち，大都市特有のニーズへの対応が可能となる．多くの領域の業務で知事の関与の必要がなくなり，直接主務大臣の関与を受けるようになる．
また，人口が 20 万人以上の市から申出に基づき政令で指定された市を中核市という．中核市では政令指定都市と異なり，福祉分野に限り知事の関与が必要なくなる．

MEMO
行政機関に所属する理学療法士・作業療法士の活動概念図（図 1）
日本理学療法士協会と日本作業療法士協会が日本公衆衛生協会からの助成を受けた研究事業で，16 名の研究班で作成した行政職として勤務する理学療法士や作業療法士の役割・機能を整理するための概念図．
①個別支援・直接的アプローチ：理学療法士の多くが携わっている患者や利用者に対する直接的な治療業務など．
②個別支援・間接的アプローチ：患者・利用者などの個々の支援者に対する助言などを行い，間接的に「個」を支えるアプローチ．
③地域支援・直接的アプローチ：共有したニーズをもつ「組織」や「会」などへ直接介入し，その地域支援をするアプローチ．ご近所同士の助け合いなども含む．
④地域支援・間接的アプローチ：住民が主体的に地域づくりを発展していくよう，間接的にサポートをするアプローチ．

調べてみよう
自らが住んでいる都道府県でこの事業が実施されているのか．都道府県支援センターや広域支援センターはどの機関が担っているのか調べてみよう．

MEMO
国庫補助事業
地方自治体が行う事業の費用を一部国が負担する事業のこと．負担割合は事業ごとに異なる．

移行するにあたり，地域のリハビリテーション資源が不足している地域を補完する役割があった．さらにこの当時は現在ではリハビリテーション医療の中心的な役割を担っている回復期リハビリテーション病棟も制度化されておらず，医療においても不足していたリハビリテーション資源を補完する狙いがあった．

(2) 事業の現状

2006年度から都道府県の単独事業となってからは，その事業実施形態や運営方針は都道府県の実情により多様化した．2018年度に実施された調査[6]では，地域リハビリテーション支援体制整備推進事業に取り組んでいる都道府県は32か所であった．2005年には41か所あったが一度減少し，2013年には30か所であったことから，現在は実施している都道府県が微増している状態である．この調査結果から，本事業は各都道府県の介護予防関連事業や地域包括ケアシステムの構築，県下の各市町村の地域包括支援センターの支援のために活用されていることが示された．広域支援センターの主たる活動は「介護予防」「地域ケア会議」「福祉用具・住宅改修」にかかわることであり，介護予防としては「運動機能向上」や「住民主体の通いの場」が主たる活動内容であった．

国庫補助事業として開始された1998年には存在しなかった地域包括ケアシステムの構築という時流のなかで，本事業の役割は大きく変化した．今後も地域共生社会の構築に向けて本事業のあり方は変化が続く．

(3) 理学療法士の役割

本事業で設置される都道府県リハビリテーション支援センターは都道府県全域を対象とし，地域リハビリテーション広域支援センターは二次保健医療圏域を対象としており，事業対象は市町村よりも広範囲である．そのため，理学療法を必要とする個々人への直接的なかかわりや，地域の住民組織のなかでの直接指導よりも，都道府県下の市町村の活動をサポートし，間接的に多様な専門職や各組織，住民にかかわる役割が求められる．これは**図1**の「地域支援・間接的アプローチ」にあたる．

具体的な例を示す．小児に携わる理学療法士が皆無の町があり，その町に障害児が居住していたと仮定する．小児を診る医療機関が町にない場合，直接的な治療は近隣市町村の小児理学療法を実施できる医療機関を受診してもらう．しかし，保護者に対する相談対応やその児童が通う保育園への支援など生活の場への助言も必要であり，町あるいは町民から理学療法士を派遣する仕組みを望む声があがることがある．このときに，地域リハビリテーション広域支援センターが町と協力し，二次保健医療圏域の各医療機関などから小児理学療法を実施できる理学療法士を派遣する仕組みや，その質を担保する仕組みを作るなどの取り組みを行う．

間接的に住民支援を行う仕組み作りに携わることが，本事業における理学療法士の大きな役割である．

2) 市町村地域リハビリテーション活動支援事業

(1) 事業の概要

地域リハビリテーション活動支援事業は，介護保険法に基づき市町村が実施する一般介護予防事業[7]の一つであり，リハビリテーション専門職などを生かした自立支援に資する取り組みを推進することを目的に創設された．地域における介護予防の取り組みを機能強化するために，通所，訪問，地域ケア会議，サービス担当者会議，住民運営の通いの場などへ理学療法士などのリハビリテーション専門職の関与を促進し，介護予防の取り組みを総合的に支援するものであり，多職種協働による介護予防ケアマネジメントとともに，積極的に推進されることが期待される[8]．

介護保険法に基づく市町村事業は市町村の計画に基づき実施されることから，すべ

MEMO

二次保健医療圏域

地理的条件や日常生活の需要の充足状況，交通事情などの社会的条件を考慮した一体の区域として，病院などにおける入院にかかわる医療を提供することが相当である単位として都道府県が定める．

MEMO

地域共生社会

厚生労働省「我が事・丸ごと」地域共生社会実現本部により，「制度・分野ごとの『縦割り』や『支え手』『受け手』という関係を超えて，地域住民や地域の多様な主体が『我が事』として参画し，人と人，人と資源が世代や分野を超えて『丸ごと』つながることで，住民一人ひとりの暮らしと生きがい，地域をともに創っていく社会」と定義されている．

MEMO

一般介護予防

一般介護予防事業は，市町村の独自財源で行う事業や地域の互助，民間サービスとの役割分担を踏まえつつ，高齢者を年齢や心身の状況などによって分け隔てることなく，住民運営の通いの場を充実させ，人と人とのつながりを通じて，参加者や通いの場が継続的に拡大していくような地域づくりを推進するとともに，地域においてリハビリテーション専門職などを生かした自立支援に資する取り組みを推進し，要介護状態になっても，生きがい・役割をもって生活できる地域の実現を目指すことを目的とするものである[7]．

MEMO

リハビリテーション専門職

地域リハビリテーション活動支援事業では，「心身機能」だけではなく，「活動」「参加」の要素にバランスよく働きかけることのできる能力を有する経験豊富な理学療法士，作業療法士，言語聴覚士であるが，当該事業におけるリハビリテーション専門職などとは，このような能力を有する経験豊富な専門職であれば職種は問わない[10]と定義されている．

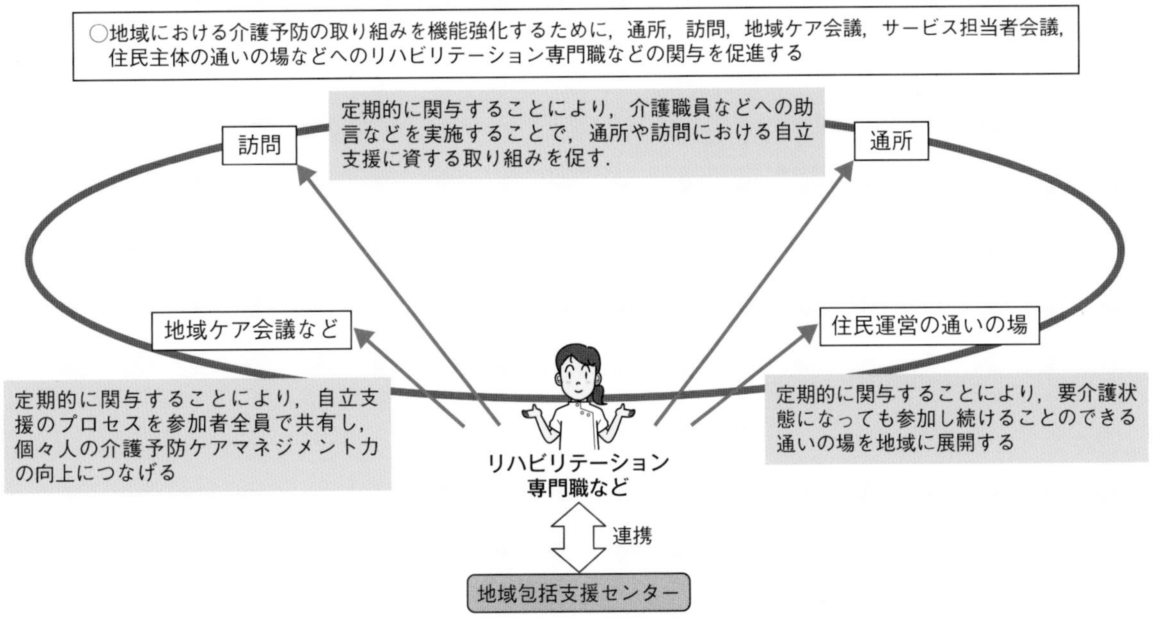

図2　地域リハビリテーション活動支援事業の概要
(厚生労働省老健局長：「介護予防・日常生活支援総合事業のガイドラインについて」の一部改正について．新旧対照表．老発0510第4号．2018. p.12[9] をもとに作成)

ての市町村で同様な事業を展開しているとは限らない．

(2) 本事業における理学療法士の役割

地域リハビリテーション活動支援事業は，対象者個人へ直接的にサービスを提供するものではなく，①住民主体の介護予防活動への技術的支援，②介護職員などへの技術的支援，③地域ケア会議やサービス担当者会議におけるケアマネジメント支援など，高齢者を取り巻く環境へのリハビリテーション専門職などによる関与を促進するものである（**図2**）[9]．したがって，保険給付事業である訪問リハビリテーションや通所リハビリテーションのように高齢者本人に直接的に理学療法を提供するものではない．一方，介護サービス事業所に従事する介護職員などへの技術的支援は想定されている[10]．**図1**の「個別支援・間接的アプローチ」として介護支援専門員にケアプラン作成のうえでの助言，「地域支援・間接的アプローチ」として，住民同士が立ち上げ，運営している介護予防の取り組みへの助言など，理学療法士としての知識・技術を用いて間接的にかかわることが役割としてある．

これまでの取り組みから，リハビリテーション専門職が介護予防事業にかかわることで，より効果的に介護予防が推進できることが明らかになった．住民が主体的に実施している介護予防の取り組みに，立ち上げや中間評価などで理学療法士がかかわることにより，何らかの障害や疾患を有した高齢者でもその場に通うことさえできれば，継続的に参加が可能となる．

また，ケアマネジャーと同行訪問することにより，対象者の潜在的な身体能力などを評価し，より適切なケアプランの策定に寄与できる．

調べてみよう
市町村の介護予防事業に理学療法士がかかわっている先駆的な事例を調べ，理学療法士が介護予防事業にかかわる意義を考えよう．

3. 地域ケア会議を通した「地域」とのかかわり

1) 地域ケア会議

地域ケア会議は，介護保険法第115条の48第1項で「市町村は，包括的・継続的

個別課題の解決	・多職種が協働して個別ケースの支援内容を検討することによって，高齢者の課題解決を支援するとともに，介護支援専門員の自立支援に資するケアマネジメントの実践力を高める機能

地域包括支援ネットワークの構築	・高齢者の実態把握や課題解決を図るため，地域の関係機関等の相互の連携を高め地域包括支援ネットワークを構築する機能

地域課題の発見	・個別ケースの課題分析等を積み重ねることにより，地域に共通した課題を浮き彫りにする機能

地域づくり資源開発	・インフォーマルサービスや地域の見守りネットワークなど，地域で必要な資源を開発する機能

政策の形成	・地域に必要な取組を明らかにし，政策を立案・提言していく機能

図３　地域ケア会議の５つの機能
（厚生労働省：地域包括ケアにおける地域ケア会議の役割について[12]）

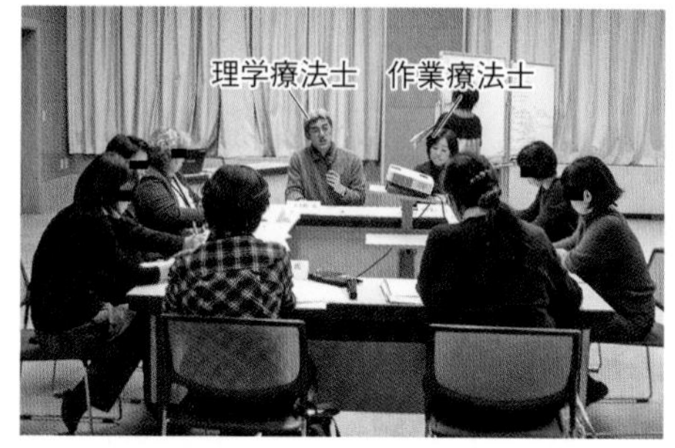

図４　地域に対する間接的な支援（地域ケア会議）

ケアマネジメント支援業務の効果的な実施のために，介護支援専門員，保健医療及び福祉に関する専門的知識を有する者，民生委員その他の関係者，関係機関及び関係団体により構成される会議の設置に努めなければならない」と，市町村の努力義務として定められている．そしてこの会議は「支援が必要な高齢者への適切な支援を行うための検討を多様な関係者で行うとともに，このような個別ケースの検討によって共有された地域課題を地域づくりや政策形成に結びつけていくことによって，地域包括ケアを推進していく一つの方法」[11]と定義されている．

地域ケア会議は市町村または地域包括支援センターが主催し運営する．この会議には，①個別課題の解決，②地域包括支援ネットワークの構築，③地域課題の発見，④地域づくり資源開発，⑤政策の形成，という５つの機能があり（**図3**）[12]，「個別課題の解決」に向けて実施するのが「地域ケア個別会議」と称され，さらにその会議のなかから抽出された地域課題解決に向けた議論を行い，地域の必要な施策の立案や提言を行う会議は「地域ケア推進会議」と位置付けられている．

理学療法士がかかわることが多い地域ケア個別会議は，「多職種が協働して個別ケースの支援内容を検討することによって，高齢者の課題解決を支援するとともに，ケアマネジャーの自立支援に資するケアマネジメントの実践力を高める機能」[11]が求められており，その会議のなかでケアマネジャーに対する助言が理学療法士に求められている．「地域ケア会議」の機能・役割は多様であり，個別課題の解決に向けた議論から地域課題を抽出し，その課題解決として地域づくりや地域の資源開発，そして政策形成につなげるまでの会議体が設定されている（**図4**）．

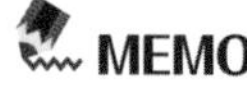

MEMO
介護保険法第１条
「この法律は，加齢に伴って生じる心身の変化に起因する疾病等により要介護状態となり，入浴，排せつ，食事等の介護，機能訓練並びに看護及び療養上の管理その他の医療を要する者等について，これらの者が尊厳を保持し，その有する能力に応じ自立した日常生活を営むことができるよう，必要な保健医療サービス及び福祉サービスに係る給付を行うため，国民の共同連帯の理念に基づき介護保険制度を設け，その行う保険給付等に関して必要な事項を定め，もって国民の保健医療の向上及び福祉の増進を図ることを目的とする．」

2）理学療法士としてのかかわり方

介護保険法第１条には，法の目的として要介護者などが「その有する能力に応じ自立した日常生活を営むことができるよう」に取り組むことが明記されている．したがって要介護者であっても，その人の有する能力を適切に評価し，その範囲で考えられる自立生活につなげるように生活を組み立てていくようなケアマネジメントを行うことが法の理念といえる．このようなケアマネジメントを実施するため，求められているケアマネジメントの質の向上とは，「課題分析と予後予測を行い，自立支援に向けた目標指向型のケアプランを作成すること」[13]であり，理学療法士が地域ケア会議に出席する際には，このことに資する介護支援専門員への助言が求められる．

厚生労働省の手引きによると「理学療法士は主に基本動作能力（立ち上がり，立位保持，歩行等）の回復・改善や維持，悪化防止の観点からの助言」が求められている[14]．基本動作能力が生活上の課題と推測される場合，その要因と生活上の予後を考え，改善する可能性があれば改善する手法を，改善が難しい場合はそれを補完する手法を，誰が何をいつどこでどのように行えばよいかを具体的に助言することが求められる．このかかわりは**図1**の「個別支援・間接的アプローチ」に該当する．

4．地域理学療法と災害

1）災害リハビリテーションとは

2011年3月11日の東日本大震災を契機に大規模災害時のリハビリテーションにかかわる支援を全国規模で展開する組織として，日本理学療法士協会，日本作業療法士協会，日本言語聴覚士協会，日本リハビリテーション医学会，日本リハビリテーション病院・施設協会などから構成される「東日本大震災リハビリテーション支援関連10団体」が同年4月13日に設立された．その後，加盟団体も増え2013年7月26日に名称が「大規模災害リハビリテーション支援関連団体協議会（JRAT）」，2020年4月には「日本災害リハビリテーション支援協会」（略名は同じくJRAT）と変更された．2016年4月14日と16日に発生した熊本地震をはじめ毎年のように発生する大規模な災害の被災地支援にJRATがかかわり，その中で理学療法士も活躍している．

災害リハビリテーションの主な目的は，JRAT会則から①平時における組織作り，②大規模災害発生時には生活不活発病の予防，③自立生活の再建・復興，④被災者が良質なリハビリテーション支援を受けられる制度や体制の確立，である[15]．

大規模災害は，発生直後からおおむね72時間の被災混乱期，その後約1か月までの応急修復期，2か月目から6か月目までの復旧期，それ以降の復興期の4つの段階に分けて考えらえる．さらには防災・減災にかかわる啓発や発災後の活動を円滑に行うための組織化などを行う平時の取り組みも重視されている．

2）災害時の生活支援

被災地・被災者支援として「生活支援」という言葉がよく使われる．東日本大震災以降たびたび日本で発生する大規模災害の被災地・被災者支援に数多くの理学療法士がかかわっているが，そこでも被災地・被災者の生活支援が期待されている．

この生活支援は専門用語ではなく，その意味する範囲は広い．日本理学療法士協会において2017年から組織された災害支援システム検討委員会の中間答申書で生活支援は「避難所・仮設住宅・自宅の暮らしの場に応じた心身活動の維持向上に基づく支援」と定義された．被災地・被災者支援には数多くの職種・団体がかかわる．その多くが被災地・被災者の生活支援を実施する．その中で理学療法士として実施する生活支援とは何かを，住民や他職種に対してわかりやすく伝えることが必要となる．

3）理学療法士のかかわり方

理学療法士の災害リハビリテーションへのかかわり方は多様である．JRATの一員としてのかかわりのほかに発災直後から災害派遣医療チーム（通称DMAT）の一員としてのかかわりもある．また復旧期や復興期に地元の地域活動の一環としてかかわることもある．かかわる時期やかかわる際に所属する組織によっても理学療法士に求められる役割や介入は異なる．さらに被災地へ出向き直接的な支援を実施するだけではなく，被災地への派遣調整や被災地での活動内容を調整する役目，大規模災害の場合は都道府県庁に設置された保健医療調整本部に出向き，中央と被災地の活動本部との連携を図るための連絡調整を行う役目などを理学療法士が担うことがある．

JRAT（Japan Disaster Rehabilitation Assistance Team；日本災害リハビリテーション支援協会）

MEMO

JRATの活動目的

JRATは平時から参加団体相互が連携し，各地域において地域住民と共に災害に立ち向かえるように災害リハビリテーション支援チームを発足させ，大規模災害発生時には災害弱者，新たな障害者，あるいは被災高齢者などの生活不活発病への予防に対する適切な対応を可能とすることで国民が災害を乗り越え，自立生活を再建，復興を目指していけるように，安心，安全かつ良質なリハビリテーション支援を受けられる制度や体制の確立を促進することを目的とする[15]．

ここがポイント！

被災地に赴く場合，また被災者支援を実施する場合，これらのどの時期にかかわるかによって，そして何よりもその地域・住民が被災前にどのような状況であったのかによって支援活動の内容が異なる．各段階に応じ災害時の支援活動を行い，これらの活動を通し災害関連死を予防することが災害リハビリテーションには重要である．

DMAT（Disaster Medical Assistance Team；災害派遣医療チーム）

LECTURE 14

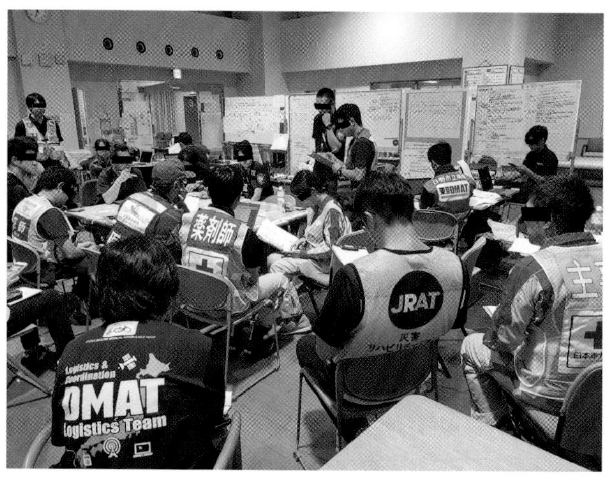

図5　JRAの活動
令和元年台風15号（令和元年房総半島台風）時の安房地域保健医療調整本部．緑のビブスを身に着けているのが千葉JRATのロジスティクス．災害支援には他団体との調整が欠かせない．

MEMO
ロジスティックス（logistics）
災害時の物流の調達・管理システムなどのこと．日本語では兵站（へいたん）と訳される．一般的には，物流の調達・管理システムのこと（材料調達→生産→在庫管理→販売など）であるが，災害時の緊急支援体制としての後方支援を幅広く意味し，有効な災害時活動には必須の重要項目である（参照：EMIS 広域災害救急医療情報システムwebサイト）．

現場での活動を支える後方支援の活動はロジスティクスといわれ，この役割は，情報収集や整理，派遣人員の確保や派遣調整，必要物資の調達や分配，通信の確保，そして活動記録など多岐にわたっており，直接的な支援活動以外のすべてを担っている（図5）．

■引用文献

1）厚生労働省：国際生活機能分類—国際障害分類改訂版（日本語版）．
https://www.mhlw.go.jp/houdou/2002/08/h0805-1.html
2）日本理学療法士協会：統計情報．
http://www.japanpt.or.jp/about/data/statistics/
3）日本公衆衛生協会，日本理学療法士協会，日本作業療法士協会：平成21年度 地域保健総合推進事業行政の理学療法士，作業療法士が関与する効果的な事業展開に関する研究—地域保健への理学療法士，作業療法士の関わり．2009.
4）地域リハビリテーション支援活動マニュアル作成に関する研究班：地域リハビリテーション支援活動マニュアル．1999．p.6.
5）同上．p.28.
6）日本リハビリテーション病院・施設協会：地域におけるリハビリテーションの活用促進を目指した調査研究調査報告書．2019．p.2-4.
7）厚生労働省老健局長：「介護予防・日常生活支援総合事業のガイドラインについて」の一部改正について．新旧対照表．老発0510第号．2018．p.11
8）厚生労働省老健局長：「介護予防・日常生活支援総合事業のガイドラインについて」の一部改正について．新旧対照表．老発0510第号．2018．p.21.
https://www.mhlw.go.jp/file/06-Seisakujouhou-12300000-Roukenkyoku/0000205730.pdf
9）同上．p.12.
10）厚生労働省：介護予防・日常生活支援総合事業ガイドライン案についてのQ & A．平成9月30日版．
https://www.mhlw.go.jp/file/06-Seisakujouhou-12300000-Roukenkyoku/0000188229.pdf
11）地域包括支援センター運営マニュアル検討委員会編：地域包括支援センター運営マニュアル2訂．長寿社会開発センター；2018．p.78.
12）厚生労働省：地域包括ケアにおける地域ケア会議の役割について．
https://www.mhlw.go.jp/file/06-Seisakujouhou-12600000-Seisakutoukatsukan/0000114063_4.pdf
13）介護支援専門員（ケアマネジャー）の資質向上と今後のあり方に関する検討会：介護支援専門員（ケアマネジャー）の資質向上と今後のあり方に関する検討会における議論の中間的な整理．2013.
http://www.mhlw.go.jp/stf/shingi/2r9852000002s7f7-att/2r9852000002s7go.pdf
14）厚生労働省：介護予防普及展開事業専門職向け手引き（Ver.1）．
https://www.mhlw.go.jp/file/06-Seisakujouhou-12300000-Roukenkyoku/0000179799.pdf
15）大規模災害リハビリテーション支援関連団体協議会：会則．
https://www.jrat.jp/images/kaisoku.pdf

Step up

地域リハビリテーション支援体制整備推進事業と理学療法士の課題

千葉県における地域リハビリテーション支援体制整備推進事業（以下，本事業）の紹介と，本事業の活動からみえてくる理学療法士が地域にかかわるうえでの課題について紹介する．

1）事業概要

千葉県では2000年度より国庫補助事業として本事業を開始した．2001年度末に策定された「千葉県地域リハビリテーション連携指針」に基づき千葉県リハビリテーション支援センター（以下，県支援センター）を1か所，県内9か所の二次保健医療圏域ごとに地域リハビリテーション広域支援センター（以下，広域支援センター）を2006年度までに指定し，県内の地域リハビリテーション支援体制の整備と推進を図ってきた．

2015年度に行われた2回目の指針改訂の際に，千葉県の地域リハビリテーション支援体制の整備・推進の理念を「すべての人々が，本人の『したい生活』を実現できるように，リハビリテーションの視点から保健・医療・福祉等の関係機関をつなぎ，適切な支援が切れ目なく提供されるよう関係機関等の支援体制の整備を図る」(図1）と定めた[1]．

そして，よりきめ細やかな地域支援体制の構築のために，活動の協力をしてくれる保健・医療・福祉にかかわる団体・組織に参加をしてもらうためのプラットフォームとして「ちば地域リハ・パートナー」を制度化した．

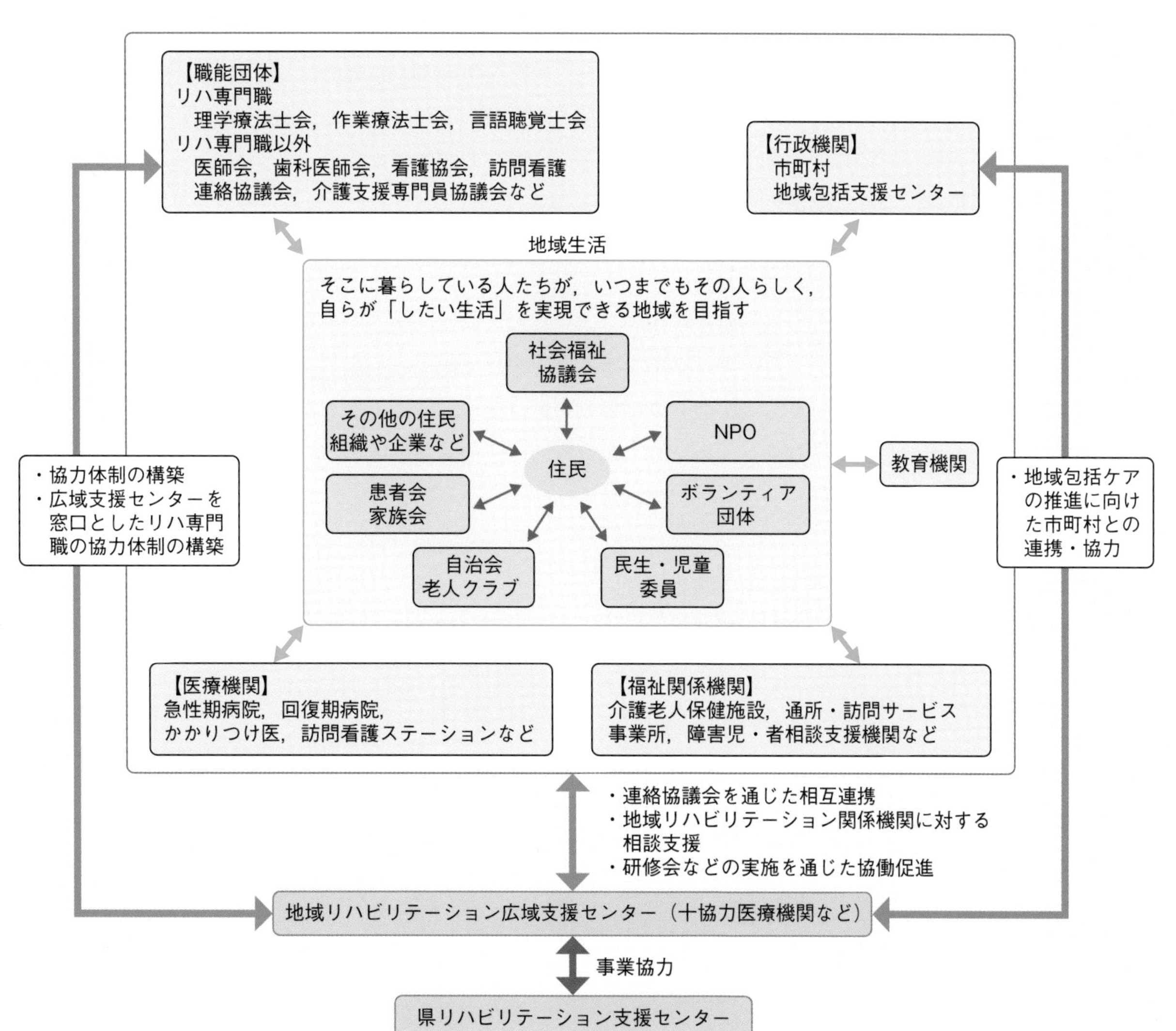

図1 千葉県地域リハビリテーション事業の目指す姿

LECTURE 14

2) ちば地域リハ・パートナーの概要

パートナーは千葉県が公募し，希望する施設・団体が申請をし，県が登録する仕組みとなっている．その登録要件は，地域リハの理念に十分な理解をもち，広域支援センターからの協力要請に応じる意思がある組織・機関である．なお，個人での登録は受け付けていない．2019 年 8 月現在，152 か所の組織・機関が登録をしている．

広域支援センターは，圏域のパートナーを招集しての意見交換会や研修の開催，情報共有や提供を実施するなど，パートナーの連携作りやスキルアップを実施することが義務付けられている．

3) ちば地域リハ・パートナーの活動

パートナーの活動は幅広い．ある圏域では広域支援センターがコーディネートを行い，その圏域内の地域包括支援センターからの依頼に応じた介護予防に関する活動をパートナーが実施している．

また，他の圏域では，広域支援センターが行う小学校での体験授業などや，防災訓練を一緒に実施したりしている．2019 年 9 月に千葉県を襲った台風 15 号の被災地では，パートナーを通して地域の被災状況を収集したり，一部被災したパートナーへパートナー同士での物資提供などが行われたりと，多種多様な活動が行われた．

4) 理学療法士が「地域」にかかわるための課題

● 課題 1：自らの職種の説明

市町村にはリハビリテーション専門職の必置基準がないため多くの市町村には常勤の理学療法士はいない．そのため，行政職員の理学療法士に対する理解には偏りがある．また，多くの住民も理学療法士と会ったこともない．多くの人の理学療法士に対する見方は「病院で歩くリハビリをやる人」であり，その職種が住民に何の益をもたらせてくれるのかはまったく理解されていない．したがって，その地域に対して何ができる職種なのかを自ら説明できることが必須である．

● 課題 2：大局的な事業提案

介護予防事業は市町村により多種多様であり，理学療法士のかかわり方を類型的に示すことは困難である．しかし，市町村側もしくは住民が理学療法士は何ができる職種かを理解していないことが多い．そのため，その職能から鑑みてその地域に見合った事業提案を理学療法士が自らできる能力が必要である．

● 課題 3：間接的に地域へかかわるための能力

介護予防の活動を住民同士による推進のために，地域の中心的な住民や組織が安心して活動できる助言や指導を理学療法士に求める市町村も増えている．パートナーの活動でも住民ボランティアの育成や，住民同士の活動の立ち上げ支援などにリハビリテーション専門職を活用している事例もある．

しかし，理学療法士は養成課程でこのような活動方法について学ぶ機会は少なく，ヘルスプロポーションについても学ぶ機会が少ない．個々人に対する直接的な支援は，地域全体を視野に入れたかかわりのなかでは限界があることを理解し，自らの職能を地域で有効に活用してもらうための間接的な地域へのかかわり方を身につけることが必要である．

■引用文献

1) 千葉県：地域リハビリテーション支援体制整備推進事業.
https://www.pref.chiba.lg.jp/kenzu/kenkouken/chiikirihabiri.html

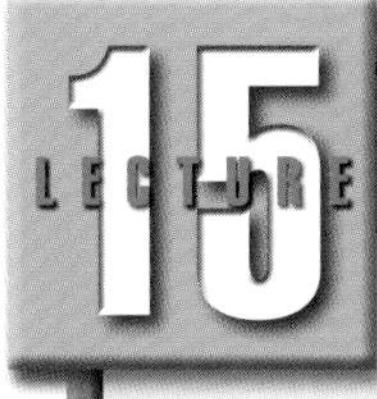

世界の地域リハビリテーション
地域社会に根ざしたリハビリテーション（CBR）

到達目標

- 世界的に行われている地域社会に根ざしたリハビリテーション（CBR）の概念や方法を理解する．
- 人々の多様性を前提とした共生社会の実現を目指すCBRにおいて，リハビリテーションと理学療法（士）の役割を考えることができる．
- CBRの考え方や方法を理学療法士としての実践に活用できる．

この講義を理解するために

日本で地域リハビリテーションとよばれているものの多くは医療や福祉といった行政制度の中で実践されています．他方，この講義で取り上げるCBRは分野や制度の枠を越えたより広い社会開発の取り組みです．医療や福祉の社会資源が限られた状況にある開発途上国で主に取り組まれています．日本における地域リハビリテーションも限られた地域資源の中での取り組みであり，途上国での実践から学べることは多々あります．

この講義の目標は，CBRの理解を深め，広い視点から地域社会における理学療法（士）の役割と可能性を考えることです．そのため，以下についても学習しておくことを勧めます．

□ 国連の障害者の権利に関する条約（障害者権利条約）について学習しておく．

□ 国連の持続可能な開発目標（SDGs）について学習しておく．

□ ユニバーサル・ヘルス・カバレッジやプライマリ・ヘルス・ケアといった保健の世界的な枠組みを学習しておく．

□ 自立生活運動や知的・発達障害者の本人活動（セルフ・アドボカシー）などの障害当事者運動やその他の社会運動の歴史を学習しておく．

講義を終えて確認すること

□ なぜCBRという考え方や方法がつくられたのか，その理由や背景が理解できた．

□ CBRにおける「地域社会に根ざす」という取り組みの方法を他の方法と比較して理解できた．

□ CBRにおいて取り組む課題や内容を理解できた．

□ CBRの具体的な実践方法が理解できた．

講義

CBR (community based rehabilitation)

1. CBR (地域社会に根ざしたリハビリテーション) の誕生

「世界」を考えたとき，欧米の国々をイメージするかもしれない．しかし，世界190か国のうち約8割の150か国以上が途上国であり，そこに人口の8割以上が住んでいる．英語では従来途上国のことをdeveloping countryとよんできたが，近年ではmajority world (多数派の世界) とよぶことも増えている．地域社会に根ざしたリハビリテーション (CBR) は，主に途上国のプライマリ・ヘルス・ケア (PHC) におけるリハビリテーションの取り組みとして，従来主流であった施設と専門職を中心とした方法に代わる新しい方法として誕生した．1970年代後半から現在まで，世界保健機関 (WHO) をはじめとする国連機関などによって，90を超える国々で実践されてきた．

MEMO

プライマリ・ヘルス・ケア (primary health care：PHC)

1978年に「2000年までにすべての人に健康を (Health for All)」という健康に関する世界的行動目標を定めた「アルマ・アタ宣言」が採択された．この宣言の中で，健康は「身体的・精神的・社会的に良好な状態 (well-being) であって，単に病気や虚弱でない，ということではない」と定義され，すべての人がもつ基本的人権の一つであるとされた．この意味の健康を実現するための世界戦略とされたのがPHCである．PHCは単なる医療サービスの拡大ではなく，社会や経済にも関係する取り組みとして進められてきた．

2. CBRとは

WHO (World Health Organization)

CBRは進化し続けている取り組みであり，CBRを推進しているWHOなどの国連機関はCBRの定義を何度か修正し，現在は以下のように定義している．

「CBRは地域社会全体の開発における，すべての障害者のリハビリテーション，機会の均等化，社会包摂の戦略の一つである．CBRは，障害者自身，家族，組織や地域社会，そして保健，教育，職業，社会，またその他の事業にかかわる政府および非政府組織の連携協力を通して遂行される (筆者訳)」[1]

社会包摂 (social inclusion)

より簡単な説明は，CBRを“CB”と“R”に分けた説明である．つまり，CBとはCBRの方法，Rは取り組まれる課題や活動内容のことである．

1) CBRの方法：地域社会に根ざしたアプローチとしての“CB”

CBRが開始された当初，WHOは地域社会に根ざしたアプローチを施設型，訪問型の2つの方法と比較して説明した (**図1**)[2]．

(1) 施設型アプローチ

施設型アプローチ (institution based approach)

- 概要：機能回復などのためのサービスの提供を病院などの施設において行う方法
- 目的：専門的なサービスの提供
- 特徴：提供されるサービスは専門的である反面，その利用は施設周辺の住民や交通手段を含めアクセスができる人に限られる
- 方法を形成する考え方：必要で適切なサービスは設備の整った施設において専門的な教育を受けた専門職が提供すべき
- 実施されるサービス：施設が提供しうる内容に限定

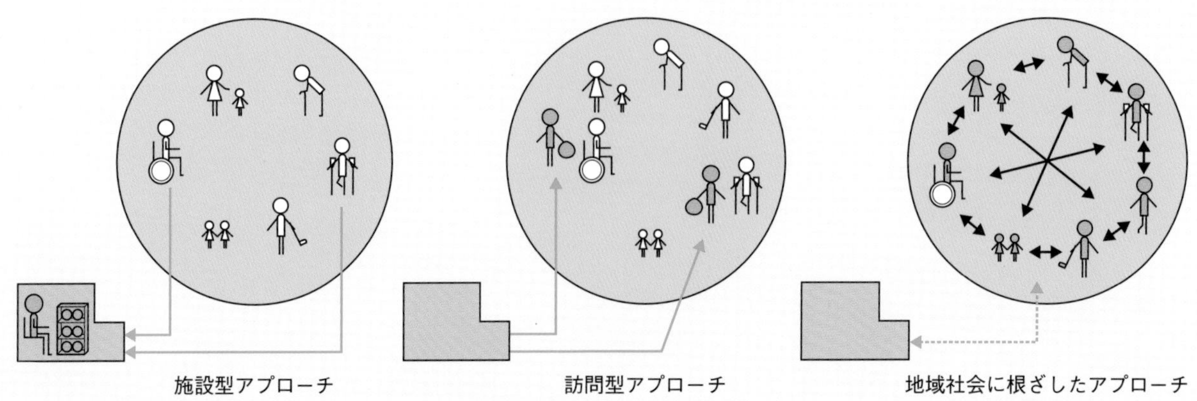

図1　3つのリハビリテーションアプローチ

- 専門職の役割：施設でのサービス提供，その決定と管理
- 地域社会の人々の役割：サービスの利用者．サービスを利用しないその他の地域社会の人々は関与しない

(2) 訪問型アプローチ

- 概要：施設がない農村部や離島などを対象地とし，施設や事業所の専門職が利用者宅や公民館などを巡回・訪問しサービスを提供する方法
- 目的：提供場所を変えることで，専門的なサービスをより利用しやすくすること
- 特徴：サービスの提供場所は施設から自宅に変わるが，その他の点は施設型アプローチと同じ
- 方法を形成する考え方：サービスはより利用しやすくすべきだが，そのサービスは専門職が担うべき
- 実施されるサービス：専門職が提供しうる内容に限定される
- 専門職の役割：サービスの提供，その決定と管理
- 地域社会の人々の役割：サービスの利用者．家族や地域社会の人々がかかわる場合があるが，それは特定のサービスの提供のための「人手（マンパワー）」として動員されるにとどまる

(3) 地域社会に根ざしたアプローチ

- 概要：地域社会の人々が決定権をもって主体的に取り組む方法
- 目的：地域社会を「インクルーシブな社会」としていくこと
- 特徴：障害者を含む地域社会の人々が当事者として取り組みの主体となる．参加型アプローチの方法が用いられる．そのため，対話という過程や関係性が重要
- 方法を形成する考え方：地域社会の人々は課題を見つけ解決していく力を有しており，その人々によってなされうることが多々ある
- 実施されるサービス：医療や教育といった分野や，専門性に基づいた「縦割り」のものではなく，地域社会の人々がもつ知識や経験，技能に基づいた生活に根ざした多様なもの（**図 2**）
- 専門職の役割：施設や専門職は包括的な取り組み全体のなかで専門的なサービスを担うものとして位置づけられる．ただし，そこでの役割は課題解決のための対等な協力者・パートナーであり，決定者ではない．専門性を超えて地域社会の人々による解決の行動形成を促す役割（ファシリテーター/カタリスト）を担う場合もある（**図 3**）
- 地域社会の人々の役割：自分たちの地域社会を自らの力で変えていく変革の主体としての役割を担う．地域社会の課題の評価や分析，計画という決定と実行の主体的役割を担う

(4)「地域で」と「地域社会に根ざした」の違い

CBR の方法の理解において「地域で」と「地域社会に根ざした」との違いを理解しておくことは重要である．前者の「地域」は地理的・行政区分的な地域（市町村，○○地区：area/region）といった「場所」のことである．他方，後者の「地域社会」はその英語の文字通り，地域社会の住民や人々（community）を意味している．地域社会に根ざす，とは単に地理的な範囲の中で何かを行うことではなく，地域社会の住民が共同体として主体的に取り組むことを意味している．例えば，訪問型は「地域で」の活動ではあるが，地域社会の住民が主体的な役割を担っていなければそれは「地域社会に根ざした」活動とはいえない．

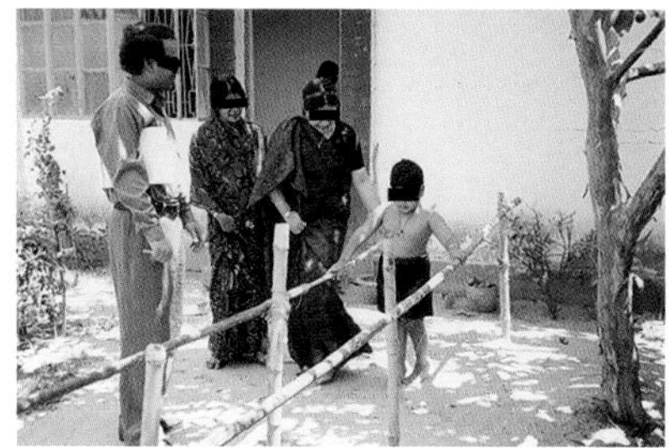

図 2　CBR で作成した竹製の平行棒（バングラデシュ）

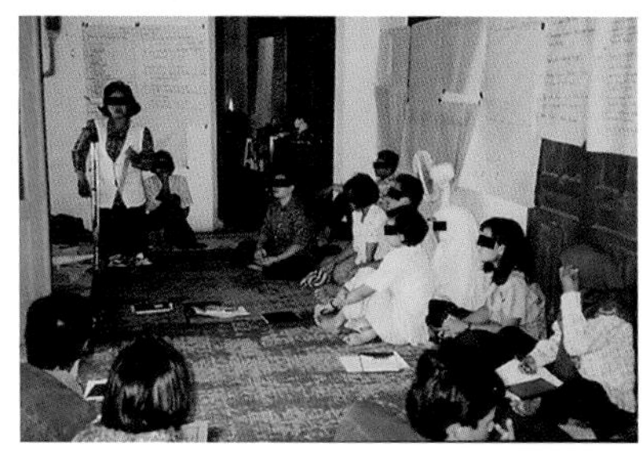

図 3　CBR ファシリテーターの会議
村の CBR について協議する CBR ファシリテーター（インドネシア）．起立している人はリーダーで，ポリオの障害のある女性である．

訪問型アプローチ（outreach approach）

地域社会に根ざしたアプローチ（community based approach）

MEMO
インクルーシブな社会
人々の多様性を前提とし，自由と平等と人権を重視した共生社会．

調べてみよう
参加型アプローチとは何か，調べてみよう．

MEMO
カタリスト
元々は化学反応を促す触媒のこと．社会開発の文脈では，外から何かを持ち込んだり提供したりするのではなく，地域社会の人々が相互に主体的に関わる過程を促す役割を担う人を指す．

調べてみよう
変革の主体（agents of change）を調べてみよう．

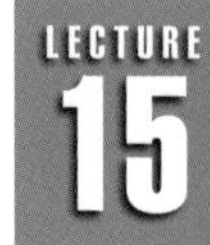

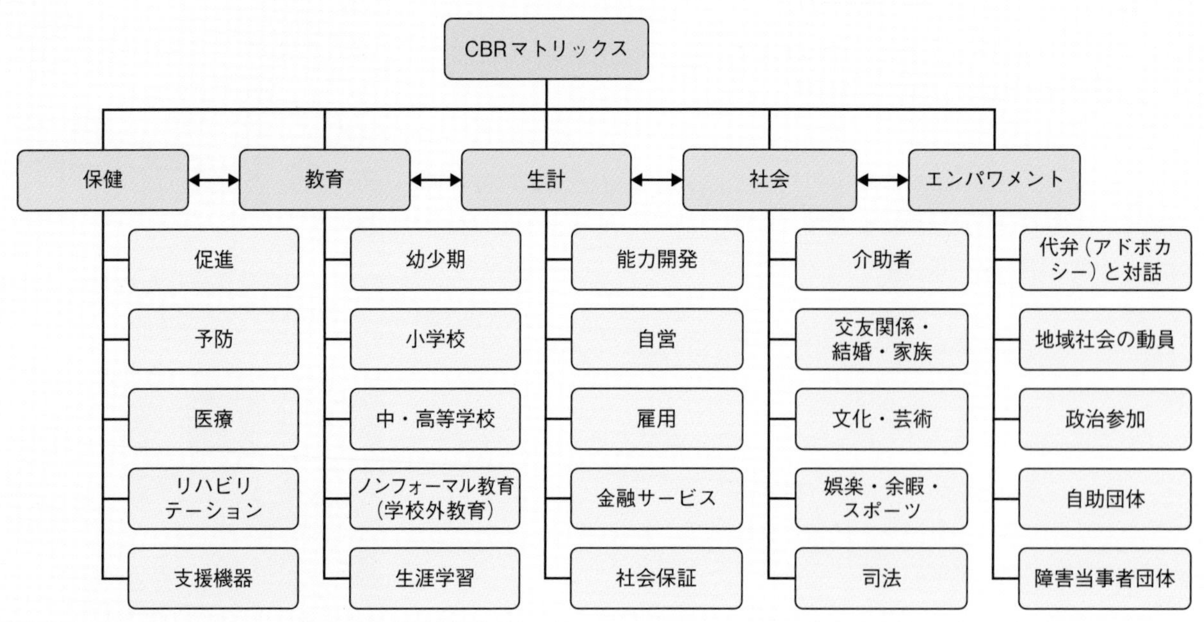

図4　CBRマトリックス

（WHO, UNESCO, ILO, IDDC：Community-based Rehabilitation：CBR Guidelines. 2010[3]〈筆者訳〉）

2) CBRの活動：包括的な取り組みとしての"R"

CBRの活動・中身である"R"をCBRの定義および指針からみてみる．用語としてはリハビリテーションが使われているが，その中身は（狭義の）リハビリテーションだけではない．

(1) CBRの定義から：3つの中身

CBRが取り組む課題・中身として，CBRの定義には「リハビリテーション」「機会の均等化」「社会包摂」の3つが明記されている．機会の均等化とは，教育や就労などだけではなくあらゆる場面での機会の不平等をなくしていくことである．社会包摂とは「人々の多様性を前提とした共生社会」づくりである．地域社会のバリアフリー化や障害啓発などの取り組みが含まれる．

調べてみよう
あなたが知っている地域リハビリテーションの取り組みの内容をCBRマトリックスの項目に沿って分類し，何が実際に行われているかを確認してみよう．

(2) CBRの実施指針から：25の中身

上記の3つの中身をより具体的な分野や取り組みとして示したものがCBRの実施指針におけるCBRマトリックスである（**図4**）[3]．

CBRマトリックスは，CBRが関与する領域を保健，教育，生計，社会，エンパワメントの5つに分け，それぞれにおいてさらに5つずつの課題分野を設定している．これら全体がCBRで取り組むべき中身である．つまり，CBRにおいて医療リハビリテーションは重要ではあるが，それはCBRで取り組むべきことの一部であり，その他の取り組みも含めた包括的な取り組みがCBRにおいて実施される必要があることを示している．

調べてみよう
CBRマトリックスのエンパワメントの一つである代弁（アドボカシー）において特に重要なセルフアドボカシー（self-advocacy：本人活動とも訳される）について調べてみよう．

3. CBRの変遷：CBRから地域社会に根ざしたインクルーシブな開発（CBID）へ

CBRは進化し続けている取り組みである．地域社会の資源を活用したどちらかといえば狭義のリハビリテーションサービスの提供地域の拡大という初期の取り組みから，人々の多様性を前提としたインクルーシブな社会の形成を目指すより包括的な「地域社会に根ざしたインクルーシブな開発（CBID）」へと発展し続けている．

CBID（Community Based Inclusive Development）

1）初期のCBR：安価な機能回復サービス提供プログラムとして
―1970年代から1980年代：PHCを踏まえて

初期のCBRはどちらかといえば医療リハビリテーション分野におけるPHCの戦略として，施設型リハビリテーションに対するアンチテーゼとして取り組まれてきた．WHOは1970年代から草稿作りを行ってきたCBRをもとに最初の実践書・マニュアルを1989年に発行した．CBRの黎明期には，その理念に沿って住民主体の方法で保健と生活にかかわる取り組みとして進められたCBRもある一方，そうではない取り組みも少なくなかった．

CBRが単に親やボランティアをマンパワーとして動員した「安価で簡単な機能回復サービスの提供活動」となってしまった例も少なくない．CBRに関しては，早い時期からCBRという名称のなかに一般の人々にとっては機能回復や社会復帰と同意とみなされるリハビリテーションという用語だけが含まれることで，地域社会における障害との取り組みが狭義の医療リハビリテーションに限定されるのではないかという懸念がCBRを進める国連機関などからも指摘されていた．その一つである国際労働機関（ILO）は，取り組みの名称をCBRではなく「地域社会統合プログラム（CIP）」とすべきという提案も当初から行っていた．この懸念は現実のものとなり，当時のCBRは専門職や高価な機器や施設に頼らないその地域社会の資源を活用した機能回復サービス提供プログラムという側面にとどまる実践が多数となってしまった．WHOも初期のCBRの課題としてこの点をあげている[4]．

ILO（International Labour Organization）

CIP（Community Integrated Program）

2）過渡期のCBR：障害に関する総合的な戦略へ
―1990年代から2000年代：ICFを踏まえて

国際障害分類が障害の個人モデルを基礎にしたICIDHから障害の社会モデルを踏まえたICFへと障害の概念自体が変化するなかで，CBRも障害をより広くとらえた取り組みへと変化してきた．

初期の多くのCBRの実践が，多様性を基礎にした自立と社会参加を支援する包括的な共生社会の形成の取り組みとなっていないこと，また，現実的には地域社会の人々が主導するものではなく政府や自治体または援助機関などの取り組みとしてトップダウン的に導入・実施されているといった現状が明らかになった．WHOを含めた国連諸機関はCBRの実践を本来の理念に沿ったものへ改めて導くために，CBRに関する初めての共同政策方針書を1994年に出し，CBRは地域社会の人々が主体となって進める包括的な地域社会の取り組みであることを共通理解とした．2004年にはCBRの定義をより社会開発の側面を明確にするものへとするための改定をし，CBRは社会包摂の実現を含む取り組みであること，障害者を含む当事者の意思決定と実践への参加が重要であることがより明確になる定義の修正も行った．

この時期に発展した形態に以下がある．

①包摂指向型CBR

障害者の包摂を第一の目標とし，地域社会の社会関係資本へ働きかけるCBRの形態．PLAを活用したインドネシアのCBR開発研修センターのCBRなどが例といえる．地域社会の関係性を変容させていくファシリテーターが婦人会や青年団，学校や相互融資制度といった既存の地域社会の社会関係資本を包摂的にしていくことで障害者の社会参加を促進する．結果として，地域社会の信頼や連帯といった社会関係資本は強化され，単に障害者やその家族が裨益するだけではなく，地域社会が発展する契機ともなっている．

②エンパワメント指向型CBR

障害者のエンパワメントを第一の目的とし，障害者がサービスの創出を含む地域社

MEMO
障害の個人モデルは，医学モデルや医療モデルともよばれる．

ICIDH（International Classification of Impairments, Disabilities and Handicaps）

ICF（International Classification of Functioning, Disability and Health）

MEMO
社会関係資本（Social Capital）
信頼や規範，ネットワークといった「社会関係」と法律や社会・組織の仕組みといった「制度」など目には見えないけれども社会の発展にとって重要と考えられるものをさす．この概念によって，物理的な目に見えるものだけではないものが地域社会の資産として認識されるようになった．近年震災との関連で「絆」という言葉が使われるが，それと重なる部分のある概念ともいえる．

MEMO
PLA（Participatory Learning & Action）
参加型開発の手法の一つ．人々が決定権をもち自分たちの地域社会の発展のための活動を主体的に担っていく方法．

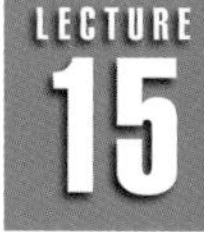

会の変革の主体（エージェント）となることを柱とするCBRの形態．先進諸国の自立生活運動と同様に，障害者が意思決定やサービス創出の主体となる．メキシコのプロヒモ・プロジェクトなどが例である．先進国の自立生活運動では機能的課題への対応は限定的だが，医療を含めたサービスが不足している途上国では，機能的課題への介入も含まれる．この実践では，障害者同士が自立や社会参加の経験を共有していく「場」が地域社会の中に作られることが重要である．それにより，地域社会内においても分断され孤立してきた障害者同士がつながり，非障害者との対比においてなされてきた自己認識を障害者同士の中で再構築していくことで，自尊心の形成や自分の経験を否定的なものから肯定的で価値あるものへと変換していく．

これら，機能回復を社会参加の前提条件とせずに障害者の包摂を地域社会が指向する取り組みや障害者自身が主体的に地域社会の変革を進める実践は，CBRが進むべき方向性と可能性を示してきた．

3）現在のCBR：包括的な地域社会開発戦略へ
―2000年代から：CRPDとSDGsを踏まえて

2000年代になると障害と開発双方の分野において大きな動きがある．障害分野では国連の「障害者の権利に関する条約（障害者権利条約，CRPD）」が2008年に発効され，障害が国際的にも人権課題であることが明確になった．開発分野では2030年までの開発目標として「誰も取り残さない社会」の形成を目指した「持続可能な開発目標（SDGs）」が国連で採択された．これらを踏まえ，障害を人権課題として取り組むこと，また，障害者を含め誰も取り残さない社会の形成に取り組むことがCBRでも重要になった．

この点を踏まえたCBRの実践を促すものとして，WHOと他の国連諸機関などが共同で新しいCBRの実施指針を2010年に作成した．この指針は先述のCBRマトリックスの5領域それぞれを一分冊とし，導入編と補足編を加えた7分冊から成っている．1989年のWHOのCBRマニュアルをはじめ初期の多くの実践書が安価で，簡便な機能回復訓練方法をCBRの主たる内容としていたのに対し，この指針は障害者の社会参加を進めるための包摂的な取り組みとそのためのCBRの役割を主要な内容としている．

この指針の重要な目的は，開発における障害の主流化，特に貧困削減のために，CBRを地域社会に根ざしたインクルーシブな開発（CBID）として推し進めることとしている．現在では取り組みの名称もCBRではなくCBIDが使われることが増えている．

4．CBRの実践

1）どう取り組むか：「力の獲得」と「社会・環境可能性の拡大」

CBRを，共生社会の形成のための地域社会開発としていくためには，2つの“E”が大事だといわれている．それは「力の獲得」と「社会・環境可能性の拡大」である．

「困」という字を例に考えてみよう．語源の議論はしないが，この「困る」という字は「木」が箱（口）に閉じ込められて成長できないから「困っている」という状況を示しているといえる．この「困っている」状況を解決するにはどうすればよいか．

一つは，「木」が自分自身で箱を突き破る力を獲得すれば木は成長していける．これが力の獲得としてのエンパワメントである．

もう一つは「箱」についてである．「困っている」状況を作り出しているのは「木」の成長を妨げている「箱」である．この箱は木を成長「できなくさせている環境」である．「木」が成長するにはこの「箱」がなくなればよい．第三者が箱を取り除く，つまり「できなくさせている環境を取り除く」ことが「社会・環境可能性の拡大」である．

プロヒモ・プロジェクト（Projimo Project）

MEMO
障害者権利条約以外の人権条約
国連の人権条約にはほかにも児童の権利に関する条約（子どもの権利条約：1990年）や女子に対するあらゆる形態の差別の撤廃に関する条約（女子差別撤廃条約：1981年）などがある．

CRPD（Convention on the Rights of Persons with Disabilities）

MEMO
SDGs（Sustainable Development Goals）
17の目標が設定されている．目標の3が「すべての人の健康と福祉」を実現することとして設定され，PHCの流れを踏むユニバーサル・ヘルス・カバレッジが重要な目標とされた．SDGsにおいては11か所において障害もしくは障害者について言及されており，障害は単に一つの分野の課題ではなく社会開発全般にかかる課題とされている．

調べてみよう
SDGsの17の目標を調べてみよう．

調べてみよう
ユニバーサル・ヘルス・カバレッジ（Universal Health Coverage：UHC）について調べてみよう．

力の獲得（empowerment）

社会・環境可能性の拡大（enablement）

MEMO
力の獲得としてのエンパワメント
エンパワメントには3つの意味がある．1つは読み書きができるや英語が話せるといった能力の獲得の意味．2つ目は自分および自分が属する集団の意思決定への影響力の意味．しかし，CBRにとって最も重要になる3つめの意味は，自らが置かれている状況を批判的に分析（意識化）し，その社会を発展させていく社会変革の行動主体となるという，パウロ・フレイレが概念化した批判的社会認識（critical consciousness）としてのエンパワメントである．

できなくさせている環境（disabling environment）

機能的に多様な人々がいることが社会の大前提としてあり，多様な人々が平等に社会参加できることを「可能にする環境」を作り出すことである．例えば環境のバリアフリー化であるとか，差別的態度や制度をなくす啓発や法律の整備などである．

可能にする環境 (enabling environment)

CBR においては，障害者を含む地域社会の人々のエンパワメント，そして，その地域社会の社会・環境可能性の拡大の2つの取り組みを実践する．

2) 誰が，どのように，参加するか：「決めている」のは誰か

CBR は地域社会のすべての人の参加によって取り組まれる．参加には大きく2つの形がある．一つは単に人手（マンパワー）として動員されるもの．もう一つは，参画という言葉が用いられることもあるが，決定する役割を担い，計画から実施まで責任をもって主体的にかかわる形である．CBR では後者の意味での地域社会の人々の参加が重要である．

「地域社会の人々の声を訊く」ために住民公聴会を実施すれば，地域社会の人々は意思決定過程に参加したといえるだろうか．重要なのは最終的に「誰が決めたのか」である．地域住民の声をたくさん聴いたとしても最終的な決定を行政や専門職が行っていたとしたら，それは地域社会の人々が意思決定の主体であったとはいえない．国連の地域機関として CBR を進めてきた国連アジア太平洋経済社会委員会 (UNESCAP) は「CBR は障害者を援助の受動的な受け手とみなし第三者が障害者に代わって外部から障害（者）問題に介入することではなく，地域社会が発展していくために欠かすことのできない存在としての障害者の参加を含んだ内発的地域社会開発である」[5] と述べている．国連の障害者権利条約の形成過程においても「私たち抜きに私たちのことを決めるな」が重要なスローガンとして折に触れ強調されていた．

UNESCAP (United Nations Economic and Social Commission for Asia and the Pacific)

私たち抜きに私たちのことを決めるな (Nothing about us without us)

3) CBR における理学療法（士）の役割と可能性

(1) 役割

CBR の取り組みの包括性や地域社会の人々の主体性が強調されることで，「CBR は理学療法士などの専門職の重要性や専門性を否定している」という誤解をしている人が少なくない．これは CBR についてよく生じる誤解である．

CBR においてリハビリテーションという分野，また施設や専門職の役割は重要である．しかし CBR マトリックスでも示された通り，リハビリテーション「のみ」が重要とされたり，それが他の取り組みよりも「優先されるべき」とされたり，結果として狭義のリハビリテーションだけしか取り組まれないことは問題である．理学療法士などリハビリテーションにかかわるものはその点には自覚的であるべきである．

加えて，専門職はサービスの提供過程において，権威主義的なかかわり方ではなく，地域社会の人々自身が決定権をもった主体としてかかわることを促す役割を担っているかどうかも問われている．

(2) 可能性

理学療法士は，その知識と経験を基礎に，狭義の理学療法の提供という役割に加え，共生社会の形成を促す触媒（ファシリテーター/カタリスト）としての役割を担うことも可能である．

CBR の取り組みではないが，東京都理学療法士協会のエスカレーターマナーアップ推進委員会の取り組みはインクルーシブな社会の形成に向けた理学療法士の可能性を示す一例である．エスカレーターを利用するためにすべての人が決まった片側に立てるようにするための個々人の機能的改善のための介入がある一方で，左右どちらに立つことも許容される社会の形成に理学療法士が取り組んでいる．それは一側のみの立位置を強要されることの危険性を理学療法という知識と経験からわかっているからこその社会のあり方を変える取り組みであろう．

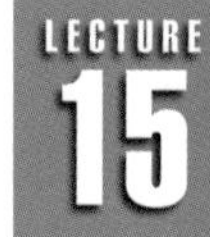

5. 日本での取り組み：日本の地域リハビリテーションはCBRか

CBRは途上国のもの，という理解をする人もいるが，それは正しい理解ではない．日本や欧米諸国でもCBRの理念や方法を踏まえた取り組みがなされている．

CBRかどうかの判断は，その方法が地域社会の人々が主体となって取り組む地域社会に根ざした方法かどうか，また，取り組まれている課題や内容が機会の均等化や社会包摂を含む包括的なものかどうか，の2つである．もし「理学療法士による在宅訪問リハビリテーション」がCBRか，と問われたら，この2つの視点でみれば，CBRとはいえないだろう．しかし，その取り組みがより包括的な住民主体の取り組みの一部として行われていたら，それは「CBRの重要な一部である」といえる．

日本や西欧諸国のように行政制度が発展し種々の取り組みがその制度の中で細分化・専門化されてきているなかでは，CBRのような住民主体の統合的な取り組みは難しいともいえる．しかし，地域社会の住民の主体的な取り組みとして生活に根ざした共生社会の実現を目指す取り組みは日本でも行われている．日本や西欧諸国において，地域社会の障害当事者が主体となって，自立生活センターを中心とした支援事業の提供とインクルーシブな社会の形成のための障害（者）運動の両方に取り組んでいる自立生活運動がある．これは名称としてはCBRではないが，その当事者主体の方法と社会参加支援の包括的な取り組みの形は，いわゆる先進国におけるCBRの取り組み例ともいえる．

調べてみよう
参考文献1）を参照して日本でのCBRの取り組みを調べてみよう．

MEMO
自立生活運動（independent living movement）
CBRがNGOや政府，リハビリテーション関係者によって進められてきたのに対し，自立生活運動は障害者が中心になって進めてきた地域社会における障害の取り組みである．米国発祥で，日本でも1980年代から取り組まれてきた．
自立生活運動では，自立の概念を「一人で○○ができる」という機能・能力的な意味ではなく，自らが決め・選択するという意思決定にあるとすることで，自立の意味を社会的な意味に置き換えた．その過程で，自立と社会参加は機能的な差異にかかわらないすべての人の権利であるとし，施設ではなく地域社会において介助制度を利用しながら生活するための取り組みを，障害者自らが事業実施者となる自立生活センターの設立と運営を通して進めてきた．
自立生活センターは運営委員の51％以上を障害者とすることなどによって当事者主体の事業として実施されている．事業内容は，権利擁護，情報提供，自立生活プログラム，ピア・カウンセリング（障害者同士が相互にカウンセリングを行うコ・カウンセリング）などがある．

調べてみよう
日本とアメリカの自立生活運動の歴史を調べてみよう．

6. まとめ

CBRは“CB（地域社会に根ざした）”方法で，“R（リハビリテーション，機会の均等化，社会包摂）”に取り組む社会開発の戦略である．それは進化し続けている取り組みであり，その名前も中身もCBRというリハビリテーションに焦点を当てた取り組みからCBIDというより包括的な社会開発の取り組みへと変化し続けている．

WHOは開始当初からCBRを「リハビリテーションの民主化」[6]と説明している．その意図は，単に都市部の一部の人だけが利用できたリハビリテーションをすべての人にとって利用可能にすることだけではなく，それらに関する知識と技術が障害者を含めた地域社会の人々に共有されることに加えて，地域社会の人々がこの取り組みに責任と決定力をもつ主体となることを意味している．CBRを考えるとき，この理念を忘れてはいけない．

リハビリテーションの民主化（democratization of rehabilitation）

■引用文献

1）ILO, UNESCO, WHO：CBR：A Strategy for Rehabilitation, Equalization of Opportunities, Poverty Reduction and Social Inclusion of People with Disabilities (Joint Position Paper 2004). 2004.
2）久野研二，中西由紀子：リハビリテーション国際協力入門．三輪書店；2014．p.184.
3）WHO, UNESCO, ILO, IDDC：Community-based Rehabilitation：CBR Guidelines. 2010. www.dinf.ne.jp/doc/japanese/intl/un/CBR_guide/index.html（邦訳）
4）WHO, World Bank：World Report on Disability 2011. 2011. p.13.
5）ESCAP：Community-Based Disability Prevention and Rehabilitation：Guidelines for Planning and Management. 1989, p.6.
6）Helander E, et.al.：Introduction. Training in the community for people with disabilities (1989). WHO；1989. https://www.who.int/disabilities/publications/cbr/training/en/

■参考文献

1）日本障害者リハビリテーション協会：地域に根ざした共生社会の実現 CBID事例集．2015. http://www.dinf.ne.jp/doc/japanese/intl/cbr/cbr_jirei_2015/index.html

LECTURE 15

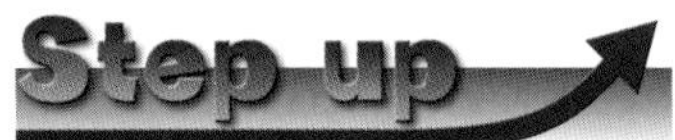

CBR をより深く理解するための基礎：国連障害者権利条約と障害の社会モデル

ここでは，CBR をより深く理解する土台として国連障害者権利条約とその基礎となっている障害の社会モデルについて解説する．

1）「障害者の権利に関する条約（障害者権利条約）」

（1）概要

「障害者の権利に関する条約（障害者権利条約）」は，障害者の権利の実現を目的として2008年に発効となった国連の条約である．2020年時点で181の国と地域が批准している．この条約は障害者に対するあらゆる差別を禁止し，合理的配慮の提供を一つの重要な手段とし，障害者の平等な社会参加を保証するインクルーシブな社会の形成を目指している．内容は教育（24条）や保健（25条）に関するものだけではなく，拷問からの自由（15条）やレクリエーションやスポーツへの参加（30条）などを含む包括的な権利に関する条約であり，リハビリテーションに関しては28条として独立した内容となっている．日本は2014年に批准し，この条約を推進するための国内法として，「障害を理由とする差別の解消の推進に関する法律（障害者差別解消法）」が2016年に施行された．

（2）権利条約における障害の意味

権利条約において障害は「進化し続ける概念」とされ，次のように説明されている．障害（disability）は，「機能障害（impairments）を有する者とこれらの者に対する態度及び環境による障壁との間の相互作用であって，これらの者が他の者との平等を基礎として社会に完全かつ効果的に参加することを妨げるものによって生ずる」[1]．

2）障害の社会モデル

権利条約の障害理解の基礎となったのが障害の社会モデルである．障害の社会モデルは，世界保健機関（WHO）の旧国際障害分類（ICIDH：1980年）の枠組みでもあった障害の個人モデル（医学・医療モデルともいう）の対立概念として発展してきた．WHOの新しい国際障害分類である国際生活機能分類（ICF；2001年）は社会モデルの視点を取り入れている．日本の障害者差別解消法の基本方針においても「障害者が日常生活又は社会生活において受ける制限は，（中略）心身の機能の障害（難病に起因する障害を含む.）のみに起因するものではなく，社会における様々な障壁と相対することによって生ずるものとのいわゆる『社会モデル』の考え方を踏まえている」[2]と説明されている．

個人モデルも社会モデルも機能障害と障害の双方の課題を認めている点は同じである．しかし，障害の原因と結果に関する機序説明（機能障害と障害の関係）と「正常」をめぐる視点が大きく異なっている．

（1）障害の個人モデル

個人モデルは個人の機能障害が原因でその結果，障害が起こると考える．これは線形帰結モデルともいわれる機序説明である．

その土台には，人間は「正常」という概念で表される一定の心身機能をもつことが望ましいという均質性・同質性を指向する価値観がある．ゆえに，ある一定の心身の機能を有していないことが種々の課題を引き起こす根源的な原因とみなされ，その改善が優先的な解決策となる．

例えば，Aさんという車椅子利用者が入り口に階段のある店に入れない状況があったとする．障害の個人モデルでは，「Aさんが歩けない（階段を登れない）から店に入れない」のように原因と結果をとらえるため，Aさんが機能的に回復し，階段を歩いて上って店に入れるようになれば，問題は解決したと考える．

（2）障害の社会モデル

社会モデルは機能障害と障害という2つの課題があることを認めている．しかし個人モデルのように両者のあいだに原因と結果という関係があるとはとらえない．障害は個人の機能障害によってではなく，多様な人々の存在を考慮しない社会や環境の障壁によって引き起こされていると考える．

その土台には，人間は事実として多様であるという理解がある．その多様な人々が平等に社会参加できることが重要と考える．ゆえに，人間の多様性が考慮されず，ある一定の心身機能を有する人しか平等に参加できないような社会や環境が障害の原因とみなされる．したがって人々の多様性が前提として尊重され，そのうえで平等と社会

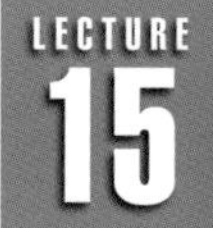

参加が保障されるインクルーシブな社会の形成が解決策となる．

上記のAさんの例で考えると，たとえAさんが歩けるようになって店に入れたとしても，階段がそのままであればそのほかの車椅子利用者が店に入れない状況は変わっておらず，「車椅子利用者は店に入れない」という問題は何ら解決されていないと考える．障害は個人の問題なのか，社会の問題なのか，その違いが名称の違いともなっている．

(3) 障害の社会モデルをめぐる誤解

社会モデルをめぐっては多くの誤解がなされている．社会モデルの本質を端的に説明しようとするとき「障害とは心身の機能の問題ではなく差別や排除であり，障害は社会にある」という説明がなされ，この説明だけをもって社会モデルが理解されてしまうがゆえの誤解である．以下，代表的な誤解を読み解きながら社会モデルについての理解を深める．

a.「社会モデルは機能障害を無視している」という誤解

社会モデルは機能障害を無視してはいない．機能障害と障害とは原因と結果という関係がない，それぞれ異なる別々の課題だ，と区別しているにすぎない．

b.「社会モデルは医療リハビリテーションは不要だといっている」という誤解

社会モデルは機能障害に対して医療的リハビリテーションは重要なアプローチとして認めている．障害者本人が望む限り，その質が高くまた量や頻度も十分に提供されることはサービスへのアクセシビリティの保障という点からも重要と考える．しかし，機能回復によっていわゆる「正常（健常）」となること，換言すれば，ある一定の心身機能の状態になることが平等な社会参加の前提条件とされてしまうことは問題であると考える．人間は事実として多様な存在であり，多様な存在のままで平等な機会と権利が等しく保障されるべきと考える．また，社会モデルは機能障害と障害のあいだに原因と結果という関係がないと考えるため，機能障害の解決は障害の解決には結びつかないと考える．したがって，機能障害の解決には医療やリハビリテーションのような個人に対する介入が必要なように，障害の解決には直接社会や環境に介入する解決方法が必要と考える．

c.「権利条約の定義にあるように障害は相互作用の結果なのだから障害者も変わる必要がある」という誤解

相互作用という言葉が「曲者」である．性差別は女性に対して，人種差別はいわゆる黒人に対してなされる．性差別は女性という個人の要素と女性が不利益を被る社会の仕組みの相互作用の結果である．しかし，だからといって女性に対して男性になれとはいわないし，黒人といわれる人たちに対して白人になれとはいわない．また，そういう解決策があるとすら考えない．しかし，障害者は学校に行きたいなら，仕事をしたいなら，「健常者（のよう）になること」が強いられてきた．障害という差別や不平等といった人権の問題が，いつのまにか心身の機能の問題にすり替えられてきたのが障害者差別の歴史だったといえる．

■引用文献

1）外務省：国連障害者の権利に関する条約．
www.mofa.go.jp/mofaj/fp/hr_ha/page22_000899.html
2）内閣府：障害を理由とする差別の解消の推進に関する基本方針．
https://www8.cao.go.jp/shougai/suishin/sabekai/kihonhoushin/honbun.html

■参考文献

1）久野研二：社会の障害を見つけよう．現代書館：2018．

TEST

試験

到達目標

- 各レクチャーで学んだキーワードが説明できる．
- 地域理学療法の実践分野と具体的内容について説明できる．
- 地域理学療法を実践するうえで基礎となる基本概念，制度，地域理解などについて関心をもって今後の学習に臨む．

この試験の目的とするもの

これまでの講義を振り返り，地域理学療法の全体像をイメージしたり，学習しながら考えたことや調べたことなどを整理する機会にして下さい．「地域理学療法」は解剖学や生理学とは異なり，記憶する項目が多い科目ではありません．むしろ，人々の日々の生活や，身体に障害がある人々の日常の不安や生活のしづらさを想像し，それらの軽減を図るための工夫が必要となります．また，人々の生活を支えるために，理学療法介入方法はもちろんですが，介入する際に関係するさまざまな制度を知ることが大切となります．制度や概念をしっかりと理解したうえで，理学療法介入に必要なキーワードを説明できるようになりましょう．

この章は問題と解答，課題から構成されています．問題では学んだ内容の中でポイントとなる項目について問い，解答と簡単な解説を付記しました．問題は，Ⅰ：5 択の選択式問題，Ⅱ：かっこ内に適切な用語を書き込む穴埋め式問題の 2 つの形式となっています．これまで学んだ内容を理解しているか，確認を兼ねて挑戦してみてください．試験問題で取り上げた内容はどれも，教える側が「ここはしっかりと理解していてほしい，将来就職した後も覚えていてほしい」と思っている内容ばかりです．しかし，試験問題で出題した内容はあくまで膨大な講義内容の抜粋であり，すべての内容を網羅しているわけではありません．設問を解きながら，「なぜこの部分を問題として出題したのか」と考えを巡らせるとともに，自分なりにさらに追加問題を作成し学習を深めるとよいと思います．

また，本書では「試験」以外に「課題」を設けました．課題には解答がありませんので，各自が学んできた地域理学療法についての考えや実践内容をもとに自由にまとめてみてください．

試験の結果はどうでしたか？

- □ 地域理学療法の対象や実践内容について，わかりやすく説明できる．
- □ 地域理学療法は生活期だけではなく，急性期や回復期リハビリテーションにも関連があることを理解できた．
- □ 人々の生活を支えるということに興味をもち，今後の他の科目を学習するうえで生活を意識することができる．
- □ 人々の生活ばかりではなく，自分たちが生活する地域や社会のさまざまな制度に関心をもって日々暮らすことができる．

comment

今まで学習したことを振り返り，地域理学療法を通じて人々の生活を支えていくということへのやりがいを感じることにより今後の学習意欲を高め，他の科目の中で地域理学療法がどのように関連するのか考えながら学習を深めていきましょう．

問題

問題Ⅰ　選択式問題

問題 1

65歳以上の高齢者が介護保険において要介護の認定を受けた原因として最も多いものはどれか，1つ選びなさい．

1. 認知症
2. 関節疾患
3. 転倒や骨折
4. 脳血管障害
5. 慢性閉塞性呼吸器疾患

問題 2

国が提示した地域包括ケアシステムの5つの構成要素に含まれないものはどれか，1つ選びなさい．

1. 医療・看護
2. 保健・福祉
3. 介護予防・生活支援
4. 介護・リハビリテーション
5. 社会活動・生きがいづくり

問題 3

高齢社会とは総人口に占める65歳以上の人口割合がどのような範囲を示すか，1つ選びなさい．

1. 7%以上14%未満
2. 14%以上21%未満
3. 21%以上25%未満
4. 21%以上
5. 25%以上

問題 4

以下の障害の中で身体障害者福祉法に定められている身体障害に含まれないものはどれか，1つ選びなさい．

1. 視覚障害
2. 聴覚障害
3. 内部障害
4. 肢体不自由
5. 高次脳機能障害

問題 5

通所リハビリテーションに関する説明で誤っているものはどれか，1つ選びなさい．

1. デイケアともよばれる．
2. 提供する施設として介護老人保健施設などがある．
3. 専任の常勤医師を1名以上配置しなければならない．
4. 機能訓練指導員を1名以上配置しなければならない．
5. 必要なリハビリテーションを行うことにより，利用者の心身機能の維持回復を図る．

問題 6

地域理学療法における一次予防実践例を，2 つ選びなさい.

1. 訪問リハビリテーション
2. 通所リハビリテーション
3. 虚弱高齢者を対象とした運動教室
4. 介護予防のための体操など媒体作り
5. 健康づくりを目的とした地域住民を対象とした講演会

問題 7

ポジショニングの目的として誤っているものはどれか，1 つ選びなさい.

1. 褥瘡予防
2. 関節拘縮や変形予防
3. 筋の低緊張状態改善
4. 不良姿勢による疼痛予防
5. 呼吸器や循環器機能賦活

問題 8

食事動作に対する地域理学療法介入について誤っているものはどれか，1 つ選びなさい.

1. 食事姿勢の評価を行う.
2. 言語聴覚士に一任する.
3. 本人や家族の意向を尊重する.
4. 嚥下機能について把握しておく.
5. 食事内容について把握しておく.

問題 9

排泄動作について正しいものはどれか，1 つ選びなさい.

1. 骨盤前傾位よりも後傾位のほうが排泄は容易となる.
2. 排泄動作の評価は，一連の動作をより細かく把握し課題を抽出することが重要である.
3. 医療現場における排尿状況評価として，ブリストルスケールが一般的に活用されている.
4. 肛門直腸角は排泄物が受ける重力作用に影響し，角度が小さくなるほど排泄は容易となる.
5. 排泄動作に対する地域理学療法介入の際には，本人の羞恥心や価値観よりも家族負担軽減や家族の考えを優先する.

問題 10

社会参加に対する地域理学療法介入について誤っているものはどれか，1 つ選びなさい.

1. 障害者の社会参加の一つに障害者スポーツがあげられる.
2. ICF では，社会生活における生活や人生場面へのかかわりを「参加」とよんでいる.
3. 生活範囲に関する評価指標のうち推奨グレードが高いものとして LSA があげられる.
4. 社会参加を促すためには自己効力感を高めないよう注意して介入を行うことが大切である.
5. 「通いの場」は住民主体で運営され，年齢や心身状態にかかわらず社会参加可能な場の一つである.

問題 11

介護予防を目的とした地域理学療法について正しいものはどれか，1 つ選びなさい．

1. フレイルとは身体的に脆弱した状況を表す．
2. サルコペニアの評価方法の一つとして 2 ステップテストがあげられる．
3. フレイルに対する介入方法として運動療法と日常生活における動作指導を併用する．
4. ロコモティブシンドロームの具体的状況として骨粗しょう症やサルコペニアなどの疾患があげられる．
5. 指輪っかテストは利き足の下腿を同じ人物の母指と示指で囲んだ際の隙間の有無で判断を行う．

問題 12

認知症に対する地域理学療法について正しいものはどれか，1 つ選びなさい．

1. HDS-R は MoCA-J（日本語版 MoCA）や MMSE では判定が困難な MCI の検出に適している．
2. 認知機能低下が疑われる高齢者において単純な運動課題の反復遂行により脳活動の活性化が促される．
3. 認知症の発症リスクを軽減するためには生活習慣因子などに代表される保護因子を低減させることが大切である．
4. MSI は軽度認知障害といわれ，認知症の診断には至らないが年齢相応とは判断しがたい，いわば健常と認知症の中間を意味する．
5. 夜間の睡眠不良による日中の眠気や 10 時間以上の睡眠など，認知症の予防を考える際には日常における睡眠の質と量を把握して適切な対策を講じることが大切である．

問題 13

介護保険における住宅改修に含まれていないものはどれか，1 つ選びなさい．

1. 段差の解消
2. 手すりの設置
3. トイレ扉の交換
4. 照明器具の交換
5. トイレや浴室の床材変更

問題Ⅱ　穴埋め式問題

かっこに入る適切な用語は何か答えなさい．

1）地域リハビリテーションはあらゆる（　　　　）の人々に対する障害予防が大切となる．

2）高齢期における生活障害への影響因子として，心身機能の低下や（　　　　）があげられる．

3）（　　　　）的な視点は地域理学療法実践において重要な視点の一つであり，具体的には，関係する地域の特性の把握や，地域住民が抱える健康課題の把握などがあげられる．

4）地域包括ケアシステムを確立するにあたり，自助・（　　　　）・共助・公助が重要となる．

5）介護保険における利用可能なサービスは大きく，要介護者を対象とした（　①　）給付と，要支援者を対象とした（　②　）給付に大別される．

6）地域理学療法のかかわりとして，訪問リハビリテーションや転倒予防教室といった（　①　）的支援や，地域ケア会議や地域課題の解決への参画といった（　②　）的支援があげられる．

7）長時間の（　　　　）は，拘縮や痛み，褥瘡，筋の過緊張といった二次障害を引き起こす．

8）食事動作評価の視点として，食事環境や（　　　　），食事内容，さらには食事摂取の方法があげられる．

9）尿失禁について，そのメカニズムにより，腹圧性，（　　　　），溢流性，機能性の 4 つに大別される．

10）介護予防総合事業では地域における住民運営の（　　　　）の場が提唱され，年齢や心身状態にかかわらず参加できることや，住民主体での運営が特徴である．

11) フレイルの発症や進行を予防するためのプログラムとして，(　　　　　)トレーニングやバランストレーニング，機能的トレーニングなどを組み合わせた多因子の運動プログラムが推奨されている．
12) MMSE や HDS-R は認知機能の評価指標として活用頻度が高いが，両テストともに満点は(　　　　　)点となっている．
13) ICF では環境因子を，物理的・(　　　　　)・制度的の 3 つに区分して整理する．
14) (　　　　　)には，個別課題の解決，地域包括支援ネットワークの構築，地域課題の発見，地域づくり資源の開発，政策の形成という 5 つの機能があり，理学療法士の参画が期待されている．

問題Ⅲ　記述式課題

以下の課題についてまとめなさい．

課題 1

地域理学療法の学習意義や実践するうえでの魅力を A4 用紙 2 枚程度にまとめて下さい．

課題 2

地域理学療法を学習するうえでの具体的な行動目標と，その目標を設定した根拠を A4 用紙 1 枚程度にまとめて下さい．

課題 3

自分自身が生活する地域（市町村）の現状（人口推移や高齢化率，そのほか）と地域住民が抱える健康課題を市町村ホームページや市町村が立案した各種計画（介護保険計画や健康づくり計画など）を参照しながら A4 用紙 2 枚程度にまとめて下さい．

解答

Ⅰ 選択式問題

問題 1　1

要支援の原因は関節疾患，要介護の原因は認知症である（平成 28 年国民生活基礎調査）.

問題 2　5

社会活動・生きがいづくりではなく，構成要素には「すまいとすまい方」が含まれる.

問題 3　2

7%以上 14%未満の場合には高齢化社会，21%以上を超高齢社会という.

問題 4　5

高次脳機能障害は，精神障害に含まれる.

問題 5　4

機能訓練指導員の配置が必要なのは通所リハビリテーションではなく通所介護（デイサービス）である.

問題 6　4，5

1，2 は三次予防の取り組み．3 は二次予防的な取り組みである．一次予防とは病気や障害を発症する前の健常な状態における健康増進を目的としたかかわりである.

問題 7　3

筋の過緊張緩和を図る.

問題 8　2

食事動作においても，言語聴覚士を含めた多職種連携が重要である.

問題 9　2

1. 骨盤前傾位のほうが肛門直腸角は大きくなり排泄は容易となる.
2. 正解
3. ブリストルスケールは便性状を表すスケールである.
4. 角度が大きくなるほど排泄は容易となる.
5. 本人の羞恥心や価値観も家族介護負担同様に考慮されなければならない.

問題 10　4

自己効力感（自分がその行動をうまく行うことができるという確信）を高めることが社会参加のための介入には重要である.

問題 11　**4**

1. 身体的脆弱のみではなく心理的・社会的に脆弱した状態を表す.
2. 2ステップテストはロコモティブシンドロームの判定のための評価法の一つである.
3. 運動療法と食事療法を併用する.
4. 正解
5. 利き足ではなく非利き足が正解である.

問題 12　**5**

1. MCI検出にはMoCA-J（日本語版MoCA）がMMSEやHDS-Rよりも適している.
2. 単純な運動課題の反復遂行のみでは脳活動の活性化は難しく，認知課題を付加しての有酸素運動などの併用が推奨される.
3. 保護因子ではなく危険因子の低減が重要である.
4. MSIではなくMCIが正解.
5. 正解

問題 13　**4**

照明器具やスイッチの設置および交換は介護保険では対応していない.

Ⅱ　穴埋め式問題

1) ライフステージまたは年齢層……Lecture 1，2参照
2) 老年症候群……Lecture 1，2参照
3) 公衆衛生（または地区診断でも可）……Lecture 2参照
4) 互助……Lecture 3参照
   互助とは，一般住民によるボランティア活動や近隣の助け合いなどをさし，地域包括ケアを進めるうえでの要となる概念の一つである.
5) ①介護給付……Lecture 4参照
   例として，訪問介護，通所介護，通所リハビリテーション，施設入所など
   ②予防給付……Lecture 4参照
   例として，介護予防訪問介護，介護予防通所介護，介護予防通所リハビリテーションなど
6) ①直接……Lecture 5参照
   理学療法士が目の前の利用者や家族に対して指導や助言を行う.
   ②間接……Lecture 5参照
   理学療法士が，自身の知識や技術を活かして関係者に対しアドバイスを行ったり，地域課題解決のための取り組みに参画する.
7) 同一姿勢または同一肢位（座位保持でも可）……Lecture 6参照
8) 食事姿勢……Lecture 8参照
   食事姿勢をとおして姿勢保持能力やポジショニング必要性の有無などを確認する.
9) 切迫性……Lecture 9参照
   急に尿がしたくなり＝尿意切迫感，我慢できずに漏れてしまう．多くの場合，特に原因がないのに膀胱が勝手に収縮してしまい，尿意切迫感や切迫性尿失禁をきたしてしまう．男性では前立腺肥大症，女性では膀胱瘤や子宮脱などの骨盤臓器脱も切迫性尿失禁の原因となる.
10) 通い……Lecture 10参照
11) レジスタンス（または抵抗や負荷を加えての，でも可）……Lecture 11参照
   1 RMの40～80％程度〈中等度から強度〉の運動強度にてセット数を漸増する方法が推奨されている.

12）30……Lecture 12 参照

MMSE では 23 点以下，HDS-R では 20 点以下で認知症が疑われる．

13）人的……Lecture 13 参照

物理的環境の例として段差や床が滑りやすいなど，人的環境の例として介護に協力的ではないなどの周囲の人々の態度など，制度的環境の例としては利用可能な制度が存在しないなどがあげられる．

14）地域ケア会議……Lecture 14 参照

索引

数字・欧文索引

和文索引

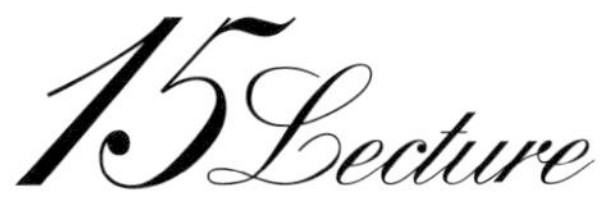

15レクチャーシリーズ

理学療法テキスト
地域理学療法学

2021年 2月12日　初版第1刷発行 ©〔検印省略〕

総編集……………石川　朗

責任編集…………鈴木英樹

発行者……………平田　直

発行所……………株式会社 中山書店
〒112-0006 東京都文京区小日向4-2-6
TEL 03-3813-1100（代表） 振替 00130-5-196565
https://www.nakayamashoten.jp/

装丁………………藤岡雅史

印刷・製本………株式会社　真興社

ISBN978-4-521-74814-6
Published by Nakayama Shoten Co., Ltd.　Printed in Japan
落丁・乱丁の場合はお取り替えいたします